实用护理学实践解析

郑晓彦◎著

中国纺织出版社有限公司

图书在版编目（CIP）数据

实用护理学实践解析 / 郑晓彦著. --北京：中国
纺织出版社有限公司，2023.8
ISBN 978-7-5229-0886-1

Ⅰ. ①实… Ⅱ. ①郑… Ⅲ. ①护理学 Ⅳ. ①R47

中国国家版本馆CIP数据核字（2023）第161861号

责任编辑：傅保娣　　责任校对：高　涵　　责任印制：王艳丽

中国纺织出版社有限公司出版发行

地址：北京市朝阳区百子湾东里A407号楼　邮政编码：100124

销售电话：010—67004422　传真：010—87155801

http://www.c-textilep.com

中国纺织出版社天猫旗舰店

官方微博 http://weibo.com/2119887771

三河市宏盛印务有限公司印刷　各地新华书店经销

2023年8月第1版第1次印刷

开本：787×1092　1/16　印张：17

字数：404千字　定价：88.00元

凡购本书，如有缺页、倒页、脱页，由本社图书营销中心调换

前　言

　　护理工作是临床医务工作的关键组成部分,它的任务是促进健康、预防疾病、恢复健康和减轻痛苦。随着科学技术的发展和医疗水平的提高,护理学相关的新理念、新技术、新器械不断涌现,这就要求护理工作者必须不断学习,交流临床护理经验,熟悉并掌握新的护理学进展,以提高护理工作质量,更好地为患者服务。为提高广大护理工作者的临床水平,特编写了《实用护理学实践解析》。

　　本书紧密结合当前护理学的进展,围绕内、外科临床常见病展开详细阐述,内科篇包括呼吸内科、心内科、消化内科、泌尿内科、血液科、内分泌科、风湿科等疾病的护理;外科篇包括普外科、心血管外科、泌尿外科、神经外科、骨外科等疾病的护理。本书对疾病的病因、发病机制、辅助检查、鉴别诊断、治疗、护理措施和护理评估等内容进行了详细论述。本书在编写过程中不但参阅了国内外大量的期刊和文献资料、吸收了当前护理学发展的新成果、更新了实际工作中的新理论与新技术,而且总结了作者多年的临床经验,使护理理论与临床实际相结合,内容涵盖面广,系统性、实用性及可读性强。本书有助于护理工作者理解和掌握护理学新知识,进一步提高护理水平,适合各级医院的护理工作者参考使用,也可作为广大护理专业学生的辅助参考资料。

　　由于护理学内容日新月异,再加上编者编写经验不足、编写时间有限,书中不足和疏漏之处在所难免,恳请广大读者在阅读过程中提出宝贵意见,以供今后修订时完善。

郑晓彦

2023 年 6 月

目　录

内　科　篇

内 科 篇

第一章　呼吸内科疾病的护理

第一节　急性呼吸道感染

呼吸道疾病是导致 15 岁以下儿童住院治疗的最常见原因。引起呼吸道疾病的因素是多方面的,如呼吸道解剖结构异常或气体交换发生改变等。儿童呼吸系统疾病的评估包括身体评估、实验室检查和影像学检查。相关病史包括呼吸系统症状、是否有慢性疾病、疾病发作时段、是否与进食及活动有关等,身体评估包括气促、咳嗽、发绀、肋骨凹陷、烦躁等症状及异常呼吸音等。本章主要介绍急性上呼吸道感染、急性支气管炎等疾病患儿的护理,指出呼吸系统疾病护理的目的是保持呼吸道通畅、改善通气功能、维持最佳呼吸功能、对患儿及其家庭提供支持。

一、小儿呼吸系统解剖生理特点和免疫特点

(一)解剖生理特点

儿童呼吸系统的解剖生理特点与儿童时期易患呼吸系统疾病密切相关。呼吸系统以环状软骨下缘为界,分为上呼吸道(包括鼻、鼻窦、咽、咽鼓管、会厌、喉)及下呼吸道(包括气管、支气管、细支气管、呼吸性细支气管、肺泡管及肺泡)。

1.呼吸频率和节律

儿童代谢旺盛,需氧量高,但因呼吸系统发育不完善,呼吸运动较弱,机体为适应代谢的需要,须以呼吸频率增快补偿,故儿童年龄越小,呼吸频率越快(表 1-1)。婴幼儿由于呼吸中枢发育未完全成熟,迷走神经兴奋性增强,可出现深、浅呼吸交替,或呼吸节律不齐,尤其以新生儿最明显。

表 1-1　各年龄儿童呼吸、脉搏频率及其比例

年龄	呼吸次数(次/分)	脉搏(次/分)	呼吸:脉搏
新生儿	40～45	120～140	1:3
1 岁以内	30～40	110～130	1:(3～4)
2～3 岁	25～30	100～120	1:(3～4)
4～7 岁	20～25	80～100	1:4
8～14 岁	18～20	70～90	1:4

2.呼吸类型

呼吸类型随年龄而变化。婴幼儿时期呼吸肌发育不全,呼吸时胸廓活动范围小,主要靠膈上下运动,故多呈腹膈式呼吸,吸气时膈下降,以利肺膨胀。随着年龄增长,逐渐成为胸腹式呼

吸。7 岁以后此种呼吸类型占大多数。

3.呼吸功能的特点

儿童肺活量、潮气量、气体弥散量均较成人小,而气道阻力较成人大,显示儿童各项呼吸功能适应额外负担的储备能力均较低,当患呼吸道疾病时,其缺氧代偿呼吸量仅增加 2.5 倍左右,故易发生呼吸衰竭。

4.血液气体分析

婴幼儿的肺活量不易检查,但可通过血气分析了解血氧饱和度(SaO$_2$)水平及血液酸碱平衡状态。当 PaO$_2 \leqslant 50$ mmHg(6.67 kPa),PaCO$_2 \geqslant 50$ mmHg(6.67 kPa),SaO$_2 < 85\%$时为呼吸衰竭。

(二)免疫特点

儿童呼吸道的非特异性和特异性免疫功能均较差,如:婴儿鼻前庭无鼻毛,气管黏膜纤毛运动差,咳嗽反射及呼吸道平滑肌收缩功能差,难以有效地防止或清除进入呼吸道的尘埃及微生物;婴幼儿呼吸道黏膜缺乏分泌型 IgA(sIgA),肺泡吞噬细胞功能不足,溶菌酶、乳铁蛋白、干扰素及蛋白分解抑制酶含量低且活性不足,故易导致呼吸系统感染。

二、急性上呼吸道感染患儿的护理

急性上呼吸道感染简称上感,俗称"感冒",是儿童最常见的疾病,主要是病原体侵犯喉以上呼吸系统的急性炎症的统称,包括急性鼻咽炎、急性咽炎、急性扁桃体炎、急性喉炎等,该病全年均可发生,以冬、春季为多,可散发或流行。

本病 90%以上的病原体是病毒,即本病可由 200 多种不同类型的病毒引起,主要有呼吸道合胞病毒、流感病毒、冠状病毒、副流感病毒、腺病毒、鼻病毒、埃可病毒等。病原体也可为细菌或病毒感染后继发细菌感染,最常见为溶血性链球菌,其次为肺炎链球菌、流感嗜血杆菌等,近年来肺炎支原体也不少见。

常见诱发因素:①防御功能降低,如营养不良、贫血、先天性心脏病等,易致反复感染,使病程迁延;②环境因素,如居室拥挤、寒冷潮湿、通风不良、空气污染、儿童被动吸烟;③护理不当致儿童受寒。

治疗主要以支持疗法及对症治疗为主,如休息、多饮水,注意呼吸道隔离,预防并发症。抗病毒药物常用利巴韦林(三氮唑核苷、病毒唑),中药治疗有满意的疗效。病情较重、有继发细菌感染者可选用抗生素,确定为链球菌感染者,应用青霉素治疗 7~10 日。

(一)护理评估

1.健康史

评估患儿有无发病的诱因,起病前有无受凉、淋雨或接触过上呼吸道感染者,以及患儿的体质、发热的程度、伴随症状、用药史等。

2.身体评估

由于年龄、病原体、机体抵抗力及病变部位的不同,病情的缓急、轻重程度也不同。一般婴幼儿症状较重,以全身症状为主,年长儿症状较轻,以呼吸系统局部症状为主。

(1)一般类型上感。①呼吸道局部表现:主要为鼻塞、流涕、打喷嚏、咽部不适、咽痛、干咳等,体检可见咽部充血、扁桃体红肿、颌下淋巴结肿大、有压痛。②全身表现:常突然起病,高热,可伴呕吐、腹泻、烦躁、哭闹,甚至出现热性惊厥。婴幼儿上呼吸道感染多有发热,可造成神经细胞过度兴奋,出现功能紊乱而发生惊厥。

其特点包括:①6个月至4岁小儿多见,6岁以后少见;②患儿体质较好;③惊厥多发生在病初体温骤升时;④惊厥发作呈全身性,持续时间短,意识恢复快,无神经系统异常体征;⑤一般预后好;⑥有既往热性惊厥史。年长儿常表现为畏寒、头痛、食欲差、乏力、关节疼痛等,部分患儿可出现阵发性腹痛,有些肠道病毒感染的患儿可见各种皮疹。一般病程3～5日,如体温持续不退或病情加重,应考虑可能发生了并发症。

(2)特殊类型的上感。①疱疹性咽峡炎:由柯萨奇A组病毒感染所致,好发于夏、秋季。起病急、高热、咽痛、流涎、厌食等,体检可见咽部充血,在咽腭弓、软腭、悬雍垂的黏膜上可见数个至十数个直径2～4 mm灰白色的疱疹,周围有红晕,1～2日后疱疹破溃形成小溃疡,病程3～6日。②咽结合膜热:由腺病毒感染所致,好发于春、夏季,多以发热、咽炎、结膜炎为特征。临床症状为发热,多呈高热,有咽痛、眼部刺痛;颈部、耳后淋巴结肿大,可伴消化道症状。病程1～2周。

(3)常见并发症。细菌感染常向邻近器官及下呼吸道蔓延,可引起中耳炎、结膜炎、咽后壁脓肿、颈淋巴结炎、支气管炎及肺炎等,以婴幼儿多见。年长儿链球菌感染可引起急性肾炎、风湿热等,病毒感染可引起病毒性心肌炎、脑炎等。

(二)常见护理诊断/问题

1.体温过高

与上感造成体温调节紊乱有关。

2.潜在并发症

惊厥。

(三)护理措施

1.维持正常体温

高热患儿应卧床休息,密切观察患儿体温、心率、呼吸的变化,给予高热量、高维生素、易消化的流质或半流质饮食,鼓励患儿多饮水。①患儿盖被不宜过厚,要松解衣服或襁褓,以利散热。②体温超过38.5 ℃时应酌情给予物理降温,如头部冷敷、枕冰袋或在颈部及腹股沟处放置冰袋、温水浴、冷盐水灌肠等。③必要时按医嘱给予退热药。④每4小时测体温1次,物理降温后30分钟应复测体温,并记录于体温单上,体温骤升或骤降时要随时测量并记录。⑤及时更换汗湿的衣服,避免再着凉,保持皮肤清洁。⑥按医嘱给予抗生素。

2.密切观察病情

注意观察有无惊厥先兆,尤其是对有热性惊厥史的患儿。当患儿出现兴奋、烦躁、惊跳等惊厥先兆时,应立即通知医生并就地处理,置患儿于仰卧位,头偏向一侧,以免因意识丧失致舌后坠而出现呼吸梗阻或误吸;松解衣扣,以防衣服对颈、胸部的束缚影响呼吸;人中、合谷穴强刺激;发绀者给予氧气吸入。及时移开周围可能伤害患儿的物品、家具;若在有栏杆的儿童床上发作时,应在栏杆处放置棉垫,防止患儿抽搐时碰在栏杆上;切勿用力强行牵拉或按压患儿肢体,以免骨折或脱臼;已出牙的患儿应将适当厚度的布类或用纱布包裹压舌板放在上、下牙之间(切勿强行扳开),以免抽搐发作时咬伤舌头。观察并记录患儿抽搐的模式。同时采取有效降温措施,降低过高的体温,防止体温复升;注意患儿口腔黏膜及皮肤有无皮疹,注意咳嗽的性质及有无神经系统症状等,以便能早期发现传染病。

3.健康指导

上呼吸道感染患儿大多不住院,教会患儿及其家长做好家庭护理是健康指导的重要内容。

(1)保持室内安静、空气新鲜,每日通风1~2次,每次15~30分钟,应避免让冷风直接吹到患儿躯体,防止患儿病情加重;室温保持在18~20 ℃,湿度50%~60%,以湿化气道、利于呼吸道分泌物排出;定期进行空气消毒。

(2)给予易消化、富含维生素和高营养的流质或半流质的清淡饮食,须少食多餐,多食新鲜蔬菜及水果,多喂温开水,保证患儿摄入充足水分,以加快毒素排泄和调节体温。咽痛者不宜进食过烫、辛辣食物,并可用温淡盐水或复方硼砂液漱口,或口含咽喉片,年长儿可用咽喉喷雾剂等。喂奶时遇到患儿咳嗽或呕吐时,应暂停喂哺,将患儿头偏向一侧,以防窒息或吸入性肺炎。若鼻塞严重,妨碍吮乳和睡眠者,可在喂奶前15分钟及临睡前适当用0.5%麻黄碱溶液滴鼻,每次1~2滴,每日2~3次,可使鼻腔黏膜血管收缩,鼻腔通畅,但不能用药过频,以免产生依赖或出现不良反应(心悸等)。

(3)向家长介绍上呼吸道感染的护理要点,并教会家长相应的应对技巧。①教会清除鼻腔分泌物的方法,如分泌物量多时,取头侧位,以保持一侧鼻腔通畅;当分泌物结痂时,可用棉签蘸生理盐水或冷开水,轻轻将结痂拭去,并用少许油类(凡士林等)涂抹鼻翼周围的皮肤,以减轻皮肤疼痛。②指导防治中耳炎的方法,如不要捏住患儿双侧鼻孔用力擤鼻涕,以免鼻咽腔压力增加,使炎症经咽鼓管进入中耳而引起中耳炎;已发生中耳炎,且外耳道有分泌物时,可用3%过氧化氢溶液清洗,然后用生理盐水和干棉签转擦干净,再滴抗生素药液,每日2~3次,至症状消失止。③介绍并发症的早期表现,如患儿出现哭闹不安、用手抓耳,有浆液或脓液流出时常提示并发中耳炎;若患儿颈部淋巴结红肿、有触痛,提示并发颈淋巴结炎等,应及时就医。

(4)做好预防宣教,强调增强儿童抵抗力是预防上感的关键。①婴儿期提倡母乳喂养,加强营养,平时加强体格锻炼,提高儿童对气候骤变的适应能力。②居室要清洁,空气应保持新鲜,气温骤变时注意随时增减衣服;避免受凉。③在上感的高发季节,应避免去人多的公共场所,有流行趋势时,可用食醋熏蒸法将居室空气进行消毒(即用食醋2~10 mL/m³加水1~2倍,加热熏蒸到全部气化),或给易感儿服用板蓝根、金银花或连翘等中药汤剂预防。④积极防治营养不良等疾病,必要时可按医嘱用左旋咪唑等增强免疫功能的药物。

三、急性支气管炎患儿的护理

急性支气管炎是由病毒、细菌等病原体侵犯支气管黏膜引起的急性炎症。在婴幼儿中发病率较高,常继发于上呼吸道感染后,也可以是麻疹、百日咳等急性传染病的一种临床表现。当支气管炎的急性炎症使气管同时受累时,称为急性气管、支气管炎。

凡能引起上呼吸道感染的病毒和细菌皆可导致本病,多数是在病毒感染的基础上继发细菌感染,故常是病毒与细菌的混合感染。特异性体质、免疫功能失调、营养缺乏病等患儿易反复发作。

治疗方法如下。①控制感染。细菌感染时使用抗生素,如青霉素等。②对症治疗。止咳、祛痰:咳嗽重而痰液黏稠者可用化痰药,如10%氯化铵糖浆等。止喘:氨茶碱,每次2~4 mg/kg,每

6 小时 1 次;喘息严重时可加糖皮质激素吸入或口服。

(一)护理评估

1.健康史

评估患儿的年龄、发育情况、就医的原因、发病时间、精神状态、有无湿疹、过敏史。本次发病前有无上感史及本次病程中是否发生过喘息,有无呼吸道传染病接触史及发病后的用药情况等。

2.身体评估

(1)急性气管、支气管炎。本病发病可急可缓,大多先有上呼吸道感染症状,以咳嗽为主,初为刺激性干咳,后因分泌物增多呈阵发性湿咳。常伴发热、疲乏、食欲不振、睡眠不安、呕吐、腹泻等。肺部呼吸音粗糙,可闻及干、湿啰音,啰音常在体位改变或咳嗽后随分泌物的排出而变化或消失。

(2)喘息性支气管炎。喘息性支气管炎又称为哮喘性支气管炎,是以反复发作的咳嗽和呼气性喘息、肺部有较多喘鸣音为特征的一种疾病。主要特点:①多见于 3 岁以下有湿疹或其他过敏史的患儿;②常继发于上感之后,咳嗽频繁,有呼气性呼吸困难伴喘息,夜间或清晨较重,或在哭闹、活动后加重,肺部叩诊呈过清音,两肺可闻呼气性喘鸣音及少量粗湿啰音;③有反复发作倾向,但大多数患儿预后良好,随年龄增长,复发次数减少,于 4~5 岁前痊愈,约 40% 可发展为支气管哮喘;④血嗜酸性粒细胞与血清特异性 IgE 可升高。

(二)护理措施

1.保持呼吸道通畅

(1)保持室内安静、空气新鲜,每日通风 1~2 次,每次 15~30 分钟,室温保持在 18~20 ℃,湿度 50%~60%,以湿化气道、利于呼吸道分泌物排出;定期进行空气消毒。

(2)置患儿于有利呼吸的舒适体位,如抬高床头、半坐卧位;注意保持患儿安静,尽量避免哭闹,以减少氧的消耗。

(3)对哮喘性支气管炎的患儿,注意观察有无缺氧症状,必要时给予氧气吸入,定时做雾化吸入。

(4)减轻腹胀。腹胀可使膈位置抬高,肺的扩张受限而影响呼吸,因此常通过抬高床头或肛管排气来减轻腹胀。

(5)按医嘱给予抗生素、化痰止咳剂、止喘剂,密切观察用药后反应,如静脉滴注氨茶碱止喘时,速度不宜过快,并密切观察有无心悸、烦躁、惊厥等。

(6)密切观察患儿的生命体征及精神、神态、面色、缺氧等情况,观察患儿咳嗽、咳喘的性质,密切监测患儿痰的颜色、量、气味等。

2.维持正常体温

积极采取措施给予降温。

3.健康指导

(1)保证充足的水分及营养供给,选择高蛋白质、高热量、高维生素、清淡的流质或半流质饮食,并应少食多餐;年长儿应在晨起、餐后、睡前漱口,以保持口腔清洁,婴幼儿可在进食后喂适量开水,以清洁口腔;哺喂时应耐心和细心,防止呛咳引起窒息。

(2)向患儿及其家长介绍本病的病因、主要表现及治疗要点,帮助家长分析患儿的患病原因;告知患儿及家长本病易反复发作,强调预防的重要性,让患儿及家长了解增强机体抵抗力的方法,如指导患儿及家长适当开展户外活动,进行体格锻炼,增强机体对气温变化的适应能力;根据气温变化增减衣服,避免受凉或过热等;告知患儿及其家长在呼吸道疾病流行期间,避免到人多拥挤的公共场所,以免交互感染;积极防治营养不良、贫血和各种传染病,按时预防接种。

第二节　慢性阻塞性肺疾病

慢性阻塞性肺疾病(chronic obstructive pulmonary disease,COPD)简称慢阻肺,是一种以气流受限为特征的肺部疾病,气流受限不完全可逆,呈进行性发展。

COPD是呼吸系统常见病和多发病,患病率和病死率高,其病死率居疾病死因的第4位。近年对我国7个地区20 245名成人的调查显示,40岁以上人群COPD患病率为8.2%。因患者肺功能进行性减退,严重影响劳动力和生活质量。

一、病因与发病机制

病因尚不清楚,目前认为COPD与气道、肺实质和肺血管的慢性炎症密切相关。

1.吸烟

吸烟者慢性支气管炎的患病率比不吸烟者高2~8倍,烟龄越长,吸烟量越大,COPD患病率越高。烟草中的尼古丁、焦油、氢氰酸等化学物质可损伤气道上皮细胞,使巨噬细胞吞噬功能降低,纤毛运动减退,黏液分泌增加,气道净化能力减弱而引起感染。慢性炎症和吸烟刺激可使支气管平滑肌收缩,气流受限,还可使氧自由基增多,诱导中性粒细胞释放蛋白酶,抑制抗蛋白酶系统,使肺弹力纤维受到破坏,诱发肺气肿。

2.职业性粉尘和化学物质

如烟雾、工业废气、过敏原、室内空气污染等,高浓度或长时间吸入,均可导致COPD。

3.空气污染

大气中的有害气体,如SO_2、NO_2、Cl_2可损伤气道黏膜,使纤毛清除功能下降,黏液分泌增多,诱发细菌感染。

4.感染

病毒和细菌感染是COPD发生和急性加重的重要因素,长期、反复感染可破坏气道黏膜正常防御功能,损伤细支气管和肺泡,导致COPD发生。

5.蛋白酶—抗蛋白酶失衡

蛋白酶对组织有损伤和破坏作用,抗蛋白酶对弹性蛋白酶等多种蛋白酶有抑制作用,蛋白酶增多或抗蛋白酶不足均能导致组织结构破坏,产生肺气肿。

6.氧化应激

氧化物可直接作用并破坏蛋白质、脂质、核酸等生物大分子,导致细胞功能衰竭或死亡,也可引起蛋白酶—抗蛋白酶失衡,促进炎症反应。

7.炎症机制

COPD的特征性改变是气道、肺实质、肺血管的慢性炎症,中性粒细胞的活化和聚集是重要环节,通过释放中性粒细胞的多种蛋白酶,引起慢性黏液高分泌状态,并破坏肺实质。

8.其他

多种机体内在因素(如自主神经功能失调、呼吸道防御和免疫功能降低、营养不良以及气温变化等)都可能参与COPD的发生、发展。

二、临床表现

(一)症状

1.慢性咳嗽、咳痰

多为晨起咳嗽,咳痰明显,白天较轻,夜间有阵咳或排痰,多为白色黏液或浆液性泡沫痰,偶带血丝。急性发作伴细菌感染时痰量增多,可排脓痰。随病情发展可终身不愈。

2.气短或呼吸困难

早期仅在体力劳动时出现,随着病情进行性加重,甚至休息时也可感到呼吸困难,这是COPD的标志性症状。

3.喘息和胸闷

重症患者或急性加重期出现喘息。

4.其他

晚期患者有体重下降、食欲减退等全身症状。

(二)体征

早期可无异常,随着病情进展,出现以下体征。①视诊:胸廓前后径增大,肋间隙增宽,胸骨下角增大,称为桶状胸;②听诊:双肺呼吸音减弱,呼气延长,部分患者可闻及干性和(或)湿性啰音;③叩诊:肺部叩诊过清音,心浊音界缩小,肺下界和肝浊音界下降;④触诊:两侧语颤减弱或消失。

(三)COPD严重程度分级

根据第1秒用力呼气容积占用力肺活量的百分比(FEV_1/FVC)、第1秒用力呼气容积占预计值百分比(FEV_1%预计值)和症状,可对COPD严重程度分级(表1-2)。

表1-2　慢性阻塞性肺疾病的严重程度分级

分级	程度	分级标准
0级	高危期	有慢性咳嗽、咳痰,肺功能正常
Ⅰ级	轻度	轻度通气受限($FEV_1/FVC<70$%,$FEV_1≥80$%预计值),伴或不伴咳嗽、咳痰
Ⅱ级	中度	通气受限加重($FEV_1/FVC<70$%,50%预计值$≤FEV_1<80$%预计值),伴或不伴慢性咳嗽、咳痰
Ⅲ级	重度	通气受限加重($FEV_1/FVC<70$%,30%预计值$≤FEV_1<50$%预计值),症状加重,活动时多有呼吸急促
Ⅳ级	极重度	通气受限($FEV_1/FVC<70$%,$FEV_1<30$%预计值;或当$FEV_1<50$%预计值合并出现呼吸衰竭或右心衰竭等并发症,仍属于Ⅳ级),患者生活质量降低,若进一步恶化,可危及生命

(四) COPD病程分期

1.急性加重期

在短期内咳嗽、咳痰、气短和(或)喘息加重,痰量增多,呈脓性或黏液脓性,可伴发热。

2.稳定期

咳嗽、咳痰、气短等症状稳定或较轻。

(五)并发症

自发性气胸、慢性肺源性心脏病、呼吸衰竭等。

三、诊断

根据吸烟等高危因素史、临床症状、体征、肺功能检查等综合分析确定。不完全可逆的气流受限是诊断COPD的必备条件。

四、治疗

(一)急性加重期治疗

1.支气管舒张剂

支气管舒张剂可缓解患者呼吸困难症状。①β_2受体激动剂:沙丁胺醇气雾剂,每次100~200 μg(1~2喷),疗效持续4~5小时;特布他林气雾剂也有同样效果;沙美特罗、福莫特罗等长效制剂每日吸入2次。②抗胆碱能药:异丙托溴铵气雾剂,起效较沙丁胺醇慢,每次40~80 μg(2~4喷),每日3~4次;长效制剂噻托溴铵每次吸入18 μg,每日1次。③茶碱类:茶碱缓释或控释片0.2 g,每日2次;氨茶碱0.1 g,每日3次。有严重喘息症状者可给予雾化吸入治疗以缓解症状。

2.低流量吸氧

发生低氧血症者可持续低流量鼻导管吸氧或文丘里(Venturi)面罩吸氧,一般给氧浓度为25%~29%。

3.抗生素

根据病原菌种类和药敏试验结果选用抗生素治疗,如β-内酰胺类或β-内酰胺酶抑制剂、第二代头孢菌素、大环内酯类或喹诺酮类。

4.糖皮质激素

选用糖皮质激素口服或静脉滴注。对急性加重期患者可考虑口服泼尼松龙每日30~40 mg,或静脉给予甲泼尼龙40~80 mg。

5.祛痰剂

溴己新8~16 mg,每日3次;盐酸氨溴索30 mg,每日3次。

6.机械通气

根据病情选择无创或有创机械通气。

(二)稳定期治疗

(1)避免诱发因素,戒烟,避免接触有害气体、粉尘及烟雾,避免受凉等。

(2)支气管舒张剂的应用以沙美特罗、福莫特罗等长效制剂为主。

(3)对痰液不易咳出者使用祛痰剂,常用盐酸氨溴索30 mg,每日3次。

(4)对重度和极重度、反复加重的患者,长期吸入糖皮质激素和β_2受体激动剂联合制剂,能增加运动耐量、减少急性加重发作频率、提高生活质量,甚至改善肺功能。临床上最常用的是沙美特罗加氟替卡松、福莫特罗加布地奈德。

(5)长期家庭氧疗:持续鼻导管吸氧1~2 L/min,每日15小时以上,以提升患者PaO_2和SaO_2。家庭氧疗指针:①$PaO_2 \leqslant 7.33$ kPa(55 mmHg)或$SaO_2 \leqslant 88\%$,伴或不伴高碳酸血症;②PaO_2 7.33~8 kPa(55~60 mmHg)或$SaO_2 \leqslant 88\%$,伴有肺动脉高压、心力衰竭所致的水肿或红细胞增多症。

五、常见护理诊断/问题

1.气体交换受损

与小气道阻塞、呼吸面积减少、通气血流比例失调等有关。

2.清理呼吸道无效

与呼吸道炎症、阻塞,痰液过多而黏稠,咳痰无力等有关。

3.活动无耐力

与供氧不足、疲劳、呼吸困难有关。

4.营养失调:低于机体需要量

与疾病迁延、呼吸困难、疲劳等引起食欲下降、摄入不足、能量需求增加有关。

5.焦虑

与呼吸困难影响生活、工作和经济状况不良等因素有关。

6.睡眠型态紊乱

与呼吸困难、不能平卧、环境刺激有关。

7.潜在并发症

自发性气胸、肺心病、呼吸衰竭、肺性脑病、心律失常等。

六、护理措施

1.环境和休息

保持室内环境舒适,空气洁净。戒烟。患者采取舒适体位,如半卧位。护理操作集中完成。

2.饮食与活动

根据患者的喜好,选择高蛋白、高维生素、高热量、易消化的食物,清淡为主,避免辛辣食品,避免摄入容易引起腹胀及便秘的食物,少食多餐,必要时可静脉输入营养物质。适量饮水,稀释痰液。根据病情制订有效的运动计划,方式多种多样,如散步、练太极拳等。病情较重者鼓励床上活动,活动以不感到疲劳为宜。

3.病情观察

观察患者咳嗽、咳痰的情况,包括痰液的颜色、量及性状,咳痰是否顺畅,以及呼吸困难程度等;监测动脉血气分析和水、电解质、酸碱平衡状况;监测生命体征,重点观察患者的意识,如出现表情淡漠、意识模糊等肺性脑病征象时应立即通知医师积极处理,做好抢救记录。

4.用药护理

遵医嘱应用抗感染、止咳、祛痰、平喘等药物,注意观察疗效和不良反应。①抗生素:可能导致过敏,甚至过敏性休克,产生耐药性或二重感染。②止咳药:可待因具有麻醉性中枢镇咳作用,可致恶心、呕吐,甚至成瘾、抑制咳嗽而加重呼吸道阻塞。③祛痰药:盐酸氨溴索不良反应较轻;痰热清有清热、解毒、化痰功效,可能出现皮疹、高热、喉头水肿、胸闷气促等。④平喘药:茶碱滴速过快、药量过大可引起不良反应,表现为胃肠道症状、心血管症状等,偶可兴奋呼吸中枢,严重者引起抽搐或死亡。⑤糖皮质激素:可能引起口咽部念珠菌感染、声音嘶哑、向心性肥胖、骨质疏松、消化性溃疡等,宜在餐后服用,并遵医嘱服用,不能自行减药或停药。

5.保持呼吸道通畅

遵医嘱每日行雾化吸入治疗。指导患者有效咳嗽、排痰,胸部叩击、振动排痰仪或咳痰机有利于分泌物排出,必要时可行机械吸痰。

6.口腔护理

做好口腔护理,尤其每次咳痰后用温水漱口,有口咽部念珠菌感染者可给予制霉菌素液漱口,每日 3 次。

7.氧疗的护理

给予鼻导管持续低流量(1~2 L/min)、低浓度(25%~29%)氧气吸入,鼓励患者每日吸氧 15 小时以上。

8.呼吸肌功能锻炼

目的是使浅而快的呼吸转变为深而慢的有效呼吸,加强胸、膈呼吸肌肌力和耐力,改善呼吸功能。呼吸功能锻炼包括腹式呼吸、缩唇呼吸等。

(1)腹式呼吸。指导患者取立位、坐位或平卧位,平卧位者两膝半屈(或膝下垫一软枕),使腹肌放松。两手掌分别放于前胸部与上腹部,用鼻缓慢吸气时,膈肌最大程度下降,腹肌松弛,感腹部手掌向上抬起,胸部手掌原位不动,抑制胸廓运动;呼气时,腹肌收缩,腹部手掌下降,帮助膈肌松弛,膈肌随胸腔内压增加而上抬,增加呼气量。同时可配合缩唇呼吸。因腹式呼吸增加能量消耗,指导患者只能在疾病恢复期进行。

(2)缩唇呼吸。指导患者闭口用鼻吸气,将口唇缩小(呈吹口哨样)缓慢呼气,呼气时腹部内陷,胸部前倾,尽量将气呼出,以延长呼气时间,同时口腔压力增加,传至末梢气道,避免小气道过早关闭,提高肺泡有效通气量。吸气与呼气时间比为 1∶2 或 1∶3,尽量深吸慢呼,每分钟7~8次,每次 10~20 分钟,每日 2 次。

9.心理护理

患者因长期患病、社交活动减少,易产生焦虑等情绪,应多与患者沟通,了解患者心理、性格,增强患者战胜疾病的信心。调动家庭支持系统,与患者及其家属一起制订并实施康复计划,避免诱因,进行呼吸肌功能锻炼,有规律合理用药,教会患者缓解焦虑的方法。

七、健康指导

1.康复锻炼

使患者理解康复锻炼的意义,发挥其主观能动性,制订个体锻炼计划,加强体育锻炼,提高机体免疫能力。指导患者进行呼吸功能锻炼(缩唇、腹式呼吸等),以利于肺功能的恢复。教会患者及其家属判断呼吸困难严重程度的方法,合理安排工作、生活。

2.坚持长期家庭氧疗

指导患者及其家属了解氧疗的目的和注意事项,且告知夜间应持续吸氧;宣传教育用氧安全:防火、防热、防油、防震;指导正确清洁、消毒氧疗设备。

3.生活指导

劝导患者戒烟,避免粉尘和刺激性气体吸入,避免与呼吸道感染者接触,减少去公共场所的次数。关注气候变化,及时增减衣物,避免受凉、感冒及劳累等诱发因素。

4.饮食指导

合理膳食,避免进食刺激性食物和产气食物,如辣椒、洋葱、油炸食品、豆类、甜食、汽水、啤酒等。

5.使用免疫调节剂及疫苗

免疫能力低下、无过敏史的患者,可接种流感疫苗(每年 1～2 次)和(或)肺炎疫苗(每 3～5 年 1 次);遵医嘱口服细菌溶解产物,皮下注射胸腺肽等免疫调节剂。

第三节　慢性肺源性心脏病

慢性肺源性心脏病简称慢性肺心病,是由于慢性支气管—肺组织、胸廓或肺血管疾病引起肺循环阻力增加、肺动脉高压,使右心室扩张和(或)肥厚,伴或不伴右心衰竭的心脏病。本病发展缓慢,临床上除原有肺、胸疾病的症状和体征外,主要表现为逐渐出现的肺、心功能不全及其他器官功能损害。慢性肺心病是我国的常见病、多发病,患者年龄多在 40 岁以上,随着社会老龄化因素的影响,患者高峰年龄逐渐向 60～70 岁推移。

一、病因与发病机制

(一)病因

按原发病的部位不同,可分为以下几类。

1.支气管、肺疾病

继发于慢性支气管炎、慢性阻塞性肺疾病(COPD)最多见,占 80%～90%,其次为哮喘、支气管扩张、重症肺结核、尘肺、间质性肺病等。

2.胸廓运动障碍性疾病

各种原因所致的脊椎畸形,胸膜广泛增厚、粘连所致的严重胸廓畸形等,引起胸廓运动受限、肺组织受压、支气管扭曲或变形,气道引流不畅,最终导致慢性肺心病。

3.肺血管疾病

原因不明的原发性肺动脉高压、反复发作的多发性肺小动脉栓塞和肺小动脉炎症等,均可引起肺小动脉狭窄或阻塞,导致肺血管阻力增加,肺动脉高压和右心室负荷加重,最终发展成肺心病。

4.其他

神经肌肉疾病(如脊髓灰质炎、肌营养不良症、睡眠呼吸暂停低通气综合征等)可导致肺泡通气不足,引起缺氧,使肺血管收缩、阻力增加,导致肺动脉高压,发展成肺心病。

(二)发病机制

反复发生的气道感染和低氧血症导致一系列体液因子和肺血管的变化,使肺血管阻力增加,导致肺动脉高压,从而使右心负荷加重,最终导致右心衰竭。

1.肺动脉高压的形成

(1)肺血管阻力增加的功能性因素。COPD和其他慢性呼吸系统疾病发展到一定阶段,均可出现肺泡低氧和动脉血低氧血症,引起局部肺血管收缩,导致肺循环阻力增加。

(2)肺血管阻力增加的解剖学因素。慢性缺氧使肺血管收缩,还可导致肺血管构型重建,其他各种伴随慢性胸、肺疾病而产生的肺血管病理学改变也都参与肺循环阻力增加,促进肺动脉高压形成。

(3)血液黏稠度增加和血容量增多。慢性缺氧导致继发性红细胞增多,致血液黏稠度增加,肺血流阻力增高;缺氧还可导致醛固酮增加而导致水、钠潴留;缺氧使肾小动脉收缩,肾血流量减少而加重水、钠潴留,导致血容量增多,肺血流量增加时可加重肺动脉高压。

2.心脏病变和心力衰竭

肺循环阻力增加,引起右心室后负荷增加,长期作用最终导致右心室肥厚、扩张,甚至右心衰竭。随着病情进展可致左心衰竭。

3.其他重要器官的损害

长期慢性缺氧、高碳酸血症还可导致其他重要器官如脑、肝、肾、胃肠道等发生病理改变,甚至引起多脏器功能障碍。

二、临床表现

本病发展缓慢,临床上除原有肺、胸疾病的各种症状和体征外,主要表现为逐渐出现肺、心功能衰竭以及其他器官损害的征象。临床上分为代偿期与失代偿期。

(一)肺、心功能代偿期

1.症状

慢性咳嗽、咳痰、气促,活动后可有心悸、呼吸困难、乏力,劳动耐力下降。急性感染时上述症状加重。

2.体征

可有不同程度的发绀和肺气肿体征,偶有干、湿性啰音;心音遥远;肺动脉瓣区可有第二心音亢进,提示肺动脉高压;三尖瓣区可出现收缩期杂音或剑突下心脏搏动增强,提示右心室肥大;部分患者可有颈静脉充盈、肝界下移。

(二)肺、心功能失代偿期

1.呼吸衰竭

(1)症状。呼吸困难加重,常有头痛、失眠、食欲下降,白天嗜睡,甚至出现表情淡漠、意识模糊、谵妄等肺性脑病表现。

(2)体征。颜面发绀明显,球结膜充血、水肿,严重时可有视网膜血管扩张、视乳头水肿等颅内压升高的表现;腱反射减弱或消失,出现病理反射;因二氧化碳潴留,患者可出现周围毛细血管扩张的表现,如皮肤潮红、多汗。

2.右心衰竭

(1)症状。呼吸困难更加明显,心悸、食欲不振、腹胀等。

(2)体征。发绀更明显,颈静脉怒张,心率增快,甚至心律失常,剑突下可闻及收缩期和

（或）舒张期杂音，肝大、有压痛，肝颈静脉回流征阳性，双下肢水肿，重者全身水肿，部分患者可出现肺水肿及全心衰竭的体征。

三、诊断

根据患者有慢性支气管炎、气肿以及其他胸、肺疾病或肺血管病变，并已引起肺动脉高压、右心室增大或右心功能不全等表现即可诊断。

四、治疗

（一）急性加重期

1.控制感染

根据痰菌培养及药敏试验结果，遵医嘱选用抗生素。

2.畅通呼吸道、有效氧疗

使用物理和（或）药物疗法祛痰，畅通呼吸道后给予有效氧疗，纠正缺氧和二氧化碳潴留，可用鼻导管或面罩低浓度给氧。因患者的呼吸运动主要靠 PaO_2 降低对外周化学感受器的刺激作用得以维持，吸入低浓度氧以维持低氧对呼吸中枢的刺激作用，避免产生呼吸抑制。病情加重者使用无创或有创呼吸机辅助通气，及时纠正呼吸衰竭。

3.控制心力衰竭

积极控制感染，重症患者可根据医嘱选用利尿药、正性肌力药或扩血管药物。

（1）利尿药。根据病情口服氢氯噻嗪、氨苯蝶啶，或静脉使用呋塞米、利尿合剂等。

（2）正性肌力药。正性肌力药的剂量宜小，一般约为常规剂量的 1/2 或 2/3；同时选用作用快、排泄快的洋地黄类药物，如毛花苷 C 0.133～0.2 mg 加 5%～10% 葡萄糖注射液 10～20 mL 静脉缓慢注射。用药前应注意纠正缺氧，防治低钾血症，以免发生药物不良反应。

（3）血管扩张药。血管扩张药可减轻心脏前、后负荷，降低心肌耗氧量，增加心肌收缩力，对部分顽固性心力衰竭有一定效果，但血管扩张药有致血压下降的不良反应，常用硝酸甘油、硝普钠、酚妥拉明、硝苯地平等。

（4）控制心律失常。通常经过控制感染、纠正缺氧后，心律失常可自行消失，如持续存在，遵医嘱根据心律失常的类型选用药物。

（5）抗凝治疗。可应用普通肝素或低分子肝素防止肺微小动脉原位血栓形成。

（二）缓解期

慢性肺心病缓解期的治疗，原则上采用中西医结合综合治疗，目的是使肺、心功能得到部分或全部恢复。

（三）并发症的防治

1.肺性脑病的防治

肺性脑病是慢性肺心病死亡的首要原因，应积极防治。肺性脑病是由于呼吸衰竭所致缺氧、二氧化碳潴留而引起的精神障碍、神经系统症状的综合征，应注意与脑动脉硬化、严重电解质紊乱、单纯性碱中毒、感染中毒性脑病等相鉴别。密切观察病情变化，定期监测动脉血气分析，如患者出现头痛、烦躁不安、表情淡漠、意识模糊、精神错乱、嗜睡或昏迷等症状时，应及时处理，保证有效氧疗，应用呼吸兴奋剂，必要时行机械通气治疗。

2.酸碱失衡及电解质紊乱的防治

由于缺氧和二氧化碳潴留,可发生多种类型的酸碱失衡及电解质紊乱,使呼吸衰竭、心力衰竭、心律失常的病情更为恶化,严重影响预后,应严密监测,认真判断酸碱失衡及电解质紊乱的类别并及时处理。

3.心律失常的防治

多表现为房性期前收缩及阵发室上性心动过速,也可有心房扑动及心房颤动;少数病例由于急性严重心肌缺氧,可出现心室颤动和心搏骤停,应采取紧急救治措施。

4.休克的防治

慢性肺心病发生休克并不多见,一旦发生,预后不良。发生原因有严重感染、失血(多由上消化道血血所致)和严重心力衰竭或心律失常,应紧急处理。

五、常见护理诊断/问题

1.气体交换受损

与小气道阻塞、呼吸面积减少、通气血流比例失调等有关。

2.清理呼吸道无效

与痰液过多、黏稠,咳痰无力有关。

3.体液过多

与心脏负荷增加、心肌收缩力下降、心排血量减少有关。

4.营养失调:低于机体需要量

与食欲下降、摄入不足有关。

5.活动无耐力

与日常活动供氧不足、疲劳有关。

6.焦虑

与呼吸困难影响生活、工作和害怕窒息等因素有关。

7.睡眠型态紊乱

与呼吸困难、不能平卧、环境刺激等有关。

8.潜在并发症

肺性脑病、酸碱失衡及电解质紊乱、心律失常、休克、消化道出血、弥散性血管内凝血等。

六、护理措施

1.环境与休息

保持环境整洁和合适的温、湿度;冬季注意保暖,避免直接吸入冷空气。病情轻者可下床活动,以不感到疲劳为宜;病情稍重者鼓励进行床上或床边活动;病情危重者应严格卧床休息。根据患者自护能力,协助或给予患者日常生活护理,如洗漱、进餐、如厕等。

2.科学、合理的膳食

因消化液分泌减少、胃肠道淤血、胃肠蠕动减慢,患者食欲下降,应指导患者少食多餐。饮食上应根据患者的喜好,选择营养丰富、易消化的食物,以清淡为主,避免辛辣、刺激食物,避免摄入容易引起腹胀及便秘的食物,必要时可静脉输入营养物质。

3.病情观察

观察患者咳嗽、咳痰、呼吸困难程度；监测动脉血气分析和水、电解质、酸碱平衡状况；观察患者有无心悸、腹胀、尿量减少、下肢水肿等右心衰竭表现；观察皮肤状况。并发肺性脑病者应着重观察患者意识，如出现昼睡夜醒、精神错乱、狂躁或表情淡漠、意识模糊等表现时应立即通知医师并协助抢救。

4.用药护理

遵医嘱应用抗炎、止咳、祛痰、平喘等药物，观察药物疗效和不良反应。抗感染药物使用时应注意观察有无继发感染；使用吸入制剂时，指导患者用药前后清洁口腔，避免口腔不适或真菌感染；利尿剂尽可能白天使用，以免影响夜间睡眠，并观察患者尿量及电解质、酸碱平衡情况；应用洋地黄类药物时注意观察患者有无出现药物不良反应的表现；使用扩血管药物应注意观察血压。重症患者慎用镇静剂、麻醉剂以及催眠药等，应密切观察患者有无呼吸抑制等。

5.保持呼吸道通畅

加强翻身、拍背和呼吸道的湿化和雾化，可使用咳痰机、振动排痰仪等提高患者排痰的有效性，必要时采取机械吸痰。多种排痰方式联合应用，有利于维持患者呼吸道通畅。

6.氧疗的护理

给予持续低流量、低浓度（25％～29％）氧气吸入，并向患者讲解吸氧的目的、方法及注意事项，使患者能坚持长期氧疗。

7.呼吸肌功能锻炼

锻炼的目的是使浅而快的呼吸转变为深而慢的有效呼吸，加强胸、膈呼吸肌的肌力和耐力，改善呼吸功能，具体措施参见本章"慢性阻塞性肺疾病"。

8.皮肤护理

因右心衰竭常致患者体液过多、双下肢水肿，应观察患者下垂及受压部位的皮肤情况，勤翻身，必要时局部使用泡沫敷贴或睡气垫床，预防压疮的发生。

9.心理护理

应多与患者沟通交流，增强患者战胜疾病的信心，帮助患者获得家庭支持，减轻患者焦虑、恐惧心理，鼓励患者配合治疗。

七、健康指导

1.肺心病相关疾病的知识指导

使患者及其家属了解疾病的发生、发展过程，积极防治原发病，避免各种导致病情急性加重的诱因，如受凉感冒等，减少急性发作的次数。指导患者戒烟，并避免被动吸烟，注意定期复查。

2.增强机体免疫力

根据病情协助患者制订有效的锻炼计划，提高机体免疫能力。锻炼方式多种多样，如散步、练太极拳、骑自行车、体操等，以不感觉疲劳为宜。坚持呼吸功能锻炼，有利于肺功能恢复。

3.长期家庭氧疗

向患者及其家属讲解长期家庭氧疗的作用及重要性。家庭氧疗的适应证：动脉血氧分压≤7.33 kPa(55 mmHg)或指脉氧饱和度≤88％（或伴有高碳酸血症）；动脉血氧分压 7.33～

8.00 kPa(55～60 mmHg)或指脉氧饱和度≤88%,并有肺动脉高压、心力衰竭所致水肿或红细胞增多症者。氧流量不宜过高,1～2 L/min 即可,每日吸氧时间在 15 小时以上,且夜间应持续吸氧。

4.疫苗和免疫调节剂的应用

参见本章"慢性阻塞性肺疾病"。

第四节　支气管哮喘

支气管哮喘简称哮喘,是嗜酸性粒细胞、肥大细胞和 T 淋巴细胞等多种炎症细胞参与的气道慢性炎症。这种慢性炎症导致气道高反应性和广泛多变的可逆性气流受限。临床上以反复发作性呼气性呼吸困难伴哮鸣音为特点,常在夜间和(或)清晨发作和加重,多数患者可自行缓解或经治疗后缓解。哮喘是全球性疾病,全球约有 3 亿患者,我国 20 岁及以上人群哮喘患病率为 4.2%,本病约 40% 有家族史。儿童发病率高于成人,成人男女患病率接近,发达国家高于发展中国家,城市高于农村。

哮喘的诊断标准包括:①反复发作喘息、气急、胸闷或咳嗽,多与接触变应原、冷空气,物理或化学性刺激、病毒性上呼吸道感染、运动等有关;②发作时在双肺可闻及散在或弥漫性以呼气相为主的哮鸣,呼气相延长;③上述症状可经治疗缓解或自行缓解;④排除其他疾病引起的喘息、气急、胸闷或咳嗽;⑤临床表现不典型者(如无明显喘息或体征)至少应有下列 3 项中的 1 项:支气管激发试验或运动试验阳性,支气管舒张试验阳性,昼夜呼气流量峰值(PEF)变异率≥20%。

符合上述①～④条或④、⑤条者,可以诊断为支气管哮喘。

支气管哮喘目前无特效治疗方法,治疗目的为控制症状,防止病情恶化,尽可能保持肺功能正常,维持正常活动能力,减轻治疗不良反应,防治不可逆气道阻塞,避免死亡。脱离变应原是防治哮喘最有效的方法。治疗原则为急性发作期使用支气管舒张剂和抗感染药物,消除诱因,控制发作,缓解期预防复发。

一、护理评估

(一)健康史

哮喘的发作受诸多因素的影响,应询问患者哮喘发作是否与下列因素有关。

1.吸入过敏原

如花粉、尘螨、真菌孢子、动物毛屑、工业粉尘、刺激性气体。

2.食物

引起哮喘发作的常见食物有鱼类、虾蟹、蛋类和牛奶等。过咸或过甜等刺激性强的食物也可诱发哮喘。

3.感染

哮喘的发作与上呼吸道的反复感染有关,如病毒、细菌、真菌、原虫、寄生虫等的感染。

4.接触某些药物

常见的药物有阿司匹林、普萘洛尔、青霉素、磺胺类等。

5.其他

吸烟、气候的变化、剧烈运动、精神紧张等也可诱发哮喘,还应注意询问家族史。

(二)身体状况

1.主要症状

患者起病急,哮喘发作前可有干咳、打喷嚏、流泪等先兆,随之很快出现哮喘发作。典型表现为发作性伴有哮鸣音的呼气性呼吸困难或发作性胸闷和咳嗽,严重者被迫采取坐位或呈端坐呼吸,甚至出现发绀等,有时咳嗽为唯一症状。哮喘症状可在数分钟内发作,经数小时至数日,可自行或用支气管舒张剂缓解。

2.护理体检

哮喘发作时胸部呈过度充气状态,严重发作时可有颈静脉怒张、发绀、大汗淋漓、脉搏加快和奇脉,胸廓饱满,胸部叩诊呈过清音,听诊双肺可闻及以呼气期为主的哮鸣音,有时不用听诊器也可听到哮鸣音,若伴有感染,则可闻及湿啰音。

3.支气管哮喘的分期及病情评价

根据临床表现可分为急性发作期、慢性持续期和缓解期。

(1)急性发作期。气促、咳嗽、胸闷等症状突然发生或加剧,常有呼吸困难,以呼气流量降低为其特征,常因接触变应原等刺激物或治疗不当所致。哮喘急性发作时其轻重程度不一,病情加重可在数小时或数日内出现,偶尔可在数分钟内即危及生命,故应对病情做出正确评估,以便给予及时有效的紧急治疗。哮喘急性发作的严重程度分级见表1-3。

表1-3 哮喘急性发作的严重程度分级

临床特点	轻度	中度	重度	危重
气短	步行、上楼时	稍事活动	休息时	—
体位	可平卧	喜坐位	端坐呼吸	—
讲话方式	连续成句	常有中断	单字	不能讲话
精神状态	可有焦虑/尚安静	时有焦虑或烦躁	常有焦虑或烦躁	嗜睡、意识模糊
出汗	无	有	大汗淋漓	—
呼吸频率	轻度增加	增加	常大于30次/分	—
辅助呼吸肌活动及三凹征	常无	可有	常有	胸腹矛盾运动
哮鸣音	散在,呼吸末期	响亮、弥漫	响亮、弥漫	减弱乃至无
脉率	<100次/分	100~120次/分	>120次/分	>120次/分或脉率变慢或不规则
奇脉(收缩压下降)	无(10 mmHg)	可有(10~25 mmHg)	可有(常大于25 mmHg)	无
使用β受体激动剂后PEF预计值或个人最佳值	>80%	60%~80%	<60%或小于100 L/min或作用时间小于2小时	—

续表

临床特点	轻度	中度	重度	危重
PaO_2(吸空气)	正常	60～80 mmHg	<60 mmHg	—
$PaCO_2$	<45 mmHg	≤45 mmHg	>45 mmHg	—
SaO_2(吸空气)	>95%	91%～95%	≤90%	—
pH 值	—	—	降低	降低

（2）慢性持续期。许多哮喘患者可能没有急性发作,但在相当长的时间内表现为不同程度的喘息、咳嗽、胸闷等。治疗前(包括新发生症状的患者和既往已诊断为哮喘而长期未应用药物规范治疗的患者)根据其临床表现和肺功能可将慢性持续期的病情程度分为 4 级(表 1-4)。

表 1-4　哮喘慢性持续期严重程度分级

分级	临床特点
间歇 （第一级）	出现症状每周少于 1 次,短期出现,夜间哮喘症状不超过每月 2 次,FEV_1≥预计值的 80% 或 PEF≥个人最佳值的 80%,PEF 或 FEV_1 变异率<20%
轻度持续 （第二级）	出现症状每周达到或多于 1 次,但每日不足 1 次,可能影响活动和睡眠,夜间哮喘症状每月多于 2 次,但每周不足 1 次,FEV_1≥预计值的 80% 或 PEF≥个人最佳值的 80%,PEF 或 FEV_1 变异率为 20%～30%
中度持续 （第三级）	每日有症状,影响活动和睡眠,夜间哮喘症状每周达到或多于 1 次,FEV_1 占预计值的 60%～79% 或 PEF 占个人最佳值的 60%～79%,PEF 或 FEVL 变异率>30%
严重持续 （第四级）	每日有症状,频繁出现,经常出现夜间哮喘症状,体力活动受限,FEV_1<预计值的 60% 或 PEF<个人最佳值的 60%,PEF 或 FEV_1 变异率>30%

（3）缓解期。经过治疗或未经治疗症状、体征消失,肺功能恢复到急性发作前水平,并维持 4 周以上。

4.并发症

可并发阻塞性肺气肿、慢性肺源性心脏病、慢性呼吸衰竭及自发性气胸等。

(三)心理—社会状况

因哮喘发作时出现呼吸困难、濒死感而导致患者焦虑、恐惧。哮喘发作严重的患者,甚至丧失生活信心,易对家属、医务人员或支气管舒张药产生依赖心理。

二、常见护理诊断/问题

1.气体交换受损

与支气管痉挛、气道炎症、气道阻力增加有关。

2.有体液不足的危险

与哮喘反复发作或重症哮喘发作时间长、患者张口呼吸、体液消耗过多、不能进食有关。

3.焦虑/恐惧

与呼吸困难、哮喘发作伴濒死感、健康状态不佳有关。

4.知识缺乏

缺乏哮喘疾病及使用定量吸入器的相关知识。

5.潜在并发症

呼吸衰竭:与气道阻塞、呼吸肌劳累、缺氧和二氧化碳潴留加重有关。

三、护理目标

(1)患者呼吸困难缓解,发绀减轻或消失。

(2)摄入足够的液体,痰液稀释,排痰顺畅。

(3)情绪稳定。

(4)了解哮喘有关知识,能够正确使用定量吸入器。

(5)预防哮喘发作,不发生呼吸衰竭。

四、护理措施

(一)改善通气,缓解呼吸困难

1.环境

患者对气温和气味很敏感,应保持室内空气流通、新鲜,维持室温在 18～22 ℃、湿度在 50％～70％。避免环境中的过敏原,不宜在室内放置花草及用羽毛枕头。避免房间内尘埃飞扬,避免吸入刺激性物质而导致哮喘发作。

2.体位

哮喘发作时,协助患者采取半卧位或坐位并较舒适地伏在床旁小桌上休息,以减轻体力消耗。

3.饮食

提供清淡、易消化、足够热量的饮食,避免进食硬、冷、油煎食物及与哮喘发作有关的食物,如鱼、虾、蟹、蛋类、牛奶等。某些食物添加剂如酒石黄、亚硝酸盐也可诱发哮喘,应引起注意。

4.病情观察

观察哮喘发作的前驱症状,如鼻咽痒、喷嚏、流涕、眼痒等黏膜过敏症状。哮喘发作时,观察患者的意识状态及呼吸频率、节律、深度等,监测呼吸音、哮鸣音变化,监测动脉血气分析和肺功能情况。哮喘严重发作时,如经治疗病情无缓解,做好机械通气准备工作。

5.给氧

哮喘发作时,PaO_2 可有不同程度的下降,按医嘱给予吸氧 2～4 L/min,伴有高碳酸血症时应低流量(1～2 L/min)、低浓度吸氧。吸氧时应注意呼吸道的湿化和通畅,避免气道干燥和寒冷气流的刺激而导致气道痉挛。

6.促进排痰

清除呼吸道分泌物是改善通气的重要环节。

7.药物

按医嘱使用支气管舒张药和抗生素。

(二)补充液体

哮喘发作的患者,应注意补充液体,使痰液稀释,以利于咳出,改善通气功能。若无心、肾功能不全,鼓励患者每日饮水 2～3 L。重症哮喘应静脉补液,以纠正失水,一般补液量为 2～3 L/d,滴速以 30～50 滴/分为宜,避免单位时间内输液过多而诱发心力衰竭。

(三)心理护理

哮喘发作时患者精神紧张、烦躁、恐惧,而不良情绪常会诱发或加重哮喘发作。应提供良好的心理支持,尽量守护在患者床旁,多安慰患者,使其产生信任和安全感。应多巡视患者,耐心解释病情和治疗措施,给予心理疏导和安慰,消除过度的紧张状态,对减轻哮喘发作的症状和控制病情有重要意义。

(四)预防并发症

痰液黏稠造成痰栓,使呼吸困难加重。意识不清时,应做好气管插管或气管切开准备,及时清除痰栓,减少死腔,以预防呼吸衰竭的发生。出现呼吸衰竭时应积极采取相应措施,必要时给予人工呼吸机辅助治疗,以缓解患者呼吸困难,使呼吸肌得到休息,维持呼吸功能。若出现气胸等并发症,应积极采取相应措施,立即排气减压。

(五)用药护理

1.拟肾上腺素类药物

此类药物较多,目前多选用 β_2 受体激动剂,如沙丁胺醇,每次 2～4 mg,每日 3 次;特布他林,每次 2.5 mg,每日口服 2～3 次;喘乐宁气雾剂吸入,每次 0.1～0.2 mg,每日 2～3 次。缓释舒喘灵口服剂型每次 8 mg,每日 2 次,对夜间发作较适用,此药片内含有控释材料,必须整片吞服。长效 β_2 受体激动剂作用时间为 10～12 小时,常用药物有福莫特罗、沙美特罗及丙卡特罗等,且有一定抗炎作用。福莫特罗 4.5 μg,每日 2 次,每次 1 喷。注意观察药物的不良反应,如头痛、头晕、心悸、骨骼肌震颤等,药物用量过大可引起严重心律失常,甚至发生猝死。β_2 受体激动剂不宜长期、规律、单一、大量使用。因为长期应用可引起 β_2 受体功能下降和气道反应性增高,出现耐药性。

2.茶碱类药物

常用药物有氨茶碱,口服每次 0.1～0.2 g,每日 3 次,静脉给药主要应用于危重症哮喘,静脉注射首次剂量 4～6 mg/kg,注射速度不超过 0.25 mg/(kg·min),静脉滴注维持量为 0.6～0.8 mg/(kg·h),日注射量一般不超过 1.0 g,静脉注射的时间应超过 10 分钟。茶碱缓释片不能嚼服,必须整片吞服,可用于夜间哮喘。茶碱类药主要不良反应是胃肠道、心脏和中枢神经系统的毒性反应。氨茶碱用量过大或静脉注射(滴注)速度过快,可引起恶心、呕吐、头痛、失眠、心律失常,严重者可引起室性心动过速、癫痫样症状、昏迷,甚至心搏骤停等。用药时监测血药浓度可减少不良反应的发生,其安全浓度为 6～15 $\mu g/mL$。发热、妊娠、小儿或老年有心、肝、肾功能障碍及甲状腺功能亢进者不良反应增加。合用西咪替丁(甲氰咪胍)、喹诺酮类、大环内酯类药物等可影响茶碱代谢而使其排泄减慢,应加强观察。

3.抗胆碱药

胆碱能受体(M受体)拮抗剂有舒张支气管及减少痰液的作用。常用异丙托溴铵吸入或雾化吸入,约 10 分钟起效,维持 4～6 小时。长效抗胆碱药噻托溴铵作用维持时间可达 24 小时。抗胆碱药吸入后,少数患者可有口苦或口干感。

4.糖皮质激素

糖皮质激素是当前控制哮喘发作最有效的药物。主要作用机制是抑制炎症细胞的迁移和活化,抑制细胞因子的生成,抑制炎症介质的释放。可分为吸入、口服和静脉用药。吸入治疗是目前推荐长期抗感染治疗哮喘的最常用的方法。吸入剂有倍氯米松和布地奈德,吸入剂量在轻度持续者一般为 $200\sim1\ 500\ \mu g/d$、中度持续者 $500\sim1\ 000\ \mu g/d$、重度持续者大于 $1\ 000\ \mu g/d$(不宜超过 $2\ 000\ \mu g/d$)。口服剂有泼尼松(强的松)、泼尼松龙(强的松龙),可大剂量、短疗程,$30\sim40\ mg/d$。严重哮喘发作时应静脉给药,可用地塞米松 $10\sim30\ mg/d$ 或琥珀酸氢化可的松,每日 $100\sim400\ mg$。注意观察药物的不良反应,吸入剂虽然全身不良反应少,但少数患者可引起口咽部念球菌感染、声音嘶哑或呼吸道不适,喷药后应用清水漱口,可减轻局部反应和胃肠道吸收。长期口服激素可引起或加重消化性溃疡、骨质疏松等。

5.其他

白三烯(LT)拮抗剂:具有抗炎和舒张支气管平滑肌的作用,常用药物如扎鲁司特 $20\ mg$,每日 2 次,或孟鲁司特 $10\ mg$,每日 1 次口服;白三烯调节剂的主要不良反应是较轻微的胃肠道症状,少数有皮疹、血管性水肿、转氨酶升高,停药后可恢复。色甘酸钠:非糖皮质激素类抗感染药物,对预防运动或变应原诱发的哮喘最为有效。色甘酸钠雾化吸入 $3.5\sim7.0\ mg$ 或干粉吸入 $20\ mg$,每日 $3\sim4$ 次,少数患者吸入后可有咽喉不适、胸闷,偶见皮疹,孕妇慎用。酮替芬和新一代组胺 H_1 受体拮抗剂阿司咪唑等对轻症哮喘和季节性哮喘有一定效果,也可与 β_2 受体激动剂联合用药。酮替芬有镇静、头晕、口干、嗜睡等不良反应,对高空作业人员、驾驶员、操纵精密仪器者应予以强调。

(六)正确使用定量吸入器

指导前仔细评估患者使用吸入器的情况,找出使用中存在的问题及其相关因素,针对问题并结合其文化程度、学习能力确定教育内容、方法,护士自我介绍吸入器的正确使用方法:吸入前振摇,以使药液混匀,嘱患者缓慢呼气,置喷口于口内,双唇包紧。缓慢吸气,在深吸气过程中按压驱动装置,尽可能屏气 $5\sim10$ 秒,使较小的雾粒在更远的气道沉降,然后缓慢呼气。若需要再次吸入,应等待至少 1 分钟后再吸入药液。用药后漱口或饮水可减少口腔真菌感染及咳嗽的发生。首次使用前或每次当气雾剂已超过 1 周未被使用时,先向空气中试喷。吸入器应避免阳光照射和 40 ℃以上高温。注意观察药物的疗效及不良反应。

(七)健康指导

哮喘患者的教育与管理是提高疗效、减少复发、提高患者生活质量的重要措施。

(1)向患者解释哮喘的激发因素、发病机制、治疗方法,提高患者在治疗中的依从性,使患者了解长期、适当、充分的治疗,可以完全控制哮喘的发作。

(2)熟悉哮喘发作的先兆及相应的处理方法。皮试查过敏原,进行特异脱敏治疗。

(3)了解支气管舒张剂和抗感染药物的作用、用法和不良反应,掌握正确的吸入技术。

(4)指导患者摄入营养丰富、清淡饮食,避免易诱发哮喘的食物,如牛奶、鱼虾等,避免刺激性食物和饮酒,鼓励多饮水。

(5)适当锻炼,保证充足睡眠,增强体质。保持有规律的生活和乐观情绪,避免身心过劳。

(6)心理社会指导:精神心理因素在哮喘的发生发展过程中起重要作用,培养良好的情绪和战胜疾病的信心是哮喘治疗和护理的重要内容。哮喘患者的心理反应可有抑郁、焦虑、恐惧、性格改变等,给予心理疏导。此外,患者常有社会适应能力下降(如自信心及适应能力下降、交际减少等)的表现,应指导患者充分利用社会支持系统,动员与患者关系密切的家人或朋友参与对哮喘患者的管理,为其身心康复提供各方面的支持。

(7)学会在家中自行监测病情变化,并进行评定,重点掌握峰流速仪的使用方法,有条件的应记哮喘日记;与医生共同制订防止复发、保持病情长期稳定的方案。

第二章　心内科疾病的护理

第一节　心力衰竭

　　心力衰竭是各种心脏疾病导致心功能不全的一种综合征,是指心肌收缩力减弱使心排血量不能满足机体代谢的需要,器官、组织血液灌注不足,同时出现肺循环和(或)体循环淤血的表现。心力衰竭时通常伴有肺循环和(或)体循环的被动性充血,故又称为充血性心力衰竭,常是各种原因所致心脏疾病的终末阶段。

　　心功能不全或心功能障碍的概念在理论上更为广泛,心力衰竭是指出现临床症状的心功能不全,但心功能不全不一定全有心力衰竭。"心功能不全"常用来表明器械检查的结果,如超声心动图等提示心脏收缩或舒张功能不正常,而尚未出现临床症状的状态。

　　心力衰竭的临床类型按其发展速度可分为急性和慢性两种,以慢性居多;按其发生的部位可分为左心衰竭、右心衰竭和全心衰竭。

一、慢性心力衰竭

　　慢性心力衰竭又称慢性充血性心力衰竭,是大多数心血管疾病的最终归宿,也是最主要的死亡原因。我国过去引起慢性心力衰竭的病因以风湿性心脏瓣膜病为主,但近年来所占比例已趋下降,而高血压和冠心病的比例呈明显上升趋势。

　　慢性心力衰竭的基本病因如下。①原发性心肌损害:主要见于冠心病心肌缺血和(或)心肌梗死,其次为心肌炎、心肌病、结缔组织疾病等造成心肌的损害,还可见于心肌代谢障碍性疾病,如维生素 B_1 缺乏、糖尿病、心肌淀粉样变性等。②心脏负荷过重:如二尖瓣、主动脉瓣关闭不全等瓣膜反流性疾病及心内外分流性疾病导致的容量负荷过重,以及高血压、主动脉瓣狭窄、肺动脉高压、肺动脉瓣狭窄等导致的压力负荷过重。以上两方面病因可单独存在,也可先后出现或同时存在。

　　治疗原则:以改善血流动力学和拮抗神经内分泌改变的不利影响为主,同时针对病因治疗,防治诱发因素,从而减轻症状,提高活动耐力,改善生活质量;阻止或延缓心室重塑,防止心肌损害进一步加重,延缓病情进展,降低病死率。同时,良好的护理是治疗心力衰竭的重要环节,能减轻患者心脏负荷,缓解身心不适,获得有效的药物治疗效果,并可预防并发症,维持心脏代偿功能。

(一)护理评估

1.健康史

(1)患者原有的心脏病病史。

(2)评估可能诱发或加重心力衰竭的因素。①感染:以呼吸道感染为最常见,其次是感染性心内膜炎、全身感染等。因为感染可通过多种途径增加心脏负荷和(或)妨碍心肌的舒缩功能。②身心过劳：如过度劳累、情绪激动、精神过于紧张、妊娠和分娩等。③严重心律失常：特别是快速型心律失常，如心房颤动是器质性心脏病常见的心律失常，也是诱发心力衰竭最重要的因素。快速型心律失常因心率加快，心肌的耗氧量增加，舒张期缩短，心排血量减少，使冠状动脉供血不足而诱发心力衰竭。④血容量增加：钠摄入过多，补液或输血速度过快、量过多等可使血容量增加。⑤其他：药物使用不当、环境与气候的突变、合并甲状腺功能亢进症、贫血、肺栓塞等。

2.身体状况

(1)左心衰竭。主要表现为肺循环淤血和心排血量降低。

1)主要症状。①呼吸困难：劳力性呼吸困难是左心衰竭最早出现的症状，由于运动使回心血量增加，左心房压力升高，导致肺淤血加重。多发生于重体力活动时，休息后可缓解。随着病情进展，轻微体力活动时即可出现，甚至出现夜间阵发性呼吸困难，此为左心衰竭的典型表现。心力衰竭进一步加重时，患者不能平卧，常于采用高枕卧位、半卧位甚至端坐位时可使呼吸困难缓解。重者可出现急性肺水肿，表现为极度的呼吸困难。②咳嗽、咳痰：咳嗽、咳痰是肺泡和支气管黏膜淤血所致，常于夜间发生，坐位或立位时可减轻或消失。痰常呈白色泡沫状，偶见痰中带血丝，当肺淤血明显加重或有肺水肿时，咳粉红色泡沫痰。长期慢性肺淤血肺静脉压力升高，导致肺循环和支气管血液循环之间侧支形成，在支气管黏膜下血管扩张形成，此种血管一旦破裂，可导致大咯血。③心排血量降低为主的症状：可有乏力、疲倦、头晕、嗜睡(或失眠)、心悸、发绀等，主要是由于心、脑、肾及骨骼肌等脏器组织血液灌注不足及代偿性心率加快所致。严重的左心衰竭使血液进行再分配时，首先是肾的血流量明显减少，故患者可出现少尿。长期的肾血流量减少可有血尿素氮、肌酐升高并出现肾功能不全的相应症状。

2)护理体检。可见皮肤黏膜苍白，呼吸加快，交替脉，血压一般正常，有时脉压减小。多数患者有左心室增大，心率加快，心尖部第一心音减弱并可闻及舒张期奔马律，肺动脉瓣区第二心音亢进。两肺底可闻及湿啰音，有时伴哮鸣音。此外，还有原发心脏病的体征，如发绀、心脏瓣膜疾病的杂音等。

(2)右心衰竭。主要表现为体循环淤血。

1)主要症状。消化道症状是右心衰竭常见的症状，由于胃肠道及肝淤血所致，常见的症状有食欲不振、恶心、呕吐、腹痛、腹胀等。

2)护理体检。①颈静脉征：颈静脉充盈或怒张是右心衰竭的主要体征之一，而肝颈静脉反流征阳性则更具有特征性。②肝大：肝脏因淤血而肿大，常伴有压痛，长期肝内淤血可导致心源性肝硬化。③水肿：轻者见于足踝、胫前部，常于晚间出现，休息后可消失，严重的可呈现全身性水肿，并伴有胸腔积液、腹腔积液。④心脏：除原有心脏病的体征外，右心室增大导致心浊音界向左侧扩大，胸骨左缘第3～4肋间可闻及舒张期奔马律，三尖瓣区可有收缩期吹风样杂音。

(3)全心衰竭。左、右心衰竭的临床表现同时存在，或以某一侧心力衰竭表现为主。当左心衰竭导致右心衰竭时，右心排血量减少，可使夜间阵发性呼吸困难等左心衰竭的肺淤血症状反而有所减轻。

3.心功能分级

美国纽约心脏病学会(NYHA)1928 年提出的一项心功能分级方案,根据患者自觉的活动能力将心功能划分为 4 级。

Ⅰ级:患者患有心脏病但体力活动不受限制。日常活动不引起乏力、心悸、呼吸困难或心绞痛等症状。

Ⅱ级:心脏病患者体力活动轻度受限。休息时无自觉症状,日常活动可引起上述症状,休息后很快缓解。

Ⅲ级:心脏病患者体力活动明显受限。轻于日常活动即可出现上述症状,休息较长时间后症状方可缓解。

Ⅳ级:心脏病患者不能从事任何活动。休息时也有症状,体力活动后加重。

美国心脏病学会及美国于 2001 年提出将心力衰竭分为两个阶段和 4 个等级。

6 分钟步行试验是一项简单易行、安全、方便的试验,用以评定慢性心力衰竭患者的运动耐力的方法。要求患者在平直走廊里尽可能快地行走,测定 6 分钟的步行距离,若 6 分钟步行距离<150 m,表明为重度心功能不全;150～425 m 为中度;426～550 m 为轻度心功能不全。本试验除用以评价心脏的储备功能外,常用以评价心力衰竭治疗的疗效。

4.心理—社会状况

心力衰竭是心血管病发展至晚期的表现。长期的疾病折磨和心力衰竭的反复发作,患者体力活动受到限制,甚至不能从事任何体力活动,生活上需他人照顾。家属和亲人也可因长期照顾患者而感到疲劳,而忽视患者的病情,常使患者陷于焦虑、内疚、绝望甚至对死亡的恐惧之中。

(二)常见护理诊断/问题

1.活动无耐力

与心排血量下降有关。

2.心排血量减少

与心肌收缩力下降、心脏负荷加重有关。

3.气体交换受损

与左心衰竭致肺循环淤血有关。

4.体液过多

与右心衰竭致体循环淤血、水钠潴留有关。

5.有感染的危险

与肺淤血有关。

6.潜在并发症

洋地黄中毒。

(三)护理目标

(1)患者能说出限制最大活动量的指征,遵循活动计划,自诉活动耐力增加。

(2)循环血量增加,组织灌注改善。

(3)呼吸困难明显改善,血气指标维持在正常范围。

(4)水肿、腹腔积液减轻或消失,尿量趋于正常。

（5）无感染发生。

（6）未发生洋地黄中毒。

（四）护理措施

1.减轻心脏负荷,增加心排血量

（1）适当安排休息与活动。了解患者目前的心功能状态和日常活动量。向患者解释休息是心力衰竭的一种基本治疗,包括体力和精神休息,可使心脏负荷减轻,利于心功能的恢复。根据患者心功能状态决定其活动量,与患者及其家属一起制订活动计划。①心功能Ⅰ级:不限制患者一般的体力活动,但要避免剧烈运动和重体力劳动。应动静结合,循序渐进地增加活动量。告知患者若活动中有呼吸困难、胸痛、心悸、疲劳等不适时应停止活动,并以此作为限制最大活动量的指征。②心功能Ⅱ级:体力活动应适当限制,增加午睡时间,强调下午多休息,可做轻体力工作和家务劳动。③心功能Ⅲ级:一般的体力活动应严格限制,每日休息时间要充分,增加卧床休息的时间,日常生活可以自理或在他人协助下自理。④心功能Ⅳ级:绝对卧床休息,生活由他人照顾。对卧床休息的患者需加强床边护理,照顾患者日常生活。

患者病情好转后,鼓励其不要延长卧床时间,应尽早做适量的活动,以避免长期卧床导致的静脉血栓形成、肺栓塞、便秘、虚弱、体位性低血压的发生。

（2）饮食护理。低热量、低盐、产气少且含维生素丰富的易消化饮食。低热量饮食可降低基础代谢率,减轻心脏负荷,但时间不宜过长;避免产气食物,以免加重呼吸困难;低盐饮食对于减轻水钠潴留很重要。一般建议限制钠盐的方法为轻、中、重度心力衰竭每日摄入钠量分别限制在 2 g(相当于氯化钠 5 g)、1 g(相当于氯化钠 2.5 g)、0.4 g(相当于氯化钠 1.0 g)。服利尿剂者可适当放宽。告知患者及其家属低盐饮食的重要性并督促其执行。限制含钠量高的食物,如发酵面食、腌制品、海产品、罐头、味精、啤酒、碳酸饮料等,可用糖、醋、蒜调味以增进食欲。根据血钾水平调整食物中钾含量。

（3）保持大便通畅。进食少、肠道淤血、长期卧床及焦虑等原因使肠蠕动减慢及排便方式改变,患者常出现便秘,因用力排便可增加心脏负荷,所以应保持大便通畅。饮食需选择含粗纤维丰富的食物,适量饮用蜂蜜水,进行腹部按摩,必要时给予缓泻剂或开塞露。

（4）用药。按医嘱使用强心、利尿及血管扩张剂,同时观察疗效及不良反应。

（5）加强心理护理,减轻焦虑。因为焦虑可使心率增加,周围血管阻力和血液黏稠度增加,所以应缓解患者精神紧张。减轻焦虑,稳定情绪还能防止心律失常发生。对高度紧张、焦虑、精神不易放松的患者除借助小剂量镇静剂外,更需要的是对医护人员的信赖。护士以认真、负责的工作态度,处处为患者着想,为患者提供一切方便并给予积极的心理支持,帮助患者调适心理压力,消除其负性情绪。

2.缓解呼吸困难

（1）给予氧气吸入,根据缺氧的轻重程度调节氧流量,一般为 2～4 L/min。

（2）患者取半卧位或端坐位,使膈肌下移,以利于呼吸。病情许可的情况下鼓励患者多翻身、咳嗽,尽量做缓慢深呼吸。

（3）控制输液量和速度,并向患者及其家属解释其重要性,以防患者及其家属随意调快滴速,诱发急性肺水肿。

（4）鼓励患者在心功能改善后尽早活动，以增加肺活量。注意保暖，保持呼吸道通畅，防止呼吸道感染。

3.预防感染

注意保暖，避免着凉，保持呼吸道通畅，预防呼吸道感染。

4.用药的护理

（1）洋地黄类药物。常用药物有地高辛、洋地黄毒苷、毒毛花苷丙、毒毛花苷 K，因洋地黄的治疗量和中毒量接近，故使用时应注意。

1）下列情况易致洋地黄中毒。低钾血症（如呕吐、腹泻及使用利尿剂等引起）、严重的肝肾疾病、原发性心肌疾病、甲状腺功能低下、低镁血症及高钙血症等均会改变心脏对药物的敏感性，易引起洋地黄中毒。

2）洋地黄中毒的表现。①心血管系统：可出现频发室性期前收缩（呈二联律或三联律）、心动过缓、房室传导阻滞等各种类型的心律失常。快速型心律失常伴有传导阻滞是洋地黄中毒的特征性表现。②消化系统：食欲不振、恶心、呕吐、腹痛、腹泻等，常是洋地黄中毒的首发症状。③神经系统：头痛、头晕、嗜睡、抑郁、对刺激过敏、疲乏无力、视物模糊、黄视、绿视等。

3）洋地黄中毒的处理。①停用洋地黄。②如血钾低，应补充钾盐，可口服或静脉补充氯化钾，同时停用排钾利尿剂。③纠正心律失常，如血钾不低的快速性心律失常，首选利多卡因或苯妥英钠，心率缓慢者可用阿托品静脉注射或临时起搏。电复律一般禁用，因易致心室颤动。

4）洋地黄中毒的预防。①患者服药前，应听 1 分钟心率。指导患者在服地高辛前听心率、测脉搏，当脉搏＜60 次/分或节律不规则时应暂停服药并通知医生。②严格按医嘱给药。注意洋地黄不能与奎尼丁、普罗帕酮、维拉帕米、钙剂、胺碘酮等药物合用，以免增加药物毒性。必要时监测血清地高辛浓度。用毛花苷丙或毒毛旋花子苷 K 时必须稀释后缓慢静脉注射，并同时观察心率、心律的变化。③存在上述诱发因素时，应慎用洋地黄类药物。

（2）利尿剂。

1）噻嗪类利尿剂。主要的不良反应是低钾血症，严重者伴碱中毒，从而诱发心律失常或洋地黄中毒，故应监测血钾，注意有无腹胀、肠鸣音减弱、乏力等低钾血症的症状，应多补充含钾丰富的食物，如瓜果、红枣、蘑菇、深色蔬菜等，必要时遵医嘱补充钾盐。口服补钾药物宜在饭后服用或与果汁同饮，以减轻胃肠道不适，其他不良反应还有呕吐、腹泻、高血糖等。

2）氨苯蝶啶。不良反应有胃肠道反应、乏力、皮疹、嗜睡，长期用药可产生高钾血症，肾功能减退、出现少尿或无尿时应慎用。

另外，一般情况下，应用利尿剂的时间宜选择在早晨或日间，以免夜间排尿过频而影响患者的休息。

（3）血管扩张剂。①扩张动脉的药物：如酚妥拉明可致恶心、呕吐、腹痛、狼疮样综合征等。②扩张静脉的药物：如硝酸酯类可致头痛、面红、心动过速、血压下降等不良反应。③扩张动、静脉的药物：如血管紧张素转换酶抑制剂卡托普利，最常见的不良反应为干咳，停药后即可消失，其他不良反应有体位性低血压、皮炎、蛋白尿、咳嗽、间质性肺炎、高钾血症等。高钾血症、妊娠、肾动脉狭窄患者禁用。

血管扩张剂均易引起血压下降甚至休克，在应用时需密切观察血压和心率，尤其静脉给药时需注意滴速和调整剂量，使血压维持在安全范围，以免发生低血压。

5.健康指导

(1)指导患者积极治疗原发病,维护心脏功能。

(2)饮食宜清淡、低盐、易消化、富营养、含适量纤维素,每餐不宜过饱,多食蔬菜、水果,防止便秘。戒烟、酒。

(3)合理安排活动与休息,避免劳累,活动量要适宜,以不出现心悸、气急为原则。睡眠要充足。建议患者进行散步、打太极拳等运动。适当活动有利于提高心脏储备力和活动耐力,改善心功能状态和生活质量。

(4)避免诱发因素,如感染(尤其是呼吸道感染)、过度劳累、情绪激动、钠盐摄入过多等,育龄妇女应注意避孕。

(5)严格遵医嘱服药,强调不随意增减或撤换药物的重要性。服洋地黄者应会识别中毒反应并及时就诊;用血管扩张剂者,改变体位时动作不宜过快,以防止发生直立性低血压。

(6)嘱患者定期门诊随访,防止病情发展。

二、急性心力衰竭

急性心力衰竭是指由于急性心脏病变引起的心排血量显著、急骤降低导致的组织器官灌注不足和急性淤血综合征。临床上最常见的是急性左心衰竭引起的急性肺水肿,患者常突发呼吸窘迫,端坐呼吸,咳白色或粉红色泡沫样痰,极度烦躁、发绀等。

急性左心衰竭常见的病因包括:①与冠心病有关的急性心肌梗死、乳头肌梗死断裂、室间隔破裂穿孔等;②感染性心内膜炎引起的瓣膜穿孔、腱索断裂所致的急性心脏瓣膜性反流;③其他,如严重心律失常(尤其是快速型心律失常)、输液过多、过快等。急性左心衰竭主要导致左心室排血量急剧下降或左心室充盈障碍,引起肺循环压力骤然升高,导致急性肺水肿。

急性心力衰竭主要抢救措施为快速利尿、扩血管、强心治疗。

(一)护理评估

1.健康史

了解既往心脏病病史,评估引起急性心力衰竭的诱发因素,如有无急性弥漫性心肌损害和急性的心肌排血受阻或舒张受限,严重心律失常,静脉输液过速或过量等。

2.身体状况

(1)主要症状。急性左心衰竭患者病情发展常极为迅速且十分危重。临床表现为突发严重呼吸困难,呼吸频率常达 30～40 次/分,强迫坐位,面色青灰、口唇发绀、大汗淋漓、皮肤湿冷、频繁咳嗽,咳大量粉红色泡沫样痰。严重者可因脑缺血而致意识模糊。

(2)护理体检。心率增快,心尖部可闻及舒张期奔马律,两肺满布湿啰音和哮鸣音,动脉压早期可升高,随后下降,严重者可出现心源性休克。

3.心理—社会状况

患者因病情突然加重,咳喘而有窒息感,易产生濒死、恐惧心理,极度烦躁。病情变化突然,家属心理极度紧张和恐惧,使患者更加恐慌。

(二)常见护理诊断/问题

1.气体交换受损

与急性肺水肿有关。

2.恐惧

与突发病情加重而担心疾病的预后有关。

(三)护理目标

(1)患者呼吸困难和缺氧改善。

(2)情绪逐渐稳定。

(四)护理措施

1.减轻呼吸困难,改善缺氧

(1)协助患者立即取坐位,双腿下垂,以减少回心血量、减轻肺水肿。

(2)保证呼吸道通畅,立即给予 6～8 L/min 高流量吸氧,并通过 30%～50% 的乙醇湿化,以降低肺泡内泡沫的表面张力,使泡沫消散,增加气体交换面积。对于病情特别严重者,应给予面罩用麻醉机加压给氧,使肺泡内压在吸气时增加,一方面可以使气体交换加强,另一方面可以对抗组织液向肺泡内渗透。

(3)迅速建立静脉通道,遵医嘱正确使用药物,观察药物不良反应。①吗啡 3～5 mg 稀释后静脉注射,3 分钟内推完,必要时每间隔 15 分钟重复 1 次,共 2～3 次。因吗啡可使患者镇静,减少躁动,还可扩张小血管,从而减轻心脏的负荷。在使用过程中注意有无呼吸抑制、心动过缓等。呼吸抑制者禁用。②快速利尿,呋塞米 20～40 mg 静脉注射,2 分钟内推完,10 分钟内起效,必要时 4 小时可重复 1 次。呋塞米除有利尿作用外,还有扩张静脉作用,有利于缓解肺水肿。应用利尿剂应严格记录尿量。③血管扩张剂,使用血管扩张剂时要注意用药速度和血压变化,防止低血压发生。用硝普钠时应注意现用现配,避光滴注,密切测量血压,根据血压的变化调节滴速,有条件者可用输液泵控制。硝普钠含有氰化物,连续使用不得超过 24 小时。④使用快速洋地黄制剂,如发病 2 周内未使用过洋地黄者,可给予毛花苷丙,首剂可给予 0.4～0.8 mg 稀释后静脉注射,推注速度宜缓慢,同时听心率,2 小时以后可酌情再给予 0.2～0.4 mg。⑤氨茶碱的使用,对解除支气管痉挛有效,并有一定的正性肌力及扩血管、利尿作用。要求缓慢静脉给药。

(4)密切观察患者的呼吸、脉搏、意识、精神状态、皮肤颜色及温度、肺部啰音的变化。

2.给予心理支持

(1)急性期避免在患者面前讨论病情,以减少误解。医护人员在抢救时必须保持镇静,操作熟练,忙而不乱,使患者产生信任、安全感。

(2)缓解期分析患者产生恐惧的原因,鼓励患者说出内心感受。指导患者进行自我放松,如深呼吸、放松疗法等。向患者解释恐惧对心脏的不利影响,使患者主动配合,保持情绪稳定。

3.健康指导

(1)向患者及其家属讲解急性心力衰竭的诱因,积极治疗原有心脏疾病。

(2)在静脉输液前嘱患者主动告知护士自己有心脏病史,以便护士在输液时控制输液量及滴速。

第二节　心律失常

心律失常是指心脏冲动的频率、节律、起源部位、传导速度与激动次序的异常,使心脏的活动规律发生紊乱。常见于各种器质性心脏病、药物中毒、电解质和酸碱平衡失调以及自主神经功能紊乱等。

正常心脏激动起源于窦房结,经结间束、房室结、房室束、左右束支及浦肯野纤维网传导到心房与心室,以一定范围的频率,产生有规律的收缩。正常情况下,窦房结的自律性最高,整个心脏受窦房结控制,其他部位的自律性不能表现出来,成为潜在的起搏点。当窦房结的自律性降低或激动不能传出、潜在起搏点的自律性异常增高、发生其他类型的快速异位搏动时可形成异位心律。总之,各种原因引起心肌细胞的自律性、兴奋性、传导性改变,使心脏冲动形成和(或)传导异常时,均会导致心律失常。

一般无症状的良性心律失常无须治疗。如症状明显或有可能并发恶性心律失常者应采取相应的治疗措施。①去除病因或诱因:积极治疗心内外原发病变、纠正电解质及酸碱平衡失调、停用可引发心律失常的药物等。②药物治疗:使用抗心律失常药物控制发作,对室上性快速性心律失常,可给予普萘洛尔、美托洛尔、维拉帕米、普罗帕酮、莫雷西嗪、胺碘酮等;室性快速性心律失常宜选用利多卡因、苯妥英钠、普罗帕酮、莫雷西嗪、胺碘酮、钾盐等;缓慢性心律失常可用阿托品、异丙肾上腺素。③其他治疗:如刺激迷走神经治疗阵发性室上性心动过速,人工心脏起搏治疗缓慢或快速型心律失常,心脏电复律治疗异位性快速心律失常,心导管射频消融治疗顽固性心律失常等。

一、护理评估

主要评估各类心律失常患者的健康史、身心状况、护理体检和心电图表现。此外,还应对患者的家庭和社会情况进行评估。

(一)窦性心律失常

由窦房结冲动引起的心律,统称为窦性心律,其正常频率,成人为 60～100 次/分。窦性心律的频率超过 100 次/分,称为窦性心动过速;低于 60 次/分,称为窦性心动过缓;当其节律发生快慢不一改变,不同 P-P 或 R-R 间期的差异大于 0.12 秒时,称为窦性心律不齐。

1.健康史

(1)窦性心动过速常见于健康人吸烟、喝酒、饮茶或咖啡、运动、情绪激动;也常见于某些病理状态,如发热、贫血、失血、休克、心力衰竭、甲状腺功能亢进症以及应用肾上腺素、阿托品等药物。

(2)窦性心动过缓常见于健康的青年人、运动员、睡眠状态;也可见于颅内高压、甲状腺功能低下、阻塞性黄疸、服用洋地黄及抗心律失常药物,如 β 受体阻滞剂、胺碘酮、钙通道阻滞剂;器质性心脏病中常见于冠心病、心肌炎、心肌病。

(3)窦性心律不齐常见于青少年、老年人、自主神经功能不稳定者,且常与呼吸周期有关;也可见于心脏病患者,或与使用洋地黄有关。

2.身体状况

窦性心动过速可无症状或仅有心悸感；当窦性心动过缓者心率过慢时，可引起头晕、乏力、胸痛等。患者可因躯体不适而紧张不安。

护理体检：重点评估脉搏频率、节律，以及心率、心律和心音的变化。心率可超过100次/分或低于60次/分，窦性心律不齐时表现为心率快慢稍不规则，常在吸气时心率加快，呼气时心率减慢。

3.心电图表现

①均可见窦性P波（Ⅰ导联、Ⅱ导联、aVF导联直立，aVR导联倒置），P-R间期≥0.12秒；②窦性心动过速时P-P或R-R间期<0.6秒；③窦性心动过缓时P-P或R-R间期>1.0秒；④窦性心律不齐时P-P间期不等，最长与最短的P-P间期之差>0.12秒，常与窦性心动过缓同时存在。

（二）期前收缩

期前收缩是由于异位起搏点兴奋性增高，发出的冲动提前使心脏收缩所致，是临床上最常见的心律失常。按其起源部位不同，分为房性、房室交界性、室性3类，其中以室性最为常见。此外，依据期前收缩出现的频度不同，分为偶发和频发，如与正常基础心律交替出现，可呈现二联律、三联律。在同一导联的心电图上室性期前收缩的形态不同，称为多源性室性期前收缩。

1.健康史

期前收缩可发生于健康人精神或体力过分疲劳、情绪紧张、烟酒过量、饱餐时，为生理性期前收缩；也常见于各种心脏病患者，如冠心病、风心病、心肌炎、心肌病、二尖瓣脱垂等，属病理性期前收缩。此外，药物、电解质紊乱也可引起。

2.身体状况

偶发期前收缩患者可无症状，部分患者有心悸或心搏暂停感；当期前收缩频发或连续出现时，可出现心悸、乏力、头晕、胸闷、憋气、晕厥等症状，并可诱发或加重心绞痛、心力衰竭。如出现上述症状，应观察其程度、持续时间以及给日常生活带来的影响。期前收缩患者往往过于注意自己的脉搏和心跳，容易焦虑不安。

护理体检：听诊呈心律不齐，期前收缩后出现较长的间歇，第一心音常增强，第二心音相对减弱甚至消失。

3.心电图表现

（1）房性期前收缩。①提前出现P′波，形态与窦性P波略有不同；②P′-R间期≥0.12秒；③P′波后的QRS波形态多正常，其后常可见一不完全代偿间歇。

（2）房室交界性期前收缩。①提前出现的QRS-T波群，形态与窦性激动的QRS-T波群基本相同；②逆行P′波可出现于QRS波群前、后或埋于QRS波群中；③P′-R间期<0.12秒或R-P′间期<0.20秒；④期前收缩后多见有一完全代偿间歇。

（3）室性期前收缩。①提前出现QRS-T波群，其前无相关P波；②提前出现的QRS波形态异常，时限≥0.12秒；③T波与QRS波群主波方向相反；④期前收缩后可见一完全代偿间歇。

(三)阵发性心动过速

阵发性心动过速是一种阵发、快速而规律的异位心律,由 3 个或 3 个以上连续发生的期前收缩形成,又称异位性心动过速。根据异位起搏点的部位不同,可分为房性、房室交界性和室性阵发性心动过速。由于房性与房室交界性阵发性心动过速在临床上常难以区别,故统称为室上性阵发性心动过速,简称室上速。临床特点为突然发作、突然终止,可持续数秒、数小时甚至数日,自动停止或经治疗后停止。

1.健康史

(1)室上性阵发性心动过速可发生在无明显器质性心脏病的患者,也可见于风湿性心脏病、冠心病、甲状腺功能亢进症、洋地黄中毒等。

(2)室性阵发性心动过速多见于有器质性心脏病的患者,最常见者为冠心病急性心肌梗死,也见于心肌病、心肌炎、风湿性心脏病、洋地黄中毒、电解质紊乱、奎尼丁或胺碘酮中毒等,少数发生于无器质性心脏病者。

2.身体状况

室上性阵发性心动过速发作时患者可感心悸、头晕、胸闷、心绞痛,严重者发生晕厥、黑矇、心力衰竭、休克。室性阵发性心动过速患者多有低血压、心绞痛、呼吸困难、晕厥、抽搐甚至猝死等。评估时对有晕厥史的患者应详细询问发作的诱因、时间及过程。阵发性心动过速发作时病情重,患者常有恐惧感。

护理体检:室上性阵发性心动过速听诊心律规则,心率可达 150～250 次/分,心尖部第一心音强度一致。室性阵发性心动过速听诊心律略不规则,心率多在 140～220 次/分,第一心音强度可不一致。

3.心电图表现

(1)室上性阵发性心动过速。①频率 150～250 次/分,节律规则;②QRS 波形态正常(伴有室内差异性传导或原有束支传导阻滞者可增宽变形);③P 波常不易辨认。

(2)室性阵发性心动过速。①频率一般为 140～220 次/分,节律可不规则;②QRS 波宽大畸形,时限大于 0.12 秒,继发 ST-T 改变,T 波方向常与 QRS 波群主波方向相反;③如能发现 P 波,则 P 波与 QRS 波无关,即有房室分离现象。

(四)扑动与颤动

当自发性异位搏动的频率超过阵发性心动过速的范围时,形成扑动或颤动。根据异位搏动起源的部位不同,可分为心房扑动与颤动、心室扑动与颤动。心房颤动是仅次于期前收缩的常见心律失常,远较心房扑动多见。心室扑动与颤动是极危重的心律失常。

1.健康史

(1)心房扑动与颤动的病因基本相同,绝大多数见于器质性心脏病患者,最常见于风湿性心脏病二尖瓣狭窄,也可见于冠心病、心肌病及甲状腺功能亢进症、洋地黄中毒。

(2)心室扑动与颤动常为器质性心脏病及其他疾病患者临终前发生的心律失常,临床上多见于急性心肌梗死、心肌病、严重低血钾、洋地黄中毒以及胺碘酮、奎尼丁中毒等。

2.身体状况

(1)心房颤动多有心悸、胸闷、乏力,严重者可发生心力衰竭、休克、晕厥及心绞痛发作,心房内附壁血栓脱落可引起脑栓塞、肢体动脉栓塞、视网膜动脉栓塞等而出现相应的临床表现。患者可因体循环动脉栓塞致残而忧伤、焦虑。

（2）心室扑动与颤动的临床表现无差别，相当于心室停搏。一旦发生，患者立即出现阿—斯综合征，表现为意识丧失、抽搐、心搏呼吸停止。

护理体检：心房扑动者听诊时心律也规则也可不规则。心房颤动者查体第一心音强弱不等，心室律绝对不规则，有脉搏短绌。室颤听诊心音消失，脉搏、血压测不到。评估房颤的患者，应仔细测定心率、心律、脉率，时间应在1分钟以上。

3.心电图表现

（1）心房扑动。①P波消失，代之以间隔均匀、振幅相等、形状相似的F波（扑动波），频率250～350次/分；②QRS波群与F波成某种固定的比例，心室律规则，最常见的比例为2∶1；有时比例关系不固定，则引起心室律不规则；③QRS波形态一般正常。

（2）心房颤动。①P波消失，代之以间隔不均匀、振幅不等、形状不同的F波，频率350～600次/分；②QRS波群间隔绝对不规则，心室率通常在100～160次/分；③QRS波形态一般正常。

（3）心室扑动。①QRS-T波群消失，代之以连续、相对规则、振幅较大的室扑波；②频率为150～300次/分。

（4）心室颤动。①QRS-T波群完全消失，代之为连续快速、大小不等、极不规则的室颤波；②频率为250～500次/分。

（五）房室传导阻滞

房室传导阻滞是指窦性冲动从心房传入心室过程中受到不同程度的阻滞。阻滞可发生在心房结间束、房室交界区、房室束、双侧束支等部位。根据阻滞的程度分为3度，一度、二度又称为不完全性房室传导阻滞，三度称为完全性房室传导阻滞。二度房室传导阻滞又分为Ⅰ型（文氏现象和莫氏Ⅰ型）和Ⅱ型（莫氏Ⅱ型），Ⅱ型易发展成完全性房室传导阻滞。

1.健康史

正常人在迷走神经张力增高时，可出现不完全性房室传导阻滞。临床上常见于器质性心脏病患者，如冠心病（急性心肌梗死）、心肌炎、心内膜炎、心肌病、先天性心脏病、高血压等，也可见于药物中毒（洋地黄）、电解质紊乱、心脏手术、甲状腺功能低下症等。

2.身体状况

一度房室传导阻滞患者常无症状；二度Ⅰ型可有心悸与心脏停顿感；二度Ⅱ型患者有乏力、头晕、胸闷、活动后气急、短暂晕厥感；三度房室传导阻滞可出现心力衰竭和脑缺血症状，严重时出现阿—斯综合征，甚至猝死。

护理体检：一度房室传导阻滞患者第一心音强度减弱；二度房室传导阻滞时，脉搏、心律不规则；三度房室传导阻滞听诊心律慢而规则，第一心音强弱不等，可闻及大炮音，心率通常为20～40次/分，血压偏低。

3.心理—社会评估

严重房室传导阻滞等患者安装人工心脏起搏器或其他治疗费用昂贵，常给家庭带来经济负担，加之生活不能自理，影响工作，对手术及自我护理缺乏认识，患者易情绪低落、信心不足。

家属由于对疾病认识不足,可能表现出极度担忧或麻痹大意、不予重视。

4.心电图表现

(1)一度房室传导阻滞。①P-R间期>0.20秒;②每个P波后均有QRS波群。

(2)二度房室传导阻滞。

1)Ⅰ型。①P-R间期逐渐延长,直至P波后QRS波群脱落1次,周而复始;②最常见的房室传导比例为3∶2或5∶4。

2)Ⅱ型。①P-R间期固定,可正常或延长;②部分P波后QRS波群脱落,呈2∶1或3∶1脱落。本型易转变为三度房室传导阻滞。

(3)三度房室传导阻滞。①P-P间隔相等,R-R间隔相等,P波与QRS波群无关;②P波频率大于QRS波频率;③QRS波群形态可正常(心室起搏点在房室束分支以上)或增宽畸形(起搏点在房室束分支以下)。

(六)预激综合征

预激综合征是指激动经由附加的传导束抢先到达心室,使部分(或全部)心室肌提前激动,或在心室冲动之前提前激动心房的一部分或全部心房。当患者出现预激心电图表现,临床上有心动过速发作时,可称为WPW综合征。发生预激的解剖学基础是:房室间除有正常的传导组织以外,还存在附加的房室肌束连接,称为房室旁路通道或Kent束。另外尚有较少见的旁路通道,如房—希氏束、结室纤维束。

1.健康史

预激综合征者常无其他心脏异常征象。先天性心血管病如三尖瓣下移畸形、二尖瓣脱垂与心肌病等均可并发预激综合征。

2.身体状况

预激综合征本身无任何症状,当引起快速室上性心动过速、心房颤动时,可诱发心悸、胸闷、心绞痛、休克及心功能不全,甚至发生猝死。

护理体检:当出现快速室上性心律失常时,心率增快;伴房颤时,可检测到脉搏短绌。

3.心电图表现

由房室旁路引起的典型预激综合征表现为:①P-R间期<0.12秒;②QRS波群起始部分粗钝,形成预激波或δ(delta)波,终末部分正常;③QRS波群增宽,时间>0.11秒;④继发性ST段改变,T波与QRS波群主波方向相反。

二、常见护理诊断/问题

1.活动无耐力

与心律失常导致心排血量减少、组织脏器供血不足有关。

2.焦虑

与心律失常反复发作、疗效不佳、缺乏相应的知识有关。

3.有受伤的危险

与心律失常引起的头晕、晕厥有关。

4.潜在并发症

猝死、心力衰竭、脑栓塞。

三、护理目标

(1)患者活动耐力得到提高,能进行适当的活动。

(2)能保持良好的心理状态,焦虑减轻或消失。

(3)无心力衰竭、猝死等发生或能得到及时抢救。

(4)患者获得心律失常的有关知识和自我护理技能。

四、护理措施

1.合理安排患者的休息与体位,提高活动耐力

(1)对无器质性心脏病的良性心律失常患者,鼓励其正常工作和生活,建立健康的生活方式,注意劳逸结合,避免过度疲劳。与患者及其家属同共同制订活动计划,告知患者限制最大活动量的指征。

(2)当室性阵发性心动过速、二度Ⅱ型及三度房室传导阻滞等严重心律失常发作时,患者应绝对卧床休息。

(3)当心律失常发作导致胸闷、心悸、头晕时,嘱患者采取高枕卧位、半坐位或其他舒适体位,尽量避免左侧卧位,因左侧卧位可使患者感到心脏的搏动而加重不适感。

(4)保持病室安静、温度适宜,协助做好生活护理;关心患者,减少和避免任何不良刺激,促进身心休息。

(5)维持和促进心脏排血功能。严格按医嘱给予抗心律失常药物,纠正因心律失常引起的心排血量的减少,改善机体缺氧状况,提高活动耐力。

(6)对伴有气促、发绀等缺氧指征的患者,给予氧气持续吸入,多采用2～4 L/min的流量。

2.心电监护,防治并发症

(1)对出现严重心律失常的患者必须进行心电监护,密切观察并记录有无引起猝死的危险征兆。①潜在的引起猝死危险的心律失常,如频发性、多源性、成联律的室性期前收缩,或室性期前收缩落在前一心搏的T波上(R on T)、二度Ⅱ型房室传导阻滞;②随时有猝死危险的严重心律失常,如室性阵发性心动过速、心室颤动、三度房室传导阻滞等。一旦发现上述情况,应立即报告医生,配合紧急处理。

(2)严重心律失常患者突然出现心前区疼痛、心悸、头晕、晕厥、气促、乏力等症状,提示发生猝死先兆。嘱患者立即停止活动,安置半卧位,给予氧气吸入,密切观察患者的意识及生命体征变化,进行心电监护并通知医生,做好抢救准备。建立静脉通道,备好纠正心律失常的药物及其他抢救药品、除颤器、临时起搏器等。患者出现意识丧失、抽搐、大动脉搏动消失、呼吸停止、瞳孔散大等猝死表现时,应立即配合医生进行心肺复苏、非同步直流电复律或临时起搏等。

(3)避免劳累、情绪激动、感染等诱发心力衰竭的因素,遵医嘱给予纠正心律失常的药物。

(4)监测生命体征、皮肤颜色、温度、尿量、心电图等,判断心律失常的类型,观察有无头晕、晕厥、气急、烦躁不安等表现。一旦发生心力衰竭,应积极采取相应的护理措施。

(5)监测血气分析结果、电解质及酸碱平衡情况。

3.抗心律失常药物应用的护理

(1)严格遵医嘱给予抗心律失常药物,注意给药途径、剂量、给药速度等。口服药应按时按

量服用;静脉注射时速度应缓慢,必要时心电监测。

(2)观察用药过程中及用药后的心率、心律、血压、脉搏、呼吸、意识变化,观察疗效和药物不良反应,及时发现用药而引起的心律失常。①奎尼丁对心脏的毒性较严重,可致心力衰竭、QT 间期延长、诱发室速甚至室颤而发生奎尼丁晕厥,有 30% 的患者因药物不良反应需要停药,故在给药前需测量患者的血压、心率、心律,如血压低于 90/60 mmHg、心率低于 60 次/分或心律不规则时,须与医生联系。因该药毒性反应较重,故一般应白天给药,避免夜间给药。②利多卡因大剂量使用可引起呼吸抑制、低血压、房室传导阻滞等,应注意给药的剂量和速度。在治疗室性快速性心律失常时,一般先静脉推注 50~100 mg,有效后再以 2~4 mg/min 的速度静脉滴注维持。③普萘洛尔可引起心动过缓、房室传导阻滞等,在给药前应测量患者的心率,当心率低于 50 次/分时应及时停药。④普罗帕酮可引起恶心、呕吐、眩晕、视物模糊、房室传导阻滞、诱发和加重心力衰竭等,餐时或餐后服用可减少胃肠道刺激。⑤胺碘酮可有胃肠反应、肝功能损害、心动过缓、房室传导阻滞、低血压等,久服还可影响甲状腺功能和引起角膜碘沉着,少数患者可出现肺纤维化。⑥莫雷西嗪可有头晕、头痛、震颤、恶心、呕吐、腹泻、疲乏、心悸、房室传导阻滞等不良反应。

4.机械刺激迷走神经

初次发作的室上性阵发性心动过速患者,可试用机械刺激迷走神经的方法终止发作。方法如下。①用压舌板柄刺激悬雍垂,诱发呕吐。②深吸气后屏气,再用力做呼气动作。③颈动脉窦按压:患者取仰卧位,先按压右侧 5~10 秒,如无效,再按压左侧,不能两侧同时进行;按压的同时听诊心率,当心率减慢时立即停止。④压迫眼球:患者取平卧位,闭眼并眼球向下,用拇指在一侧眶下压迫眼球,每次 10 秒,青光眼或高度近视者禁忌用此法。

5.心理护理

(1)向患者解释焦虑和恐惧情绪不仅可加重心脏负荷,更易诱发或加重心律失常;说明心律失常的可治性,解除患者思想顾虑;鼓励患者说出焦虑的原因,评估焦虑程度。

(2)指导患者采用放松技术,如全身肌肉放松、缓慢深呼吸;鼓励患者参加力所能及的活动或适当的娱乐,如读书、看报、听音乐等分散注意力。嘱患者积极配合治疗,尽早控制病情,从而减轻躯体不适和紧张情绪。

(3)因焦虑程度严重而影响休息或加重病情时,按医嘱适当使用镇静、抗焦虑药。

6.健康指导

(1)向患者及其家属讲解心律失常的常见病因、诱因及防治知识。

(2)嘱患者注意劳逸结合、生活规律;无器质性心脏病者,应积极参加体育锻炼,调整自主神经功能;有器质性心脏病者,则根据心功能情况适当活动。

(3)指导患者戒烟、酒,避免摄入刺激性食物,如咖啡、浓茶等;饮食应低脂、易消化、富营养,少食多餐,避免饱餐,保持大便通畅。心动过缓患者避免排便时屏气,以免兴奋迷走神经而加重病情。

(4)指导患者保持乐观、稳定的情绪;分散注意力,不过分注意心悸的感受;使患者及其家属理解良性心律失常对人体的影响主要是心理上的。

(5)有晕厥史的患者避免从事驾驶、高空作业等有危险的工作,有头晕、黑矇时立即平卧,以免晕厥发作时摔伤。

（6）说明服用抗心律失常药物的重要性，告知患者遵医嘱按时按量服药，不可随意增减药量或撤换药物，教会患者观察药物疗效和不良反应，有异常时及时就诊。

（7）教会患者及其家属测量脉搏的方法，以利于病情自我监测；嘱患者每日至少测脉搏1次，每次应在1分钟以上；教会患者家属心肺复苏术，以备紧急需要时应用。

（8）患者定期随访，经常复查心电图，及早发现病情变化。对安装人工心脏起搏器的患者及家属做好相应的指导。

第三节　心脏瓣膜病

心脏瓣膜病是由于炎症、退行性改变、黏液样变性、先天性畸形、缺血性坏死、创伤等原因引起的心脏单个或多个瓣膜（包括瓣叶、瓣环、腱索、乳头肌）的功能或结构异常，导致瓣口狭窄和（或）关闭不全。二尖瓣最常受累，其次为主动脉瓣，心室和主动脉、肺动脉根部严重扩张也可产生相应房室瓣和半月瓣的相对性关闭不全。

风湿性心脏瓣膜病简称风心病，是风湿性炎症过程所致的瓣膜损害，主要累及40岁以下人群，女性多于男性。近年来由于人民群众生活水平的日益提高，居住与工作条件的不断改善以及青霉素等药物在预防和治疗链球菌感染的广泛应用，我国风心病的人群患病率已有所下降，但仍是我国最常见的心脏病之一。瓣膜黏液样变性和老年人的瓣膜钙化在我国呈日益增多趋势。

一、二尖瓣狭窄

二尖瓣狭窄在风湿性心瓣膜病中最常见，单纯二尖瓣狭窄约占风心病的25％。

（一）病因与发病机制

风湿热是最常见的病因，2/3的感染者为女性，约半数患者无明显急性风湿热史，但大多有反复链球菌性扁桃体炎或咽炎史。患者在至少急性风湿热2年后才能形成明显的二尖瓣狭窄，但多次发生风湿热则出现狭窄较早。二尖瓣狭窄常伴有关闭不全及主动脉瓣病变。结缔组织病或先天性畸形，如系统性红斑狼疮心内膜炎为二尖瓣狭窄的罕见病因。

（二）临床表现

1.症状

代偿期无症状或仅有轻微症状。失代偿期可有以下症状。

（1）呼吸困难。为最常见的早期症状，可随狭窄的加重出现劳力性呼吸困难、静息性呼吸困难、夜间阵发性呼吸困难、端坐呼吸甚至急性肺水肿。

（2）咳嗽。常见，尤其冬季明显；患者平卧时出现干咳。

（3）咳血。夜间阵发性呼吸困难或咳嗽后，咳痰呈血性或带有血丝；重度二尖瓣狭窄时大咯血可为首发症状；急性肺水肿时咳粉红色泡沫样痰。

（4）其他。右心受累期可表现为食欲下降、恶心、腹胀、少尿、水肿等。

2.体征

重度二尖瓣狭窄常有"二尖瓣面容",即双颧绀红。

(1)二尖瓣狭窄的心脏体征。听诊心尖部可闻及第一心音亢进和开瓣音,提示瓣膜弹性及活动度尚好;如第一心音减弱或开瓣音消失,提示瓣叶钙化僵硬;心尖部可闻及局限、不传导的、低调的隆隆样舒张中晚期杂音,常可触及舒张期震颤;在舒张晚期,窦性心律时杂音较强,心房颤动时杂音较弱。

(2)肺动脉高压和右心室扩大的心脏体征。肺动脉高压时在肺动脉瓣区可闻及第二心音亢进伴分裂;伴肺动脉扩张时可在胸骨左缘第二肋间闻及递减型高调叹气样舒张早期杂音,称Graham Steel 杂音;右心室扩大可见心前区心尖搏动比较弥散,伴相对性三尖瓣关闭不全时,在三尖瓣区可闻及全收缩期吹风样杂音,吸气时加强。

3.并发症

(1)心房颤动。心房颤动为早期的常见并发症,可为患者就诊的首发症状,也可为首次呼吸困难发作的诱发因素以及患者体力活动受限的开始。开始可为阵发性,此后可发展为慢性心房颤动,并成为诱发心力衰竭、栓塞、急性肺水肿的主要原因之一。

(2)血栓栓塞。约 20%的患者可发生体循环栓塞,以脑动脉栓塞最多见,其次可见于下肢动脉、肠系膜动脉、视网膜中央动脉等。心房颤动、左心房增大、栓塞史或心排血量明显降低为其危险因素。

(3)右心衰竭。为晚期常见并发症,临床表现为右心衰竭的症状和体征。

(4)肺部感染。较常见,为诱发心力衰竭的主要原因之一。

(5)急性肺水肿。为重度二尖瓣狭窄的严重并发症,如未及时抢救,往往导致死亡。

(6)感染性心内膜炎。较少见。

(三)诊断

心尖部闻及舒张期隆隆样杂音伴 X 线或心电图示左心房增大,一般可以确立二尖瓣狭窄的诊断,但需与左心房黏液瘤、严重主动脉瓣关闭不全、先天性心脏病所致的相对性二尖瓣狭窄等做鉴别。超声心动图对诊断及鉴别诊断具有特异性价值。

(四)治疗

1.一般治疗

包括预防风湿热复发;呼吸困难者减少体力活动,限制钠盐摄入,口服利尿剂,避免和控制急性感染、贫血等诱发急性肺水肿的因素;定期复查。

2.并发症的处理

(1)大量咯血。患者取坐位,应用镇静剂、止血剂及利尿剂。

(2)急性肺水肿。处理与急性左心衰竭所致肺水肿基本相同,区别在于需避免使用以扩张小动脉、减轻心脏后负荷为主的血管扩张剂,并只在心房颤动伴快速心室率时应用正性肌力药。

(3)心房颤动。治疗以控制心室率、争取恢复和保持窦性心律、预防血栓栓塞为目的。一般急性发作应用药物及电复律,慢性者应用介入或手术治疗狭窄。

(4)预防栓塞。二尖瓣狭窄合并心房颤动者,若无禁忌,应长期服用抗凝剂,如华法林,预防血栓形成及栓塞的发生。

3.介入和手术治疗

为本病治疗的有效方法,在二尖瓣口面积小于 1.5 cm² 并伴有症状时应用,包括经皮球囊二尖瓣成形术、闭式分离术、直视分离术、人工瓣膜置换术。

二、二尖瓣关闭不全

二尖瓣关闭不全常与二尖瓣狭窄同时存在,也可单独存在。

(一)病因与发病机制

二尖瓣结构(瓣叶、瓣环、腱索、乳头肌)和左心室结构任何部分的异常均可导致二尖瓣关闭不全。

1.瓣叶病变

风湿性损害引起瓣膜增厚、僵硬、缩短和连接处融合,使心室收缩时两瓣叶不能紧密闭合;二尖瓣脱垂影响二尖瓣关闭;感染性心内膜炎引起瓣叶破坏;肥厚型心肌病收缩期瓣叶异常运动导致二尖瓣关闭不全等。

2.瓣环扩大

任何原因引起的左心室扩大均可导致二尖瓣瓣环扩大,二尖瓣瓣环退行性变和钙化可引起关闭不全。

3.腱索病变

先天性腱索过长或获得性腱索断裂缩短及融合均可引起二尖瓣关闭不全。

4.乳头肌病变

冠状动脉供血不足可引起乳头肌功能失调,急性心肌梗死可发生乳头肌坏死,二者均可引起二尖瓣不同程度的关闭不全。

(二)临床表现

1.症状

轻度二尖瓣关闭不全仅有较轻的劳力性呼吸困难,严重反流时有心排血量减少,首先出现的突出症状是疲乏无力,肺淤血的症状如呼吸困难出现较晚。

2.体征

心尖搏动向左下移位,心脏向左下扩大。心尖部第一心音减弱,全收缩期粗糙的高调一贯型吹风样杂音,向左腋下、左肩胛下区传导。

3.并发症

与二尖瓣狭窄相似,但感染性心内膜炎发生率较二尖瓣狭窄高,而体循环栓塞较二尖瓣狭窄少见。

(三)诊断

主要诊断依据为心尖部典型收缩期杂音,X 线检查见左心房、左心室增大,超声心动图检查有确诊价值。

(四)治疗

1.一般治疗

包括预防感染性心内膜炎及风湿热复发,定期随访。

2.并发症的处理

(1)心房颤动。治疗基本同二尖瓣狭窄,有体循环栓塞史或超声检查见左心房血栓者应长期抗凝治疗。

(2)心力衰竭。限制钠盐摄入,可应用利尿剂、血管转换酶抑制剂、β受体阻滞剂和洋地黄制剂。

3.手术治疗

包括瓣膜修补术和人工瓣膜置换术。

三、主动脉瓣狭窄

主动脉瓣狭窄常与二尖瓣病变合并发生。

(一)病因与发病机制

1.风湿性心脏病

风湿炎症导致瓣膜交界处粘连、融合,瓣叶纤维化、钙化、僵硬和挛缩畸形,使其开放受限,引起狭窄。主动脉瓣狭窄大多合并关闭不全或二尖瓣病变。

2.先天性畸形

先天性二尖瓣畸形为成人孤立性主动脉瓣狭窄的常见病因。

3.退行性老年钙化性主动脉瓣狭窄

为 65 岁以上老年人单纯性主动脉狭窄的常见原因。

(二)临床表现

1.症状

出现较晚,呼吸困难、心绞痛和晕厥为典型主动脉狭窄常见的三联征。

(1)呼吸困难:劳力性呼吸困难为 90% 以上有症状患者的首发症状,由肺淤血引起,进而可发生夜间阵发性呼吸困难、端坐呼吸和急性肺水肿。

(2)心绞痛:见于 60% 的有症状患者,常由体力活动诱发,休息后缓解,主要由心肌缺血引起。

(3)晕厥:见于 30% 的有症状患者,多发生于直立、运动中或运动后即刻,少数在休息时发生,由体循环动脉压下降、脑循环灌注压降低、脑缺血引起。

2.体征

心尖搏动相对局限,持续有力;在胸骨右缘第 2 肋间或胸骨左缘第 3 肋间可闻及响亮的、吹风样、粗糙的收缩期杂音,向颈部、胸骨左下缘和心尖区传导,常伴震颤。第一心音正常,第二心音减弱。动脉脉搏上升缓慢、细小而持续(细迟脉)。晚期收缩压和脉压均下降。

3.并发症

(1)心律失常:约 10% 的患者可发生心房颤动,致左心房内压急剧升高和心排血量明显减少时可出现严重低血压、晕厥或急性肺水肿;主动脉瓣钙化累及传导系统可致房室传导阻滞;左心室肥厚、心肌缺血可致室性心律失常。

(2)猝死:一般发生于有症状者。

(3)其他:感染性心内膜炎、体循环栓塞、心力衰竭、胃肠道出血(退行性老年钙化者)均较少见。

（三）诊断

根据主动脉瓣区典型狭窄杂音，结合 X 线、心电图表现，临床可基本确诊。超声心动图及心导管检查有确诊价值。

（四）治疗

1.内科治疗

主要目的为观察狭窄进展情况，为有手术指征的患者选择合理手术时间；包括预防感染性心内膜炎及风湿热复发，预防心房颤动、心绞痛发作和心力衰竭的发生。

2.手术治疗

人工瓣膜置换术为治疗成人主动脉瓣狭窄的主要方法，重度狭窄伴心绞痛、晕厥或心力衰竭为手术的主要指征。儿童和青少年可在直视下行瓣膜交界处分离术。

四、主动脉瓣关闭不全

主动脉瓣关闭不全是常见心脏瓣膜病之一，常与二尖瓣狭窄同时存在。

（一）病因与发病机制

1.风湿性心脏病

约占 2/3，常合并二尖瓣损害。

2.感染性心内膜炎

赘生物致主动脉瓣膜穿孔或瓣周脓肿，为单纯性主动脉瓣关闭不全的最常见病因。

3.创伤

心胸部钝挫伤伤致主动脉根部，造成瓣叶破损或急性脱垂。

4.主动脉夹层

夹层血肿致使主动脉瓣环扩大。

5.主动脉瓣黏液样变

致使瓣叶舒张期脱垂，进入左心室。

（二）临床表现

1.症状

急性早期可无症状，或仅有心悸、心前区不适、头部动脉强烈搏动感等；病变严重时可出现左心衰竭的表现，常有直立性头晕，心绞痛较主动脉瓣狭窄时少见，晕厥罕见；严重者可出现急性左心衰竭和严重低血压。

2.体征

急性者常表现为心动过速，第一心音减弱，第三心音常见；慢性者为心尖搏动向左下移位，呈抬举性搏动；胸骨左缘第 3、4 肋间可闻及舒张期高调叹气样递减型杂音，向心尖部传导，坐位前倾、深呼气时容易听到；重度反流者，常可在心尖区听到舒张中晚期隆隆样杂音，严重的主动脉反流使左心室舒张压快速升高，导致二尖瓣已处于半关闭状态；收缩压升高，舒张压降低，脉压增大；外周血管征常见，包括点头征、水冲脉、毛细血管搏动征、股动脉枪击音等。

3.并发症

左心衰竭为其主要并发症，亚急性感染性心内膜炎也较常见，可发生室性心律失常，但猝死少见。

(三)诊断

根据典型舒张期杂音、外周血管征、心电图、X 线表现可基本确诊,超声心动图及主动脉造影可进一步确诊。

(四)治疗

1.一般治疗

预防风湿热复发,定期随访。

2.手术治疗

人工瓣膜置换术为严重主动脉关闭不全的主要治疗方法,应在不可逆的左心室功能不全发生之前进行。

五、心脏瓣膜病

(一)常见护理诊断/问题

1.体温过高

与风湿活动或合并感染有关。

2.潜在并发症

心力衰竭、栓塞。

(二)护理措施

1.休息

急性期及左心房内有巨大附壁血栓者应绝对卧床休息,限制活动量,协助生活护理,以减少机体消耗及防止血栓脱落造成其他部位栓塞。病情允许时应鼓励并协助患者活动下肢、按摩及用温水泡脚或下床,防止下肢深静脉血栓形成。待病情好转后再逐渐增加活动量,避免劳累和情绪激动,预防上呼吸道感染,以免诱发心力衰竭。

2.饮食护理

给予高蛋白、高维生素、清淡、易消化饮食,以促进机体恢复,但避免进食富含维生素 K 的深色绿叶菜如菠菜,以免影响抗凝治疗效果。

3.病情观察

注意观察患者的意识、肢体活动,警惕脑及外周动脉栓塞;观察体温变化,发热患者每 4 小时测量体温 1 次,辨别热型,以协助诊断;观察有无风湿活动的表现,如皮肤环形红斑、皮下结节、关节红肿及疼痛不适等;监测其他生命体征,评估患者有无呼吸困难、乏力、心悸、食欲减退、尿少等症状;检查有无肺部湿性啰音、肝大、颈静脉怒张、身体低垂部位水肿等心力衰竭体征。

4.降温及基础护理

体温超过 38.5 ℃时予以物理降温或遵医嘱给予药物降温,30 分钟后测量体温并记录降温效果;出汗多的患者及时擦干汗液,勤换衣裤,保持被褥干燥,防止受凉;做好口腔护理,保持口腔清洁。

5.心力衰竭

参见本章第一节"心力衰竭"。

6.栓塞发生时的护理

评估栓塞发生的危险因素,阅读患者的超声心动图及心电图报告,注意患者有无心房、心室扩大及附壁血栓,有无心房颤动,一旦发生脑及体循环栓塞征象,需立即报告医师,遵医嘱给予溶栓、抗凝治疗及配合抢救。

7.用药护理

遵医嘱给予抗生素、抗风湿、抗心律失常、抗血小板聚集及血管活性药物,注意观察各种药物的疗效和不良反应,如青霉素及头孢类药物易引起过敏反应,用药前需询问有无过敏史及给予皮试。阿司匹林可导致胃肠道反应、柏油样便、牙龈出血等,不宜空腹服用。抗心律失常及血管活性药物要匀速输入,避免出现血压突然下降。

(三)健康指导

(1)告知患者及其家属本病的病因和病程进展特点,说明本病治疗的长期性,鼓励患者树立信心,坚持治疗,以控制病情进展。有手术适应证者劝导患者尽早择期手术,以免失去最佳手术时机。

(2)日常生活中尽可能改善居住环境中潮湿、寒冷、阴暗等不良条件,保持居室内空气流通、温暖、干燥,阳光充足。平时注意防寒保暖,尽量避免呼吸道感染,一旦发生感染,要立即用药治疗,预防风湿活动。

(3)指导患者合理休息、适当锻炼,心境平和、情绪稳定,加强营养以提高机体抵抗力。教育家属理解患者的病情并给予生活上的照顾与支持。

(4)告知患者及其家属在患者施行拔牙、内镜检查、导尿术、人工流产、分娩等手术前,主动告知医师自己有风心病病史,以便于预防性使用抗生素。

(5)育龄妇女要根据心功能情况,在医师指导下控制好妊娠与分娩时机;病情较重不能妊娠与分娩者,向患者及其家属做好解释工作。

(6)告知患者坚持按医嘱服药的重要性,提供有关药物使用的书面资料,并定期随诊复查,防止病情进展。

第四节 心肌病

心肌病一般指原发性心肌病,是一组原因不明、以心肌病变为主的心脏病。近年来心肌病的发病率有明显增加的趋势,青年男性发病尤多。

根据世界卫生组织(WHO)的建议,心肌病可分为4种类型,即扩张型心肌病、肥厚型心肌病、限制型心肌病和致心律失常型右心室心肌病,其中以扩张型心肌病的发病率最高。

扩张型心肌病主要特征是一侧或两侧心腔扩大(特别是左心室扩大)、室壁变薄,心室收缩泵功能障碍,产生充血性心力衰竭,以往被称为充血性心肌病。常合并心律失常,病死率较高。发病率为(5～10)/10万,男多于女(2.5∶1)。扩张型心肌病病因尚不清楚,近年来认为病毒感染是其重要原因,此外,与乙醇、药物中毒、代谢异常等所致各种心肌损害有关,也有学者认为扩张型心肌病是一种自身免疫过程引起的疾病。治疗原则主要针对充血性心力衰竭和各种心律失常,一般是限制体力活动,低盐饮食,应用洋地黄类药物、利尿剂、血管扩张剂等。心脏移植术作为治疗严重心肌病的方法已得到公认,我国已有成功的病例。本病病程长短不等,心力衰竭出现的频度较高,预后不良,死亡原因多为心力衰竭和严重心律失常。

肥厚型心肌病是以心肌非对称性肥厚、心室内腔变小、左心室血液充盈受阻、舒张期顺应性下降为基本病态的心肌病。临床上根据左心室流出道有无梗阻可分为梗阻性肥厚型心肌病及非梗阻性肥厚型心肌病两类。梗阻性病例以主动脉瓣下室间隔肥厚明显。本病病因尚不清楚,约 1/3 患者有明显的家族史,提示与遗传因素有关,被认为是常染色体显性遗传疾病。治疗原则为弛缓肥厚的心肌,防止心动过速及维持正常窦性心律,减轻左心室流出道狭窄和抗室性心律失常,常用 β 受体阻滞剂和钙通道阻滞剂,如普萘洛尔、硝苯吡啶、维拉帕米等。药物治疗无效,可行手术或介入治疗。本病的预后因人而异,可从无症状到心力衰竭、猝死等,猝死是成人最多见的死因,在有阳性家族史的青年中尤其多发。

一、护理评估

(一)健康史

重点评估加重心肌损害的因素。扩张型心肌病诱发因素有劳累、感染、毒素作用及乙醇中毒等。情绪激动、高强度运动、高血压是促使肥厚型心肌病发病的促进因子。

(二)身体状况

1.扩张型心肌病

起病缓慢,早期虽已有心脏扩大和心功能减退,但多无明显症状,仅在体检时发现,这一过程有时可达 10 年以上。晚期以活动后气急、心悸、胸闷、乏力、夜间阵发性呼吸困难、水肿、肝大等充血性心力衰竭为主要表现,严重者出现端坐呼吸和急性肺水肿。常合并各种心律失常,如室性期前收缩、房性期前收缩、慢性心房颤动等,晚期患者常发生室性心动过速甚至心室纤颤。此外还可见心、脑、肾等脏器的栓塞现象。主要体征可见心浊音界向两侧扩大及左、右心衰竭的体征。约 75% 的患者可闻及奔马律。

2.肥厚型心肌病

本病起病缓慢,多数患者在 30～40 岁时出现症状,部分患者可完全无自觉症状而在体检中被发现或猝死。非梗阻性肥厚型心肌病的临床表现类似扩张型心肌病;梗阻性肥厚型心肌病最常见的症状是心悸、劳力性呼吸困难,其他表现有心绞痛、乏力、晕厥等,心绞痛与相对性心肌供血不足有关,用硝酸甘油和休息多不能缓解,晕厥常发生于运动后,与心排血量减少和严重心律失常有关,严重者甚至猝死。体检时可发现心脏轻度增大。部分患者可在胸骨左缘第 3～4 肋间或心尖部听到收缩吹风样杂音,在屏气、剧烈运动、含服硝酸甘油时,此杂音可增强;下蹲或使用 β 受体阻滞剂,可使心肌收缩力降低或左心室容量增加,杂音减轻。

(三)心理—社会状况

由于病情漫长,反复出现心悸、气促甚至心力衰竭,逐渐丧失劳动力而致心情忧郁。患者尚有猝死的危险,而感到焦虑、恐惧。

二、常见护理诊断/问题

1.活动无耐力

与心肌病变使心脏收缩力减退、心排血量减少有关。

2.恐惧

与病程长、治疗效果不明显、有猝死的危险有关。

3.潜在并发症

(1)栓塞。与心腔内附壁血栓脱落有关。

(2)心绞痛。与肥厚心肌耗氧量增加、冠状动脉供血相对不足有关。

三、护理目标

(1)患者活动耐力有所增加。

(2)情绪稳定。

(3)自我护理意识和能力增强。

(4)能控制心绞痛发作及防止血栓的发生。

四、护理措施

(一)限制活动

限制活动可减轻心脏负荷,减少心肌耗氧量,有利于心肌病变恢复。症状较轻者,应避免过劳;症状明显者,应卧床休息;已出现心力衰竭症状者,应绝对卧床休息。此外,肥厚性心肌病患者在运动后有发生晕厥和猝死的危险,告知患者避免剧烈的运动,如跑步、参加球赛等。

(二)饮食

加强营养,限制盐的摄入,多吃新鲜蔬菜和水果,减少油腻食品,适当补充维生素 C 和 B 族维生素。

(三)病情观察

密切观察心率、心律、血压、呼吸的变化,必要时进行心电监护。

(四)心理护理

不良情绪使交感神经兴奋,心肌耗氧增加。应多与患者交谈沟通,了解其思想顾虑并给予安慰,照料饮食起居,促进身心休息,减轻心脏负荷,从而改善心功能,延缓心力衰竭发生。

(五)用药护理

1.扩张型心肌病

以控制心力衰竭为主,常用洋地黄类药物、利尿剂、血管扩张剂等。因心肌病患者对洋地黄敏感性增强,故在使用洋地黄时应密切观察,采用缓给法,剂量宜小,以免中毒;还可应用血管扩张药物以减轻心脏负荷;心力衰竭者应慎用 β 受体阻滞剂,以防血压过低和心动过缓。

2.肥厚型心肌病

主要是长期应用 β 受体阻滞剂和钙通道阻滞剂,以降低心肌收缩力,从而减轻流出道的梗阻,改善症状。心力衰竭时应慎用洋地黄类药物及利尿剂,因其可使心室收缩力加强及减少心室充盈量,反而加重流出道梗阻,使病情加重。心绞痛发作时,不宜用硝酸酯类药物,以免加重左心室流出道梗阻。

(六)栓塞的预防及护理

遵医嘱给予抗凝血剂,以防血栓形成。心脏附壁血栓脱落则致动脉栓塞,发生栓塞之前一般无预兆,故需随时观察有无血尿、胸痛、咯血、失语、偏瘫等症状出现,以便及时处理。

（七）健康指导

（1）避免诱因。对扩张型心肌病患者应强调避免劳累，同时应避免病毒感染、乙醇中毒及其他毒素对心肌的损害；肥厚型心肌病患者须避免剧烈运动、持重或屏气、情绪激动、突然用力等，以免心肌收缩力增加，加重流出道梗阻，从而减少猝死发生。嘱患者下蹲或起立时不宜过快，以免引起晕厥发作。有晕厥病史者，应避免独自外出。

（2）坚持药物治疗，注意洋地黄类药物的毒性反应，并定期复查，以随时调整药物剂量。严密注意病情变化，症状加重时立即就医。

（3）注意防寒保暖，预防上呼吸道感染。

（4）鼓励患者与家人一起居住，不宜独居。

第五节　感染性心内膜炎

感染性心内膜炎是微生物感染所致的心内膜炎症，常伴赘生物形成。赘生物为大小不等、形状不一的血小板和纤维团块，其内含大量微生物和少量炎症细胞。最常受累部位是心瓣膜。其特征是在心瓣膜上形成赘生物和微生物经血行播散至全身器官和组织。临床特点为发热、心脏杂音、脾大、瘀点、周围血管栓塞和血培养阳性。本病可见于任何年龄，青年多见，男女比例约为 2∶1。感染性心内膜炎按临床病程分为急性和亚急性，临床上以亚急性多见；根据有无人工瓣膜及静脉药瘾可分为自体瓣膜、人工瓣膜和静脉药瘾者的心内膜炎，临床上以自体瓣膜心内膜炎常见。

引起自体瓣膜心内膜炎的致病微生物以细菌多见，链球菌和葡萄球菌分别占自体瓣膜心内膜炎病原微生物的 65％和 25％。亚急性感染性心内膜炎常见致病菌为草绿色链球菌，其次为 D 族链球菌、表皮葡萄球菌，其他细菌较少见。急性感染性心内膜炎常见致病菌为金黄色葡萄球菌，少数由肺炎球菌、A 族链球菌和流感杆菌所致。

亚急性感染性心内膜炎主要发生于风湿性心脏瓣膜病患者，以二尖瓣和主动脉瓣关闭不全多见，其次为先天性心血管病患者。细菌可在咽峡炎、扁桃体炎、上呼吸道感染、拔牙、扁桃体摘除术、泌尿系器械检查或心脏手术时侵入血流，这些致病菌易黏附在损害部位心内膜上，并生长繁殖，继之血小板和纤维蛋白附着，形成赘生物。当赘生物脱落时，细菌随着赘生物进入血流，引起菌血症、败血症；赘生物碎片可引起组织器官栓塞、梗死。

治疗原则是及早使用杀菌性抗生素，剂量要足，疗程要长。

一、护理评估

（一）健康史

了解患者有无心脏瓣膜疾病、先天性心脏病史；身体各部位是否有化脓性感染灶；近期是否进行过口腔手术，如拔牙、扁桃体摘除手术等，或泌尿系统器械检查、心导管检查及术后或检查后应用抗生素的情况。

(二)身体状况

1.主要症状

从暂时的菌血症至出现症状的时间长短不一,多在 2 周以内。

(1)亚急性感染性心内膜炎起病隐匿,表现为全身不适、软弱无力、食欲不振、面色苍白、体重减轻等非特异性症状。发热在早期最常见,多呈弛张热型,午后和夜间较高,伴寒战和盗汗,头痛、背痛和肌肉关节痛也常见。

(2)急性感染性心内膜炎以败血症为主要临床表现,起病急骤,进展迅速,患者寒战、高热、呼吸急促,伴头痛、胸痛、背痛和四肢肌肉关节疼痛,突发心力衰竭者较常见。

2.护理体检

(1)心脏杂音。绝大多数(约 90%)患者有病理性杂音,杂音性质的改变为本病特征性表现,急性者要比亚急性者更易出现杂音强度和性质的变化,与赘生物的生长和破裂、脱落有关。腱索断裂或瓣叶穿孔是迅速出现新杂音的重要因素。

(2)周围体征。由感染毒素作用于毛细血管,使其脆性增加和破裂、出血或微栓塞所引起,表现如下。①瘀点,可出现于任何部位,以锁骨以上皮肤、口腔黏膜和眼结合膜等部位常见;②指(趾)甲下线状出血;③Roth 斑,为视网膜卵圆形出血斑块,其中心呈白色,亚急性者多见;④Osler 结节,分布于手指或足趾末端的掌面、足底或大小鱼际处,呈红色或紫色,略高出皮肤,并有明显压痛,亚急性者较常见;⑤Janeway 损害,位于手掌或足底处,为直径 1~4 mm 的出血红斑,急性者常见。

(3)脾大。见于病程超过 6 周的患者。

(4)贫血。主要由于感染导致骨髓抑制而引起的贫血,多为轻度、中度贫血。

3.并发症

(1)心脏并发症。最常见的为心力衰竭,其次为心肌炎。

(2)动脉栓塞和血管损害。多见于病程后期,急性较亚急性者多见,部分患者中也可为首发症状。

1)脑。引起脑栓塞、脑出血(细菌性动脉瘤破裂引起)和弥漫性脑膜炎。患者出现意识和精神改变、失语、视野缺损、轻偏瘫、抽搐或昏迷等表现。

2)肾。肾栓塞常出现血尿、腰痛等,严重者可有肾功能不全。

3)脾。发生脾栓塞,患者出现左上腹剧痛,呼吸或体位改变时加重。

4)肺。肺栓塞常出现突然胸闷、气急、胸痛、发绀、咯血等。

5)肠系膜动脉损害可出现急腹症症状;肢体动脉损害可出现受累肢体变白或发绀、发冷、疼痛、跛行,甚至动脉搏动消失。

(3)其他。可有细菌性动脉瘤、转移性脓肿等。

(三)心理—社会状况

本病治疗时间长,并有累及多个脏器的可能,患者及其家属往往焦虑不安,尤其是患者一旦出现并发症,更加紧张焦虑,患者及其家属因不能预测疾病后果而惶惶不安,急切希望尽快恢复,故能够积极配合治疗。

二、常见护理诊断/问题

1.体温过高

与感染有关。

2.活动无耐力

与心瓣膜破坏、关闭不全而导致血流动力学改变和心力衰竭有关。

3.营养失调:低于机体需要量

与发热、机体消耗大、食欲不振有关。

三、护理目标

(1)患者体温下降或恢复正常。

(2)心功能改善,活动耐力增加。

(3)营养改善,抵抗力增强。

四、护理措施

1.控制感染

遵医嘱给予抗生素治疗,并观察用药效果。治疗时间一般为4～6周,均采用静脉给药,需坚持大剂量、全疗程、较长时间的抗生素治疗才能杀灭病原体,应严格按照时间给药,以确保维持有效的血药浓度,并注意观察药物的不良反应。高热患者应进行物理或药物降温。

2.休息与营养

急性期应卧床休息,急性期后不宜强迫患者卧床休息,随病情的好转,可在医生指导下实施渐进性活动计划;加强营养,给予高热量、高蛋白质、高维生素饮食。

3.观察有无栓塞征象

一旦患者出现可疑征象,应尽早报告医生并协助处理。

4.心理护理

对患者提出的各种疑虑,应做出清晰的解释,鼓励患者树立信心。经验表明,一个有信心的患者既可顺从治疗,又能增加治疗效果,促进恢复。

5.健康指导

(1)向患者及其家属解释有关本病的病因与发病机制、坚持足疗程抗生素治疗的重要意义。

(2)告知有心脏瓣膜病或血管畸形的患者就医时应说明自己病史.在施行口腔手术,如拔牙、扁桃体摘除术或侵入性检查及其他外科手术治疗前应预防性使用抗生素。

(3)嘱患者注意防寒保暖,保持口腔和皮肤清洁,减少病原体入侵的机会,预防上呼吸道感染。

第三章 消化内科疾病的护理

第一节 胃炎

胃炎是指不同病因所致的胃黏膜炎症,是最常见的消化道疾病之一。按临床发病缓急和病程长短,一般将胃炎分为急性和慢性两大类型。

一、急性胃炎

急性胃炎是指由多种病因引起的急性胃黏膜炎症。其主要病理改变为胃黏膜充血、水肿、糜烂和出血,病变可局限于胃窦、胃体或弥漫分布于全胃。急性胃炎主要包括以下几种。①幽门螺杆菌感染引起的急性胃炎,如不予抗菌治疗,幽门螺杆菌可长期存在并发展为慢性胃炎。②除幽门螺杆菌之外的病原体感染引起的急性胃炎:由于胃酸的强力抑菌作用,除幽门螺杆菌外的细菌很难在胃内存活而感染胃黏膜,但在机体抵抗力下降时,可发生各种细菌、真菌、病毒引起的急性感染性胃炎。③急性糜烂出血性胃炎:由各种病因引起的以胃黏膜多发性糜烂为特征的急性胃黏膜病变,常伴有胃黏膜出血,可伴有一过性浅表溃疡形成。临床最常见,本节予以重点讨论。

许多因素均可引起急性糜烂出血性胃炎,常见的包括如下几种。①药物:最常引起胃黏膜炎症的药物是非甾体抗炎药,如阿司匹林、吲哚美辛等,其机制可能是通过抑制胃黏膜生理性前列腺素的合成,削弱其对胃黏膜的保护作用。此外,某些抗肿瘤药、铁剂或氯化钾口服液等也可引起胃黏膜上皮损伤。②急性应激:各种严重的脏器病变、严重创伤、大面积烧伤、大手术、颅脑病变和休克,甚至精神、心理因素等均可引起胃黏膜糜烂、出血,严重者发生急性溃疡,并可导致大量出血。虽然急性应激引起急性糜烂出血性胃炎的发病机制尚未完全明确,但多数认为在上述情况下,应激的生理性代偿功能不足以维持胃黏膜微循环正常运行,使胃黏膜缺血、缺氧、黏液分泌减少和局部前列腺素合成不足等,导致胃黏膜屏障破坏和氢离子反弥散进入黏膜,引起胃黏膜糜烂和出血。③乙醇:乙醇具有亲脂性和溶脂性能,可破坏黏膜屏障,引起上皮细胞损害、黏膜出血和糜烂。

主要治疗是针对病因治疗和对症治疗,包括去除病因,卧床休息,进食清淡流质饮食,必要时禁食。处于急性应激状态者在积极治疗原发病的同时,应使用抑制胃酸分泌或具有黏膜保护作用的药物,以预防急性胃黏膜损害的发生。药物引起者须立即停用。常用 H_2 受体拮抗剂、质子泵抑制剂抑制胃酸分泌,或用硫糖铝和米索前列醇等保护胃黏膜。

(一)护理评估

1.健康史

询问患者近期有无服用非甾体抗炎药等药物,有无大量饮酒史,有无严重脏器疾病,是否有接受过大手术、大面积烧伤、休克等病史。

2.身体状况

(1)主要症状。大多起病较急,症状轻重不一。轻者多无明显症状,或仅有上腹部不适、腹胀、食欲减退、嗳气、恶心、呕吐等消化不良的表现,或症状被原发病掩盖。也可表现为突发的呕血和(或)黑便而就诊,大量出血可引起晕厥或休克。

(2)护理体检。可有贫血貌,体检可有上腹不同程度的压痛。

3.心理—社会状况

患者常因急性上腹部疼痛、呕血、黑便而产生紧张、焦虑心理。

(二)常见护理诊断/问题

1.疼痛

腹痛:与急性胃黏膜炎症病变有关。

2.知识缺乏

缺乏有关本病的病因及防治知识。

3.潜在并发症

上消化道大量出血。

(三)护理目标

疼痛缓解或消失,了解急性胃炎相关知识。

(四)护理措施

1.休息与活动

保持环境安静舒适。患者应注意休息,减少活动,对应激状态的患者应卧床休息。同时应做好患者的心理疏导,解除其精神紧张,保持乐观情绪。

2.饮食护理

一般进少渣、温凉半流质饮食。进食应定时、有规律,不可暴饮暴食,避免辛辣刺激性食物。如有少量出血,可给予牛奶、米汤等流质以中和胃酸,有利于胃黏膜的修复。急性大出血或呕吐频繁时应禁食。

3.病情观察

观察生命体征,记录 24 小时液体出入量,观察腹痛、呕吐、消化道出血有无好转,皮肤温度、弹性,各种检查结果。

4.用药护理

对呕吐、腹泻频繁、出血量大者,应立即建立静脉通道,按医嘱补液,保持水、电解质平衡,根据病情需要调整输液速度,必要时配血、输血。细菌感染所致者遵医嘱选用敏感抗生素,腹痛严重者用阿托品或山莨菪碱时注意观察不良反应,剧烈呕吐可用促胃动力药,如多潘立酮、莫沙必利等,病情较重者应用制酸剂、胃黏膜保护剂。

5.评估患者对疾病的认识程度

鼓励患者对本病及其治疗、护理计划提问,了解患者对疾病病因、治疗及护理的认识,帮助患者寻找并及时去除发病因素,控制病情的进展。

6.健康指导

(1)疾病知识指导。向患者及其家属介绍急性胃炎的有关知识、预防方法和自我护理措施。注意饮食卫生,避免过冷、过热、辛辣等刺激性食物及浓茶、咖啡等饮料,避免使用对胃黏膜有刺激的药物,必须使用时应同时服用制酸剂,嗜酒者应戒酒,防止乙醇损伤胃黏膜。

(2)生活要有规律,保持轻松愉快的心情。

(3)积极治疗原发病。

二、慢性胃炎

慢性胃炎是由各种病因引起的胃黏膜慢性炎症。慢性胃炎的分类方法很多,我国目前采用国际上新悉尼系统的分类方法,根据病理组织学改变和病变在胃的分布部位,结合可能的病因,将慢性胃炎分为非萎缩性(以往称浅表性)、萎缩性和特殊类型三大类。慢性非萎缩性胃炎是指不伴有胃黏膜萎缩性改变、胃黏膜层见以淋巴细胞和浆细胞为主的慢性炎症细胞浸润的慢性胃炎,幽门螺杆菌感染是此类慢性胃炎的主要病因。慢性萎缩性胃炎是指胃黏膜已发生了萎缩性改变的慢性胃炎,常伴有肠上皮化生。慢性萎缩性胃炎又可再分为多灶萎缩性胃炎和自身免疫性胃炎两大类。特殊类型胃炎种类很多,由不同病因所致,临床上较少见,如感染性胃炎、化学性胃炎等。慢性胃炎是一种常见病,其发病率在各种胃病中居首位。男性稍多于女性。任何年龄均可发病,但随年龄增长,发病率逐渐增高。

慢性胃炎治疗要点包括根治幽门螺杆菌感染、去除病因及对症处理等。根治幽门螺杆菌目前多采用的治疗方案为 1 种胶体铋剂或 1 种质子泵抑制剂加上 2 种抗菌药物,如常用枸橼酸铋钾,每次 240 mg,每日 2 次,与阿莫西林(每次 500～1 000 mg,每日 2 次)及甲硝唑(每次 200 mg,每日 4 次)三药联用,2 周为 1 个疗程。抗菌药物还有克拉霉素(甲红霉素)、呋喃唑酮等。如因非甾体抗炎药引起,应停药并给予抗酸药;如因胆汁反流,可用铝碳酸镁或氢氧化铝凝胶吸附,或给以硫糖铝;有胃动力学改变,可服用多潘立酮、西沙必利等。自身免疫性胃炎目前尚无特异治疗,有恶性贫血可肌内注射维生素 B_{12}。胃黏膜异型增生除给予上述积极治疗外,应定期随访。对已明确的重度异型增生患者可选择预防性内镜下胃黏膜切除术。

(一)护理评估

1.健康史

了解患者的饮食习惯,有无规律性,是否经常饮酒、浓茶、咖啡或食用过热、过冷、过于粗糙的食物。有无吸烟嗜好。是否长期大量服用阿司匹林、吲哚美辛、糖皮质激素等药物。有无慢性心力衰竭、肝硬化门脉高压、尿毒症、口鼻咽部慢性炎症病史。

2.身体评估

(1)主要症状。慢性胃炎起病缓慢,病程迁延,缺乏特异性症状,症状轻重与胃黏膜的病变程度并不一致。大多数患者无明显症状,部分有上腹痛或不适、食欲不振、恶心和呕吐、饱胀、嗳气、反酸等消化不良的表现,症状出现常与进食有关。自身免疫性胃炎患者可出现明显畏食、贫血或体重减轻。

(2)护理体检。体征多不明显,有时可有上腹轻压痛。

3.心理—社会状况

慢性胃炎呈慢性经过、反复发作,病情时轻时重,患者常担心病情恶化、癌变,故容易产生紧张、不安、失眠、焦虑等心理。

(二)常见护理诊断/问题

1.疼痛

腹痛:与胃黏膜炎性病变有关。

2.营养失调:低于机体需要量

与食欲不振、消化吸收不良等有关。

3.焦虑

与疾病迁延、担心病变发展有关。

(三)护理目标

(1)腹痛是否减轻或已缓解。

(2)饮食是否恢复正常。

(3)能否正确认识疾病,心理压力是否减轻。

(四)护理措施

1.休息与活动

指导患者急性发作时应卧床休息,用深呼吸或分散注意力的方法缓解疼痛,病情缓解时,进行适当的锻炼,以增强机体抗病力。

2.饮食护理

与患者共同制订饮食计划,指导患者及家属改进烹饪技巧,增加食物的色、香、味,刺激患者食欲。鼓励患者少量多餐进食,以高热量、高蛋白质、高维生素、易消化的饮食为原则。避免摄入过热、过冷、过咸、过甜、过辣的刺激性食物。胃酸低者可给予刺激胃酸分泌的食物,如肉汤、鸡汤等;高胃酸者应避免进酸性、多脂肪食物。定期测量体重,监测有关营养指标的变化,如血红蛋白浓度、血清清蛋白等。

3.腹痛护理

可针灸内关、合谷、足三里等穴位来缓解疼痛,也可用热水袋热敷胃部,以解除胃痉挛,减轻腹痛。可用转移注力、做深呼吸等方法来减轻焦虑,缓解疼痛。

4.用药护理

阿莫西林服用前应询问患者有无青霉素过敏史,应用过程中注意有无迟发性过敏反应的出现,如皮疹。甲硝唑可引起恶心、呕吐等胃肠道反应,应在餐后半小时服用,并可遵医嘱用甲氧氯普胺、维生素 B_1 等拮抗。枸橼酸铋钾因其在酸性环境中方起作用,故宜在餐前半小时服用。服枸橼酸铋钾过程中可使牙、舌变黑,可用吸管直接吸入。部分患者服药后出现便秘和粪便变黑,停药后可自行消失。少数患者有恶心、一过性血清转氨酶升高等,停药后可自行消失,极少数患者可能出现急性肾衰竭。多潘立酮或西沙必利可促进胃排空,应在餐前服用,不宜与阿托品合用。

5.心理护理

安慰、鼓励患者,使其树立信心,积极配合治疗,消除忧郁、恐惧心理。

6.健康指导

(1)向患者及其家属讲解慢性胃炎的有关知识,指导患者注意饮食卫生,加强营养,养成有规律的饮食习惯;避免过冷、过热、辛辣等刺激性食物及浓茶、咖啡等饮料;嗜酒者应戒酒,防止乙醇损伤胃黏膜。

（2）避免使用对胃黏膜有刺激的药物，必须使用时应同时服用制酸剂或胃黏膜保护剂；介绍药物的不良反应。指导患者定期复诊，特别是有肠上皮化生和不典型增生的患者，应强调定期复查胃镜，必要时做病理检查。

第二节　消化性溃疡

消化性溃疡（peptic ulcer，PU）主要是指发生于胃和十二指肠的慢性溃疡，包括胃溃疡（gastric ulcer，GU）和十二指肠溃疡（duodenal ulcer，DU）。因溃疡的形成与胃酸、胃蛋白酶的消化作用密切相关，故称为消化性溃疡。本病是消化系统的常见病，全世界约有 10% 的人在其一生中患过此病。临床上 DU 较 GU 多见，两者之比约为 3∶1。GU 的发病年龄一般较 DU 约迟 10 年，DU 好发于青壮年。男性患病较女性多。秋冬和冬春之交是本病的好发季节。本病预后与是否发生并发症有关，老年患者主要由于大出血和急性穿孔等并发症死亡。

绝大多数的胃和十二指肠溃疡以内科治疗为主。消化性溃疡治疗的目的在于消除病因、控制症状、愈合溃疡、减少复发和防治并发症。

一般治疗包括休息、合理调整饮食结构，生活规律，保持乐观的情绪以及戒除烟酒、慎用非甾体抗炎药等。药物治疗包括如下几点。①抗酸药：抗酸药有中和胃酸、降低胃蛋白酶活性、缓解溃疡疼痛症状及促进溃疡愈合的作用，常用抗酸药有氢氧化铝、铝碳酸镁及其复方制剂等。但长期和大量应用，其不良反应较大，故目前很少单一应用。②抑制胃酸分泌的药物：目前临床上常用的抑制胃酸分泌的药物有 H_2 受体拮抗剂（H_2RA）和质子泵抑制剂（PPI）两大类。H_2RA 主要通过选择性竞争结合 H_2 受体，使壁细胞分泌胃酸减少。常用药物有西咪替丁 800 mg/d、雷尼替丁 300 mg/d、法莫替丁 40 mg/d，三者的一日量可分 2 次口服或睡前顿服，服药后基础胃酸分泌特别是夜间胃酸分泌明显减少。PPI 可使壁细胞分泌胃酸的关键酶即 H^+-K^+-ATP 酶失去活性，从而阻滞壁细胞内的 H^+ 转移至胃腔而抑制胃酸分泌，其抑制胃酸分泌作用较 H_2RA 更强，作用更持久。常用药物有奥美拉唑 20 mg、兰索拉唑 30 mg 和泮托拉唑 40 mg；每日 1 次口服。③保护胃黏膜治疗：常用的胃黏膜保护剂包括硫糖铝和枸橼酸铋钾。硫糖铝和枸橼酸铋钾能黏附覆盖在溃疡面上，形成一层保护膜，从而阻止胃酸和胃蛋白酶侵袭溃疡面。此外，还可促进内源性前列腺素合成和刺激表皮生长因子分泌，使上皮重建和增加黏液、碳酸氢盐分泌。硫糖铝常用剂量是 1.0 g，每日 4 次；枸橼酸铋钾 120 mg，每日 4 次，1 个疗程为 4 周，枸橼酸铋钾还具有抑制幽门螺杆菌生长的作用。前列腺素类药物米索前列醇也具有抑制胃酸分泌、增加胃黏膜防卫能力的作用，该药可致流产，孕妇忌用。④抗幽门螺杆菌治疗：对于幽门螺杆菌阳性的消化性溃疡患者，应首先给予抗幽门螺杆菌治疗。目前常用以 PPI 或胶体铋剂为基础加 2 种抗生素的三联治疗方案。如奥美拉唑（40 mg/d）或枸橼酸铋钾（480 mg/d）加上克拉霉素（500 mg/d）和阿莫西林（2 000 mg/d）或甲硝唑（800 mg/d）。上述剂量分 2 次服，疗程 1～2 周。⑤手术治疗：用于大量出血经内科治疗无效、急性穿孔、瘢痕性幽门梗阻、胃溃疡疑有癌变以及内科正规治疗无效的顽固性溃疡患者。

外科手术适应证限于：发生严重并发症，如急性穿孔、大出血、瘢痕性幽门梗阻和恶变；经内科治疗无效者。其原则是治愈溃疡、消灭症状、防止复发。

一、护理评估

(一)健康史

评估有无不良的饮食习惯及烟酒嗜好,是否长期大量服用对胃黏膜有刺激作用的非甾体类抗感染药和糖皮质激素等。了解其性格特征,有无精神刺激、过度疲劳、气候变化及溃疡家族史。曾做过何种检查和治疗,结果如何。

(二)身体状况

1.主要症状

多数消化性溃疡有慢性过程、周期性发作和节律性上腹痛的特点。上腹部疼痛是本病的主要症状,疼痛部位多位于上腹中部,稍偏右或偏左。可为钝痛、灼痛、胀痛,甚至剧痛,或呈饥饿样不适感。多数患者疼痛有典型的节律,与进食有关。DU 的疼痛常在餐后 3~4 小时开始出现,持续至下次进餐后缓解,即具有疼痛—进餐—缓解的特点,也可有夜间痛。GU 的疼痛多在餐后 0.5~1 小时出现,呈进餐—疼痛—缓解的规律。午夜痛也可发生,但较 DU 少见。部分患者无上述典型疼痛,而仅表现为无规律性的上腹隐痛不适,也可因并发症而发生疼痛性质及节律的改变。少数患者可无症状,或以出血、穿孔等并发症为首发症状。消化性溃疡除上腹疼痛外,尚可有反酸、嗳气、恶心、呕吐、食欲减退等消化不良症状,也可有失眠、多汗、脉缓等自主神经功能失调表现。

2.护理体检

溃疡活动期可有上腹部固定而局限的轻压痛,DU 压痛点常偏右。缓解期则无明显体征。

3.特殊类型的消化性溃疡

①无症状性溃疡:15%～25% 的消化性溃疡患者无任何症状,多因其他疾病做胃镜或 X 线钡餐检查时偶然发现,或当发生出血或穿孔等时被发现,老年人多见。②老年人消化性溃疡:溃疡常较大,临床表现多不典型,症状不明显,疼痛多无规律,食欲不振、恶心、呕吐、消瘦、贫血等症状较突出,需与胃癌鉴别。③复合性溃疡:胃与十二指肠同时存在溃疡,占全部消化性溃疡的 5%,DU 常先于 GU 出现,幽门梗阻的发生率较单独 GU 或 DU 高。④幽门管溃疡:较为少见,主要表现为餐后立即出现较为剧烈而无节律性的中上腹疼痛,对抗酸药反应差,易出现幽门梗阻、穿孔、出血等并发症。⑤球后溃疡:发生于十二指肠乳头近端的溃疡,其夜间痛和背部放射性疼痛较为多见,药物治疗效果差,易并发出血,X 线和胃镜检查易漏诊。

4.并发症

①出血:出血是消化性溃疡最常见的并发症,约 50% 的上消化道大出血是由于消化性溃疡所致。出血引起的临床表现取决于出血的速度和量。轻者仅表现为黑便、呕血,重者可出现周围循环衰竭,甚至低血容量性休克,应积极抢救。②穿孔:穿孔的表现形式有 3 种。溃疡位于十二指肠前壁或胃前壁,穿孔后胃肠内容物渗入腹膜腔而引起急性弥漫性腹膜炎,又称游离穿孔;溃疡穿透并与邻近器官、组织粘连,穿孔时胃肠内容物不流入腹腔,又称为慢性穿孔或穿透性溃疡,表现为腹痛规律发生改变,疼痛顽固而持久,常放射至背部;邻近后壁的穿孔只引起局限性腹膜炎,症状轻且体征较局限。③幽门梗阻:见于 2%～4% 的病例。大多由 DU 或幽门管溃疡引起。急性梗阻多因炎症水肿和幽门部痉挛所致,梗阻为暂时性,随炎症好转而缓解;慢性梗阻主要由于溃疡愈合后瘢痕收缩而呈持久性。幽门梗阻使胃排空延迟,患者可感上

腹饱胀不适,餐后加重,反复大量呕吐,呕吐物为酸腐宿食,大量呕吐后疼痛可暂时缓解。严重频繁呕吐,可致失水和低氯低钾性碱中毒,常继发营养不良。上腹部空腹振水音、胃蠕动波以及空腹抽出胃液量＞200 mL 是幽门梗阻的特征性表现。④癌变:少数 GU 可发生癌变,癌变率在 1% 以下,DU 则极少见。对长期 GU 患者,年龄在 45 岁以上,经严格内科治疗 4～6 周症状无好转,粪便隐血试验持续阳性者,应怀疑癌变,需进一步检查和定期随访。

(三)心理—社会状况

了解患者患病后的心理反应,有无焦虑、恐惧等表现。询问患者对本病的认知程度和心理承受能力,了解家属及亲友的态度、经济承受能力。

二、常见护理诊断/问题

1.疼痛

与胃和十二指肠溃疡有关。

2.营养失调:低于机体的需要量

与疼痛及溃疡影响消化吸收有关。

3.体液不足

与呕吐体液丢失,而摄入减少有关。

4.焦虑

与恐惧与穿孔、大出血和对手术危险性的担忧有关。

5.潜在并发症

穿孔、出血、幽门梗阻、癌变。

三、护理目标

(1)减轻患者的疼痛和不适。

(2)营养不良和水、电解质失衡得以纠正。

(3)减轻患者压力和焦虑。

(4)预防并发症发生,一旦发生,及时处理。

四、护理措施

1.休息与活动

溃疡活动期且症状较重者,嘱其卧床休息,病情较轻者则应鼓励其适当活动,注意劳逸结合,保证睡眠。

2.饮食护理

为患者提供愉快舒适的进餐环境,指导患者有规律地进食,以维持正常消化活动的节律。在溃疡活动期,以少食多餐为宜,每日进餐 4～5 次,进餐时注意细嚼慢咽,避免餐间零食和睡前进食,使胃酸分泌有规律,饮食不宜过饱,以免胃窦部过度扩张而增加促胃液素的分泌。选择营养丰富、易消化的食物,保证充足的营养、热量和维生素,忌饮酒、咖啡、浓茶等刺激性饮料,避免进食过冷、过热、过于坚硬、刺激的食物,症状较重的患者以面食为主,面食柔软、易消化,且其含碱,能有效中和胃酸,蛋白质类食物具有中和胃酸作用,可适量摄取脱脂牛奶,宜安排在两餐之间饮用,牛奶中的钙质吸收有刺激胃酸分泌的作用,故不宜多饮。脂肪可使胃排空减慢,胃窦扩张,致胃酸分泌增多,故脂肪摄取应适量。定期测量体重、监测血清清蛋白和血红蛋白等营养指标。

3.病情观察

观察生命体征的变化及腹痛有无减轻,应重点观察有无上消化道出血、急性穿孔、幽门梗阻和癌变等征象,如有异常,及时报告医生并协助做好各项护理工作。

4.腹痛的护理

帮助患者认识消化性溃疡的原因和机制,指导其去除加重和诱发疼痛的因素,指导缓解疼痛的方法。如 DU 表现为空腹痛或午夜痛,指导患者在疼痛前或疼痛时进食碱性食物(如苏打饼干等)或服用制酸剂。也可采用局部热敷或针灸止痛。

5.用药护理

根据医嘱给予药物治疗,并注意观察药效及不良反应。①抗酸药:服用氢氧化铝凝胶片剂时应嚼服,乳剂给药前要充分摇匀。抗酸药应避免与奶制品同时服用,因两者相互作用可形成络合物。酸性食物及饮料不宜与抗酸药同服。氢氧化铝凝胶能阻碍磷的吸收,引起磷缺乏症,表现为食欲不振、软弱无力等症状,甚至可导致骨质疏松。长期大量服用还可引起严重便秘、代谢性碱中毒与钠潴留,甚至造成肾损害。若服用镁制剂则易引起腹泻。均应在餐后 1 小时和睡前服用。②H_2 受体拮抗剂:药物应在餐中或餐后即刻服用,也可把 1 日的剂量在睡前用。若需同时服用抗酸药,则两药应间隔 1 小时以上。若静脉给药,应注意控制速度,速度过快,可引起低血压和心律失常。西咪替丁对雄性激素受体有亲和力,可导致男性乳腺发育、阳痿以及性功能紊乱,且其主要通过肾脏排泄,用药期间应监测肾功能。雷尼替丁疗效优于西咪替丁,无抗雄激素的作用。法莫替丁作用较前两者强,也无抗雄激素的作用,在用药中应注意头痛、头晕、腹泻和便秘等不良反应。罗沙替丁应注意头痛、腹泻、乏力、皮疹、感冒样症状等。③质子泵抑制剂:奥美拉唑可引起头晕,特别是用药初期,应嘱患者用药期间避免开车或做其他必须高度集中注意力的工作。此外,奥美拉唑有肝损害,可延缓地西泮及苯妥英钠代谢和排泄的作用,联合应用时需慎重。兰索拉唑的主要不良反应包括皮疹、瘙痒、头痛、口苦、恶心、肝功能异常等,轻度不良反应不影响继续用药,较为严重时应及时停药。泮托拉唑的不良反应较少,偶可引起头痛和腹泻。④其他药物:硫糖铝片宜在进餐前 1 小时服用,可有便秘、口干、皮疹、眩晕、嗜睡等不良反应。不能与多酶片同服,以免降低两者的效价。克拉霉素有纳差、乏力、恶心、头晕等不良反应。阿莫西林有腹泻、恶心、呕吐等不良反应,偶有皮疹、转氨酶增高等现象。

五、手术护理

(一)术前护理

(1)根据患者情况制订饮食计划,纠正营养失调和水、电解质失衡,必要时静脉补充。

(2)维持及促进患者身心的休息,避免过度疲劳。对大出血患者可适当应用镇静剂,以减少出血。

(3)观察病情变化、腹痛的部位与程度、大便的情况,对突发性腹部剧痛,应注意有无穿孔并发症,大便呈柏油样或呕血说明消化道出血,应及时报告医生。

(4)向患者及其家属讲解疾病和与手术有关的知识,可能出现的并发症及预防措施。

(5)溃疡合并出血者,术前应给予输血、补液,严密观察病情变化、腹部体征变化,积极做好术前准备。

(6)穿孔或急性出血患者因多数需急诊手术,患者常有恐惧心理,应给予必要的解释和安慰,同时行胃肠减压、输血、补液,诊断明确者可适当给予止痛剂,迅速有效地做好各项术前准备。对症状轻和一般情况好的单纯性、空腹性、较小穿孔者,可先行非手术疗法。在治疗过程中,必须严密观察病情,如治疗 6~8 小时后,症状、体征不见好转反而加重者,立即改行手术治疗。

(7)幽门梗阻患者术前应进流质饮食或禁食,以减少胃内容物滞留。术前 2~3 日每晚应用温生理盐水洗胃,可使胃黏膜水肿减轻,有利于手术后吻合口的愈合。

(8)行迷走神经切断术的患者,术前应测定患者的胃酸,包括夜间 12 小时分泌量、最大分泌量及胰岛素分泌试验,以供选择手术方式时参考,便于手术前后对比,以了解手术的效果。

(二)术后护理

1.一般护理

(1)密切监测并记录体温、脉搏、呼吸、血压。

(2)保持胃肠减压通畅,观察引流量及性状。

(3)患者术后血压平稳后给予半卧位,以保持腹肌松弛,减轻疼痛,也有利于改善呼吸和循环。

(4)观测血氧饱和度,鼓励患者深呼吸,有效咳嗽、排痰,防止肺部并发症发生。

(5)协助患者翻身、拍背,做好口腔护理,鼓励患者早期活动,促进肠蠕动恢复和预防肠粘连。

(6)适当给予止痛剂,减少患者痛苦,必要时可使用镇痛泵止痛。

(7)术后 48~72 小时肠功能恢复后,可拔除胃管,拔管后可让其少量饮水,每次 4~5 汤匙;第 2 日进半量流质饮食,每次 50~80 mL,1~2 小时 1 次;第 3 日进全量流质饮食,每次 100~150 mL,2~3 小时 1 次;进食后如无不适,第 4 日可进半流质饮食,以稀饭为好,术后 10~14 日可进软食。要注意少量多餐(每日 5~6 次),一般需 6 个月到 1 年才能恢复到正常的三餐饮食。

(8)维持水、电解质平衡。

2.术后并发症的观察和护理

(1)术后胃出血。手术后 24 小时内从胃管中可引流出 100~300 mL 暗红色或咖啡色胃液,属手术后正常现象。如果胃管内流出鲜血每小时 100 mL 以上,甚至呕血或黑便,持续不止,趋向休克的情况,多属吻合口活动性出血,应密切观察出血量及患者的生命体征变化,多数患者给予止血药、抗酸药、输鲜血等保守治疗而出血停止,少数患者经上述处理出血不止者,需要再次手术止血。

(2)十二指肠残端破裂。多发生在术后 3~6 日,表现为右上腹突发剧痛和局部明显压痛、腹肌紧张等急性弥漫性腹膜炎症状,酷似溃疡急性穿孔,需立即进行手术治疗。术后妥善固定引流管,持续负压吸引保持通畅,观察记录引流的性状、颜色和量。纠正水、电解质失衡,抗感染,胃肠外全营养支持。用氧化锌软膏保护引流处周围皮肤。

(3)胃肠吻合口破裂或出现瘘。少见,多发生在术后 5~7 日,大多为缝合不良、吻合口处张力过大、低蛋白血症、组织水肿等原因所致的组织愈合不良。胃肠吻合口破裂常引起严重的腹膜炎,如发生较晚,局部已形成粘连,则多形成局部脓肿或外瘘。出现严重腹膜炎的患者,须立即进行手术修补,局部脓肿或外瘘患者,除引流外,还应给予胃肠减压和给予支持疗法,促使吻合口瘘自愈,若经久不闭合,须再次手术。

(4)术后梗阻。根据梗阻部位可分为输入段梗阻、吻合口梗阻和输出段梗阻3种,共同的症状是大量呕吐,不能进食。

1)输入段梗阻。急性完全性输入段梗阻的典型症状是上腹部突发性剧烈疼痛,频繁呕吐,不含胆汁,量也少,上腹部偏右有压痛及可疑包块。因属闭袢性肠梗阻,可并发胰腺炎,病情险恶,患者烦躁,脉速和血压下降,应紧急手术。慢性不完全性输入段梗阻,表现为食后 15～30 分钟,上腹阵发性胀痛,大量喷射状呕吐胆汁,不含食物,呕吐后症状缓解,需早期手术。

2)吻合口梗阻。主要症状为上腹饱胀、呕吐、呕吐物为食物,不含胆汁,可能是机械性梗阻所致,通常需手术治疗。

3)输出段梗阻。表现为上腹饱胀,呕吐食物和胆汁。X 线钡餐检查可确认梗阻部位,如不能自行缓解,应及时手术治疗。

(5)倾倒综合征。包括早期和晚期倾倒综合征。

1)早期倾倒综合征。表现为进食,特别是进甜的流质饮食后 10～20 分钟发生,患者感觉剑突下不适,心悸、乏力、出汗、头晕、恶心、呕吐甚至虚脱,并伴有肠鸣和腹泻等,平卧数分钟可缓解。其原因一般认为是由于胃大部切除术后丧失了幽门括约肌,食物过快地大量排入上段空肠,又未经胃肠液混合稀释而呈高渗性,将大量的细胞外液吸入肠腔,造成循环血容量骤减所致。也和肠腔突然膨胀,释放 5-羟色胺,肠蠕动剧增,刺激神经丛有关。预防:告知患者术后早期应少量多餐,避免进甜的过热流质饮食,进餐后平卧 10～20 分钟。

2)晚期倾倒综合征。多发生在进食后 2～4 小时,表现为心悸、无力、眩晕、出汗、手颤、嗜睡,也可导致虚脱。由于胃排空过快,含糖食物快速进入小肠,刺激胰岛素大量分泌,继而出现反应性低血糖综合征,故也有称为低血糖综合征。采取饮食调整、食物中添加果胶延缓糖类吸收等措施可缓解症状。严重病例可遵医嘱用生长抑素奥曲肽,以改善症状。

六、健康指导

(1)溃疡病是常见的慢性病,当病情不严重时,往往患者及其家属不重视。应向患者及其家属介绍溃疡病的病因、诱发因素。

(2)讲解有规律的生活和饮食调理、规范化治疗的意义。

(3)讲解溃疡病可以治愈,增强患者战胜疾病的信心。

(4)使患者知道手术治疗的必要性,手术疗效可靠。

(5)出院后若有不适等应立即到医院就诊。

第三节　肠结核

肠结核是结核分枝杆菌侵犯肠道引起的肠道慢性特异性感染。由于人们生活水平日益提高,预防保健意识增强,结核患病率下降,临床上肠结核的患病率也逐渐降低,但肺结核仍然常见,因此,仍应警惕肠结核的发生。肠结核的临床表现为腹痛、腹部肿块、腹泻与便秘交替及全身中毒症状,多见于青壮年,女性略多于男性。

一、病因与发病机制

病原菌主要为人型结核杆菌,占 90% 以上,极少数为牛型结核杆菌。

结核分枝杆菌侵犯肠道主要是经口感染,患者多有开放性肺结核或喉结核,因经常吞咽含结核杆菌的痰液而导致发病;经常和开放性肺结核患者共餐,忽视餐具消毒,也可被感染。肠结核也可由血行播散引起,见于粟粒型肺结核;或由腹腔内结核病灶直接蔓延,如女性生殖器结核。

结核病的发病是人体与结核分枝杆菌相互作用的结果,经上述途径感染只是获得致病的条件,只有当人体抵抗力下降,肠道功能紊乱,侵入的结核分枝杆菌大量繁殖、数量增加、毒力增大时才会发病。

结核分枝杆菌入侵肠道后,多在回盲部引起结核病变,其他部位按发病率高低依次为升结肠、空肠、横结肠、降结肠、阑尾、十二指肠和乙状结肠等。易发生回盲部结核与以下两方面因素有关:①含结核分枝杆菌的食物在回盲部停留时间较长,增加感染机会;②结核分枝杆菌易侵犯淋巴组织,而回盲部淋巴组织丰富。

肠结核病变以炎症渗出为主,当感染菌量多、毒力大时,可发生干酪样坏死,形成溃疡,成为溃疡型肠结核;患者机体免疫状况良好,感染轻,表现为肉芽组织增生、纤维化成为增生型肠结核;兼有两种者称为混合型肠结核。

二、临床表现

多数缓慢起病,病程长,具体表现如下。

(一)症状

1.腹痛

腹痛多位于右下腹部,反映结核的好发部位在回盲部,也可牵涉到上腹部或脐周,引起相应部位疼痛。疼痛性质为钝痛或隐痛,进餐可诱发或加重腹痛,伴有便意,排便后腹痛不同程度缓解,主要因为进餐后使病变肠曲痉挛或蠕动加强。并发肠梗阻时有腹绞痛,常位于右下腹或脐周,伴有腹胀、肠型及蠕动波,肠鸣音亢进。

2.腹泻与便秘

腹泻与便秘为肠功能紊乱的表现。溃疡型肠结核主要表现为腹泻,每日排便 2～4 次,排便次数因病变严重程度和范围不同而异,病变严重而广泛时,腹泻次数增多,可达每日 10 余次。粪便为不含黏液、脓血的软便,无里急后重感。间断有便秘,大便呈羊粪状,隔数日又有腹泻。增生型肠结核多以便秘为主。

3.腹部肿块

肿块位于右下腹,有压痛,比较固定,质地中等硬度。见于增生型肠结核,若溃疡型肠结核合并有局限性腹膜炎,病变肠曲与周围组织粘连时,或同时伴有肠系膜淋巴结结核,也可出现肿块。

4.全身症状和肠外结核表现

常有结核病毒血症表现,溃疡型肠结核较明显,有午后低热、不规则热,伴有乏力、自汗、消瘦、贫血,也可同时存在结核性腹膜炎、活动性肺结核的相关表现。增生型肠结核一般病程较长,偶有低热,多不伴有肠外结核。

(二)体征

慢性病容,消瘦、苍白、倦怠。增生型肠结核右下腹可触及包块,质地中等,较固定,伴有轻、中度压痛。溃疡性肠结核合并局限性腹膜炎、局部病变肠管与周围组织粘连或同时有肠系膜淋巴结结核时,也可出现腹部包块。

(三)并发症

并发症见于晚期患者,常有肠梗阻、结核性腹膜炎,偶见急性肠穿孔。结核性腹膜炎是由结核分枝杆菌引起的慢性、弥漫性腹膜感染,以青壮年女性多见,感染途径主要有腹腔内结核病灶直接蔓延和血行播散。主要临床表现是腹痛、腹胀、腹泻与便秘交替出现及全身中毒症状。抗结核治疗有效,坚持早期、联合、规则及全程抗结核治疗,一般可用3～4种药物联合强化治疗。

三、诊断

(1)有肠外结核病史,特别是青壮年有肺结核病史。

(2)有腹泻、右下腹疼痛、低热、自汗等典型肠结核临床表现。

(3)结合X线胃肠钡餐检查及纤维结肠镜检查有肠结核征象。

四、治疗

肠结核治疗目的是消除症状、改善全身情况、促进病灶愈合及防止并发症。肠结核早期病变可逆,因此强调早期治疗。

1.休息与营养

活动期肠结核需卧床休息。给予高蛋白、高维生素、高热量饮食,必要时可静脉内高营养治疗。

2.抗结核化学药物治疗

化疗是本病治疗的关键,多采用短程化疗,疗程为6～9个月,一般用异烟肼与利福平两种杀菌药联合。

3.对症治疗

腹痛可用颠茄、阿托品,摄入不足或腹泻严重者应补充水、电解质。对不完全性肠梗阻患者必要时可行胃肠减压,以缓解肠梗阻症状。

4.手术治疗

适应证:①完全性肠梗阻;②急性肠穿孔或慢性肠穿孔、瘘管形成,经内科治疗而未能闭合者;③肠道大量出血,经积极抢救不能有效止血者;④诊断困难须剖腹探查者。

五、常见护理诊断/问题

1.疼痛

与结核分枝杆菌侵犯肠黏膜致炎性病变有关。

2.营养失调:低于机体需要量

与结核分枝杆菌感染、消化吸收障碍有关。

3.腹泻

与肠结核所致肠功能紊乱有关。

4.知识缺乏

缺乏肠结核病的预防和治疗知识。

5.焦虑

与疾病病程长、治疗疗程长有关。

六、护理措施

1.休息与体位

卧床休息。病情稳定后,可逐步增加活动量,以增强机体抵抗力。肠结核患者常有自汗,应注意及时更换床单、衣物,保持干爽。

2.饮食护理

摄入高热量、高蛋白、高维生素、少渣又易消化的食物。有脂肪泻的患者应少食乳制品、易发酵的食物,如豆制品、富含脂肪及粗纤维的食物,以免加快肠蠕动。肠梗阻的患者应禁食。

3.病情观察

注意观察患者的生命体征,腹痛的程度、性质及部位等,及早发现肠梗阻等并发症。每周测量患者体重,以了解营养状况。

4.对症护理

(1)疼痛护理。①严密观察腹痛特点,评估病情进展程度;②与患者交谈,分散其注意力;③采用针灸、按摩等方法缓解疼痛;④按医嘱给予患者解痉、止痛药物,对肠梗阻所致疼痛,应行胃肠减压,无效者需手术治疗;⑤病情出现明显变化,如腹痛明显加重、便血,应立刻通知医师,并积极配合医师采取抢救措施。

(2)腹泻护理。详见本章第四节"溃疡性结肠炎"。

5.用药护理

遵医嘱给予抗结核药物,让患者及其家属了解有关抗结核药物的用法、作用及主要不良反应,若有不良反应出现时应及时报告医师。

6.心理护理

向患者讲解低热、盗汗、腹痛、腹泻等症状出现的原因及有关结核病的知识,使患者认识到此病经过合理、全程化疗是可治愈的。护理人员要充分理解患者,帮助患者消除顾虑,创造一个良好的治疗环境,使患者树立战胜疾病的信心。

七、健康指导

(1)向患者及其家属宣传坚持正规与全程治疗肠结核的重要性,帮助患者及其家属制订切实可行的用药计划,按时服药,避免漏服,切忌自行间断用药或停药。定期门诊复查。

(2)肠结核预后取决于早期诊断与及时正规治疗,一般预后良好。

(3)肠结核的预防应重点在肠外结核,特别是肺结核的早期诊断与积极治疗。

(4)注意饮食卫生,如牛奶应消毒后饮用,提倡分餐制。

(5)肠结核患者的粪便要消毒处理,防止病原体传播。

(6)加强身体锻炼,合理营养,生活规律,保持良好心态。

第四节　溃疡性结肠炎

溃疡性结肠炎(ulcerative colitis,UC)是一种病因不十分清楚的直肠和结肠慢性非特异性炎性疾病,病变主要限于大肠黏膜与黏膜下层,主要临床表现是腹泻、黏液脓血便、腹痛及里急后重,多见于20~40岁。病变位于大肠,多数在直肠和乙状结肠,可扩展至降结肠、横结肠,也可累及全结肠,病变呈连续性、弥漫性分布。

一、病因与发病机制

病因尚未完全清楚,多数研究认为与免疫、遗传及感染三大因素有关,精神神经因素、过敏反应可能与疾病的发生有关。本病由多因素相互作用所致。

1.免疫因素

肠道黏膜免疫系统在UC肠道炎症发生、发展、转归过程中始终发挥作用。研究表明,UC的T细胞反应低下,除免疫细胞外,肠道上皮细胞、血管内皮细胞等非免疫细胞也参与炎症反应,与局部免疫细胞相互影响而发挥免疫作用,免疫反应中释放多种肠道炎性反应的免疫因子和介质,使肠道黏膜损伤。

2.遗传因素

经系统家族调查,显示血缘家族的发病率较高,提示遗传因素在本病发病中起一定作用。目前认为UC是多基因病,也是遗传异质性疾病(不同人由不同基因引起),患者在一定环境因素下由于遗传易感而发病。

3.感染因素

本病在病理变化与临床表现方面与细菌性痢疾相似,但迄今未检出致病微生物,因此,有学者认为感染是诱发因素。

4.环境因素

近几十年来,UC发病率持续增高,这一现象出现在社会经济高度发达的国家,首先是北美、北欧,继而是西欧、南欧,最近是日本、南美,表明环境因素的微妙变化对本病有很重要的作用。

5.其他

吸烟、饮食、精神、过敏等因素也与本病的发生有关系。

二、临床表现

UC大多起病缓慢,偶有急性暴发起病。病程呈慢性经过,发作与缓解交替出现,饮食失调、劳累、精神因素、感染可使疾病复发或加重。

(一)消化系统表现

1.腹泻、黏液脓血便

腹泻是最主要表现,见于绝大多数患者,主要与炎症导致结肠黏膜对水吸收障碍有关。黏液脓血便为炎症渗出、黏膜糜烂及溃疡所致,是本病活动期的重要表现。便血程度和大便次数反映病情严重程度。病变累及直肠、乙状结肠时伴有里急后重,可出现腹泻、便秘交替,此为病变引起直肠排空功能障碍所致。

2.腹痛

缓解期及轻症者无或仅有腹部不适,活动期有轻至中度腹痛,主要为左下腹或下腹部阵痛,也可全腹痛,有腹痛—便意—便后缓解的规律。若并发中毒性巨结肠、腹膜炎,则有剧烈腹痛,呈持续性。

3.其他

严重者有食欲减退、恶心、呕吐、腹胀。

4.体征

轻、中型者仅有左下腹压痛,偶可触及痉挛的降结肠、乙状结肠;重者常有明显压痛、鼓肠;如出现肠穿孔、中毒性巨结肠,则有腹肌紧张、反跳痛、肠鸣音减弱等表现。

(二)肠外表现

肠外表现如外周关节炎、结节性红斑、口腔多发性溃疡、坏疽性脓皮病等。

(三)全身表现

全身表现一般出现在中、重型患者,活动期常有低热或中度发热,高热提示有并发症或暴发型。重症者常出现衰弱、消瘦、低蛋白血症及水、电解质紊乱等。

(四)临床分型

根据疾病的病程、严重程度、范围及病期综合分型。

1.临床分型

①初发型:无既往史的首次发作;②慢性复发型:最常见,发作与缓解交替;③慢性持续型:症状持续半年以上,间以症状加重;④急性暴发型:少见,起病急,病情重,全身毒血症状明显,可伴有各种并发症,易出血。上述各型可互相转化。

2.根据病情程度

①轻度:每日腹泻少于 4 次,便血轻或无,无发热、脉速,贫血轻或无,红细胞沉降率正常;②重度:腹泻每日 6 次以上,出现明显黏液脓血便,体温高于 37.5 ℃,持续 2 日以上,脉搏 90 次/分以上,血红蛋白、白蛋白下降,红细胞沉降率增快,短期内体重明显下降;③中度:介于两者之间。

3.根据病变范围

可分为直肠炎、直肠乙状结肠炎、左半结肠炎、广泛性或全结肠炎。

4.根据病期分型

活动期和缓解期。

(五)并发症

1.中毒性巨结肠

中毒性巨结肠多发生于暴发型或重症患者,临床表现为病情急剧恶化,毒血症明显,有脱水与电解质平衡紊乱,出现鼓肠、腹部压痛,肠鸣音消失。低钾血症、钡剂灌肠、使用抗胆碱药或阿片类制剂是其诱发因素。本并发症预后差,易致急性肠穿孔。

2.直肠结肠癌变

多见于广泛性结肠炎、幼年起病而病程漫长者。

3. 其他并发症

肠大出血、肠穿孔、肠梗阻。

三、诊断

临床上反复或持续发作的黏液血便、腹痛、里急后重，伴有不同程度的全身中毒症状，在排除感染性肠炎、克罗恩病、缺血性肠炎、放射性肠炎等基础上，结合结肠镜检查以及 X 线钡剂灌肠检查可确诊。

四、治疗

治疗目的是控制急性发作，维持缓解，减少复发，防治并发症。

1. 一般治疗

急性期卧床休息，给流质饮食；患者需禁食者，给予静脉高营养。腹痛时给予解痉止痛药。

2. 氨基水杨酸制剂

柳氮磺胺吡啶为首选药物，适用于轻、中型及重型经治疗已有缓解者，发作时 4～6 g/d，分 4 次口服，病情缓解后改为 2 g/d 维持，疗程 1～2 年。

3. 肾上腺皮质激素

适用于暴发型或重型或应用磺胺吡啶类药物无效的患者，常用氢化可的松 200～300 mg/d 或地塞米松 10 mg/d 静脉滴注，7～14 日后改为口服泼尼松 60 mg/d。病情控制后逐渐减量，直至停药。

4. 免疫抑制剂

适用于对激素治疗效果不佳或对激素依赖的慢性持续型病例。

5. 手术治疗

适用于并发肠穿孔、大出血、重症患者，特别是合并中毒性巨结肠经积极的内科治疗无效者。

五、常见护理诊断

1. 腹泻

与肠道炎性刺激致肠蠕动增加及肠内水、钠吸收障碍有关。

2. 腹痛

与肠道黏膜的炎性浸润有关。

3. 营养失调：低于机体需要量

与频繁腹泻、吸收不良有关。

4. 焦虑

与频繁腹泻、疾病迁延不愈有关。

六、护理措施

1. 休息与体位

活动期患者应充分休息，减少精神和体力负担。给患者提供安静、舒适的休息环境，使患者身心得到全面的休息，以减少胃肠蠕动，减轻症状。

2. 饮食护理

给予易消化、少纤维素、高热量、高蛋白质、少渣软食。急性发作期和暴发型患者应进食无渣流质或半流质饮食，避免摄入生冷及含纤维素多的食物，忌食牛乳和乳制品。病情严重者应禁食并行胃肠外营养,使肠道得以休息,以利于减轻炎症、控制症状。

3.病情观察

观察患者腹泻的次数、量、性质,有无腹痛、发热、恶心、呕吐等伴随症状;观察有无口渴、疲乏无力、尿量减少等脱水表现;观察有无电解质紊乱、酸碱失衡的表现;还应观察进食情况,定期测量体重;监测粪便检查结果和生化指标变化。

4.对症护理

针对腹泻进行护理。①休息:腹泻严重者需卧床休息,安排患者在离卫生间较近的房间,或室内留置便器;②饮食护理与病情观察:同前;③静脉营养:遵医嘱及时补充液体、电解质、营养物质;④肛周皮肤护理:指导患者及其家属做好肛门及周围皮肤的护理,如手纸要柔软,擦拭动作宜轻柔,便后用肥皂与温水清洗肛门及周围皮肤,清洗后轻轻拭干局部,必要时局部涂抹无菌凡士林软膏或涂擦抗生素软膏以保护皮肤的完整。

5.用药护理

护理人员应向患者及其家属做好有关用药的解释工作,如药物的用法、作用、不良反应等。柳氮磺胺吡啶既可出现恶心、呕吐、食欲不振等消化系统不良反应,又可引起皮疹、粒细胞减少、自身免疫性溶血、再生障碍性贫血等,饭后服用可减少消化道症状,服药期间应定期复查血常规,出现不良反应时要及时报告医师。应用肾上腺皮质激素要注意激素用量和停药注意事项。对于采用灌肠疗法的患者,应指导患者尽量抬高臀部,从而延长药物在肠道内的停留时间。

6.心理护理

由于 UC 病程较长,症状反复出现,患者缺乏战胜疾病的信心,思想顾虑较重,久而久之患者会有抑郁或焦虑。护理人员应耐心向患者做好宣传、解释工作,使其认识到积极配合治疗、良好的心态调节可使症状得到较好控制和长期缓解,帮助患者树立战胜疾病的信心和勇气。

七、健康指导

(1)指导患者从休息、饮食等方面加强自我护理,以控制病情的发展,逐步缓解病情,直至康复。生活要有规律,注意劳逸结合。轻型患者可从事一般工作。饮食上要摄入高热量、高营养、少纤维、少刺激的食物,补充营养并减少肠道刺激。服用牛奶导致腹泻加重者,应避免服用牛奶及奶制品。

(2)指导患者及其家属正确认识疾病,以减轻患者心理压力,使其保持心情舒畅。

(3)告知患者及其家属坚持用药的重要性,说明药物的具体服用方法及有关不良反应。告知患者不要随意停药,服药期间要定期复查血常规。

第四章　泌尿内科疾病的护理

第一节　肾小球肾炎

一、急性肾小球肾炎

急性肾小球肾炎,简称急性肾炎。该病起病急,以血尿、蛋白尿、水肿和高血压为特征的肾脏疾病,可伴一过性肾损害,多见于链球菌感染后,其他细菌、病毒和寄生虫感染后也可引起。本节主要介绍链球菌感染后急性肾炎。

本病儿童较成人多见,发病前常有前驱感染史,多为急性链球菌感染所致上呼吸道感染,少见于皮肤感染。多在感染后1～3周发病,其中皮肤感染引起者潜伏期较呼吸道感染稍长。起病较急,病情轻重不一,轻者可无明显临床症状,仅表现为镜下血尿及血清补体异常,重者表现为少尿型急性肾衰竭,大多数预后良好,一般在数月内痊愈。本病为自限性疾病,无特效治疗,主要在于休息和对症治疗、防治急性期并发症、保护肾功能,以利其自然恢复。

(一)护理评估

1.健康史

评估患者起病前1～3周有无链球菌感染史,如急性扁桃体炎、咽炎、皮肤脓疱疮;患者年龄,既往就诊及用药情况。

2.身体状况

本病起病较急,病情轻重不一,典型者呈急性肾炎综合征的表现。

(1)尿液改变。

1)尿量减少。见于大部分患者起病初期,尿量常降至每日400～700 mL,1～2周后逐渐增多,但无尿少见。

2)血尿。常为首发症状,几乎所有病例均有血尿,约40%出现肉眼血尿。肉眼血尿多于数日或1～2周转为镜下血尿,镜下血尿持续时间较长,常为3～6个月或更久。

3)蛋白尿。绝大多数患者有蛋白尿,程度不等,多为轻、中度,少数为大量蛋白尿。

(2)水肿。常为首发症状,见于80%以上的患者,性质为非凹陷性,轻者仅见眼睑、颜面水肿,晨起明显,重者遍及全身,可伴有胸腔积液和腹腔积液。

(3)高血压。见于80%左右的患者。多为一过性高血压,利尿后血压可很快恢复正常。严重高血压较少见,重者可发生高血压脑病。

(4)肾功能异常。部分患者在起病早期可因尿量减少而出现一过性的轻度氮质血症,常于1～2周后,随尿量增加而恢复正常,极少数患者可出现急性肾衰竭。

(5)并发症。

1)心力衰竭。以老年患者多见。多于起病后1～2周内发生,但也可为首发症状,其发生与严重循环充血有关。

2)高血压脑病。儿童多见,多发生于病程早期。

3)急性肾衰竭。极少见,为急性肾炎死亡的主要原因,多数可逆。

3.心理—社会状况

由于起病较急、病情发展快,少数患者出现肾功能恶化,需进行透析治疗等,常使患者及其家属感到焦虑不安,出现紧张、抑郁、恐惧等负性心理反应。

4.实验室及其他检查

(1)尿液检查。几乎所有患者均有镜下血尿,尿中红细胞为多形性。尿沉渣中常有红细胞管型、颗粒管型,并可见白细胞、上皮细胞。尿蛋白多为(＋)～(＋＋)。

(2)血液检查。稀释性贫血,红细胞沉降率增快。

(3)抗链球菌溶血素"O"抗体(ASO)测定。ASO 常在链球菌感染后 2～3 周出现,3～5 周滴度达高峰,而后下降。

(4)血清补体测定。发病初期总补体及 C3 下降,8 周内逐渐恢复至正常水平。

(5)肾功能检查。可有轻度肾小球滤过率降低,血尿素氮和血肌酐升高。

(二)常见护理诊断/问题

1.体液过多

与肾小球滤过率下降导致水钠潴留有关。

2.活动无耐力

与疾病所致高血压、水肿等有关。

3.潜在并发症

急性左心衰竭、高血压脑病、急性肾衰竭等。

4.知识缺乏

缺乏自我照顾的有关知识。

5.有皮肤完整性受损的危险

与皮肤水肿、营养不良有关。

(三)护理目标

(1)尿量恢复正常,水肿明显减轻或消退。

(2)患者住院期间无严重循环充血、高血压脑病、急性肾功能不全等情况发生,或发生时能得到及时发现和处理。

(3)让患者及其家属了解休息、限制活动的意义,理解调整饮食的必要性,配合治疗与护理。

(四)护理措施

1.饮食护理

急性期严格限制钠的摄入,以减轻水肿和心理负担。一般每日盐的摄入应低于 3 g,待病情好转、水肿消退、血压下降后由低盐转为正常饮食。少尿者还应注意水和钾的摄入。另外,应根据肾功能调节蛋白质的摄入量,同时给予足够的热量和维生素。

2. 休息

急性期绝对卧床休息,症状明显者卧床休息 4～6 周,待水肿消退、肉眼血尿消失、血压恢复正常后,逐步增加活动量。1～2 年内应避免重体力活动和劳累。

3. 皮肤护理

由于水肿,皮肤表面张力增高,甚至皮肤有渗液及皮肤受压部位潮红、破溃,故应加强皮肤护理。

4. 病情观察

①液体出入量:准确记录患者 24 小时的液体出入量,若持续少尿,提示可能有急性肾衰竭;尿量增加,肉眼血尿消失则提示病情好转。②水肿情况:包括水肿的分布、部位、特点、程度及消长等,定期测量患者的体重、腹围,并注意其变化情况。③严密观察有无心、脑等重要器官损害的表现,以及有无电解质紊乱。

5. 用药护理

①使用利尿剂应注意观察尿量、水肿、血压变化,观察水、电解质紊乱的症状。②使用降压药时应定期检测血压,还应防治直立性低血压;如应用硝普钠,应新鲜配制,避光,准确地控制液体速度及浓度,以避免遇光后变色,影响疗效。

6. 健康指导

向患者及其家属介绍本病为自限性疾病,预后良好。介绍发病因素及防治方法,告知休息及对症治疗,尤其是强调限制患者活动是控制病情进展的重要措施,说明锻炼身体、增强体质、避免或减少上呼吸道感染、彻底清除感染灶是预防的主要措施,出院后适当限制活动,定期门诊随访。

二、慢性肾小球肾炎

慢性肾小球肾炎,简称慢性肾炎,是一组病情迁延、病变进展缓慢,最终将发展成为慢性肾衰竭的原发性肾小球疾病。临床上以水肿、高血压、蛋白尿、血尿及肾功能损害为基本表现。由于病理类型及病变所处的阶段不同,疾病表现呈多样化。病情时轻时重,个体间差异较大。以青、中年男性患病居多,病程常超过 1 年或长达 10 年以上。

慢性肾炎的致病原因仍不甚清楚,仅少数患者由急性肾炎迁延不愈转变而来。慢性肾炎的治疗以防止或延缓肾功能进行性衰退、改善或缓解临床症状及防治严重合并症为主要目的,而不以消除蛋白尿和尿红细胞为目标,故一般不宜使用糖皮质激素及细胞毒药物。使用单一药物治疗,疗效常不满意,应采取综合性防治措施。①积极控制高血压,但降压不宜过快、过低,以免降低肾血流量。②限制食物中蛋白质的摄入,一般为每日 30～40 g,尽量食用优质蛋白,可辅以多种氨基酸,以弥补体内必需氨基酸的不足。低蛋白饮食可降低肾小球内压力,减少近端小管 NH_4^+ 的生成,减轻由此而引起的肾小管、肾间质的炎症性损伤。③应用抗血小板药物,因慢性肾炎患者可能出现高凝状态,使用抗血小板药物具有稳定肾功能的作用。④避免加重肾功能损害的因素,如感染、脱水、劳累、妊娠及应用肾毒性药物等均可损伤肾,导致肾功能恶化,应予避免。

（一）护理评估

1.健康史

主要询问有无急性肾炎病史,有无与慢性肾小球肾炎发病密切相关的病毒、细菌感染史。此次发病前1周,有无感染、脱水、过度劳累、妊娠和应用肾毒性药物等诱发因素。

2.身体状况

（1）尿液改变。①蛋白尿:慢性肾炎必有的表现。有些患者可出现大量蛋白尿而表现为肾病综合征,大量蛋白尿持续存在可促使慢性肾炎病变进展。②血尿:大多为镜下血尿,也可为肉眼血尿。③尿量变化:多数患者尿量减少,一般每日在1 000 mL以下,少数可出现少尿;肾小管功能损害较明显者,尿量增多,并伴有夜尿量增多。

（2）水肿。水肿是水钠潴留和低蛋白血症所致。多为晨起时眼睑、颜面水肿,下午或劳累后出现下肢轻至中度凹陷性水肿。

（3）高血压。高血压的出现与水钠潴留、血中肾素和血管紧张素的增加有关。患者常有持续性中度以上的高血压,有肾衰竭时90%以上的患者有高血压。个别患者高血压可能是其主要的、十分突出的症状,并可同时出现与高血压有关的心、脑血管的并发症。

（4）肾功能损害表现。肾功能呈慢性进行性损害,早期可逐渐出现夜尿量增多,进一步发展则出现疲倦、乏力、头痛、失眠、食欲减退、营养不良、贫血等表现。进展速度主要与相应的病理类型有关。已有肾功能不全的患者在感染、劳累、失血、脱水、血压增高或应用肾毒性药物时,肾功能可急剧恶化;如能及时去除这些诱因,肾功能仍可得到一定程度的恢复。

（二）护理诊断/问题

1.体液过多

与肾功能受损,肾小球滤过率下降导致水钠潴留等有关。

2.营养失调:低于机体需要量

与慢性病程消耗过多及限制蛋白质摄入等有关。

3.焦虑

与病程长、治疗效果不理想有关。

4.潜在并发症

慢性肾衰竭。

（三）护理目标

（1）水肿明显减轻或消退。

（2）膳食合理,能摄取足够的营养,贫血及低蛋白血症得到纠正。

（3）能正确面对疾病的现状,情绪稳定,焦虑感减轻或消失。

（四）护理措施

1.一般护理

①增加卧床休息时间,尤其是全身重度水肿、血压升高或有器官功能损害者。长期卧床者应注意活动下肢,以防止静脉血栓形成。②告知患者不良心理反应可造成肾血流量的减少,加速肾功能的减退,应避免长期精神紧张、焦虑、抑郁等,保持良好的心态,坚持合理的防治方案,对预后有积极、良好的作用。③注意口腔卫生,做好口腔护理。

71

2.皮肤护理

督促患者保持皮肤清洁,养成良好的卫生习惯,对长期卧床的水肿患者,应防止发生压疮。

3.饮食护理

①低蛋白饮食:坚持低蛋白饮食是病情发展的重要措施。每日蛋白质摄入量为 0.6～0.8 g/kg,其中 60% 以上为高生物效价蛋白质(如瘦肉、鱼、禽、蛋、奶类);对于已发生慢性肾衰竭的患者,可根据肾小球滤过率调节蛋白质的摄入量。②保证热量供给,以免引起负氮平衡。热量一般为每日 125.5 kJ/kg,其中饱和脂肪酸和非饱和脂肪酸比为 1∶1,其余的热量由碳水化合物供给。注意补充各种维生素。③限水、限盐:应根据水肿及血压升高的程度控制水及钠盐的摄入。重度水肿、无尿患者按照"量出为入"的原则补充入液量,宜控制在前一日尿量加 500 mL。

4.病情观察

①严格记录患者 24 小时的液体出入量,注意水肿的分布、部位、特点、程度及消长等,在相同条件下定期测量患者的体重、腹围,注意其变化情况;观察患者有无出现胸腔积液、腹腔积液等全身水肿的征象。②密切观察生命体征,特别是血压的变化;注意肾衰竭、高血压脑病、循环衰竭、肺梗死、肢体静脉血栓形成等征象和有无呼吸道、泌尿道、皮肤等部位感染的发生。出现异常应及时通知医生处理,并配合做好相应的护理。

5.用药护理

准确执行医嘱,密切观察治疗效果及不良反应。①利尿剂:长期使用可出现电解质紊乱、高凝状态和加重高脂血症等不良反应。呋塞米等强效利尿药有耳毒性,应避免与链霉素等氨基糖苷类抗生素同时使用。②糖皮质激素:长期使用的患者可出现水钠潴留、高血压、动脉粥样硬化、糖尿病、精神兴奋性增高、消化道出血、骨质疏松、继发感染、类肾上腺皮质功能亢进症等。③环磷酰胺:容易引起骨髓抑制、肝损害、脱发等,大剂量冲击疗法时,应对患者实行保护性隔离,防止继发感染。④抗高血压药:应用过程中,应定时观察血压的变化,降压不宜过快或过低,以免影响肾灌注;长期服用者,应使患者充分认识降压治疗对保护肾功能的作用,嘱患者不可擅自改变药物剂量或停药,以确保满意的疗效。肾功能不全的高血压患者在使用血管紧张素转换酶抑制剂时,要注意监测有无高钾血症等。⑤血小板解聚药:使用时应注意观察有无出血倾向,监测出、凝血时间等。

6.特殊护理

需施行肾活组织检查者,实施前应做好解释工作和术前准备工作。

7.健康指导

告知患者应避免受凉,预防感染;保持乐观情绪,注意劳逸结合,避免剧烈运动和过重的体力劳动。学会自我监测水肿、尿量、尿色、血压等变化。长期坚持低蛋白饮食,避免使用肾毒性药物。定期门诊随访,复查尿常规及肾功能,以利早期发现病情变化并得到及时治疗。

第二节　肾病综合征

肾病综合征,简称肾病,是由各种肾脏疾病所致,以大量蛋白尿(尿蛋白＞3.5 g/d)、低蛋白血症(血浆清蛋白<30 g/L)、水肿、高脂血症为临床表现的一组综合征。

肾病综合征可分为原发性和继发性两大类。原发性肾病综合征是指原发于肾脏本身的肾小球疾病,急性肾炎、急进性肾炎、慢性肾炎均可在疾病发展过程中发生肾病综合征。继发性肾病综合征是指继发于全身性或其他系统的疾病,如系统性红斑狼疮、糖尿病、过敏性紫癜、肾淀粉样变性、多发性骨髓瘤等。本节仅讨论原发性肾病综合征。

本病治疗要点如下。①一般治疗。水肿明显者应卧床休息,并限制水、盐摄入。肾功能正常者可按正常量摄入蛋白1.0 g/(kg·d),同时注意补充各种维生素。②对症治疗。利尿消肿:多数患者经使用糖皮质激素和限水、限钠后可达到利尿消肿目的。经上述治疗水肿不能消退者可用利尿剂,轻度水肿常口服双氢氯噻嗪25～50 mg,或加服氨苯蝶啶50 mg,每日2～3次。重度水肿可静脉注射袢利尿剂,如呋塞米,20～120 mg/d。减少尿蛋白:持续大量蛋白尿可致肾小球高滤过,加重损伤,促进肾小球硬化。应用血管紧张素转化酶抑制剂(ACEI)和其他降压药,可通过有效控制高血压达到不同程度的减少尿蛋白的作用。降脂治疗:高脂血症可加速肾小球疾病的发展,增加心脑血管病的发生率,常用羟甲基戊二酰辅酶A还原酶抑制剂,如洛伐他汀等作为首选的降脂药。③抑制免疫与炎症反应为肾病综合征的主要治疗。糖皮质激素:可抑制免疫反应,减轻、修复滤过膜损害,并有抗炎、抑制醛固酮和抗利尿激素等作用。糖皮质激素的使用原则为起始足量、缓慢减药和长期维持。目前常用药为泼尼松,开始口服剂量1 mg/(kg·d),8～12周后每2周减少原用量的10%,当减至0.4～0.5 mg/(kg·d)时,维持6～12个月。糖皮质激素可采用全日量顿服;维持用药期间,2日量隔日1次顿服,以减轻糖皮质激素的不良反应。细胞毒药物:用于"激素依赖型"或"激素抵抗型"肾病综合征,常与糖皮质激素合用。环磷酰胺为最常用的药物,每日100～200 mg,分次口服,或隔天静脉注射,总量达到6～8 g后停药。环孢素:用于糖皮质激素抵抗和细胞毒药物无效的难治性肾病综合征。常用剂量为5 mg/(kg·d),分2次口服。服药2～3个月后缓慢减量,共服半年左右。

一、护理评估

(一)健康史

应注意了解患者起病的过程,有无感染或劳累等诱因,病程长短,是首次发病还是复发等。了解饮食情况、浮肿的部位及程度、尿量及性质、曾有的检查、用药情况等。

(二)身体状况

典型原发性肾病综合征的临床表现如下。

1.大量蛋白尿

典型病例可有大量选择性蛋白尿(尿蛋白>3.5 g/d),多以白蛋白为主。其发生机制为肾小球滤过膜的电荷屏障受损,致使原尿中蛋白含量增多,当超过肾小管的重吸收量时,形成大量蛋白尿。

2.低蛋白血症

血浆白蛋白低于30 g/L,主要为大量白蛋白自尿中丢失所致。除血浆白蛋白降低外,血中免疫球蛋白、抗凝及纤溶因子、金属结合蛋白等其他蛋白成分也可减少。

3.水肿

水肿是肾病综合征最突出的体征,其发生与低蛋白血症所致血浆胶体渗透压明显下降有关。严重水肿者可出现胸腔积液、腹腔积液以及心包积液。

4.高脂血症

肾病综合征常伴有高脂血症。其中以高胆固醇血症最为常见;三酰甘油(甘油三酯)、低密度脂蛋白(LDL)、极低密度脂蛋白(VLDL)也常可增加。

5.并发症

(1)感染。最常见的并发症和引起死亡的原因。主要由于肾病患者免疫功能紊乱,蛋白质营养不良及应用糖皮质激素和(或)免疫抑制剂治疗等,使患者常合并各种感染,常见有呼吸道、皮肤、泌尿道感染等。

(2)高凝状态及血栓形成。由于肝脏合成凝血因子和纤维蛋白原增加、尿中丢失抗凝血酶Ⅲ、高脂血症时血液黏滞度增高、血流缓慢、血小板聚集增加等原因,使肾病综合征患者常存在高凝状态,易形成血栓。临床以肾静脉血栓最常见,表现为腰痛或腹痛、肉眼血尿或急性肾衰竭。

(3)急性肾衰竭。多数为低血容量所致的肾前性急性肾衰竭,经扩容、利尿治疗后多可恢复,少数可发展为肾实质性急性肾衰竭,表现为无明显诱因出现少尿、无尿,经扩容、利尿无效,其发生机制可能是肾间质高度水肿压迫肾小管及大量蛋白尿阻塞肾小管,导致肾小管高压,肾小球滤过率骤减所致。

(4)其他。长期高脂血症易引起动脉粥样硬化、冠心病等心血管并发症;长期大量蛋白尿可导致严重蛋白质营养不良,儿童生长延迟;免疫球蛋白减少致机体抵抗力下降,易发生感染;金属结合蛋白及维生素 D 结合蛋白丢失可致体内铁、锌、铜缺乏,以及钙、磷代谢障碍。

(三)心理—社会状况

由于本病病程长、易复发,对首次发病的患者及家属应了解其对本病的认识程度。对复发患者应评估其对治疗是否有信心。注意评估患者对长期应用糖皮质激素造成的形象改变有否自卑心理及对治疗的依从性。

二、常见护理诊断/问题

1.体液过多

与低蛋白血症等导致的水钠潴留有关。

2.营养失调:低于机体需要量

与大量蛋白丢失有关。

3.有感染的危险

与免疫力下降、糖皮质激素的使用有关。

4.皮肤黏膜完整性受损的危险

与高度水肿有关。

5.潜在并发症

急性肾衰竭、电解质紊乱、高凝状态及血栓形成等。

6.自我形象紊乱

与长期应用糖皮质激素有关。

7.焦虑

与病情反复及病程长有关。

三、护理目标

（1）4～6周内水肿消退,体液分布正常。

（2）患者能摄入足够的营养物质。

（3）住院期间未并发皮肤损伤及感染。

（4）住院期间无高血压、电解质紊乱发生。

（5）患者对外形改变造成的影响有正确的认识。

（6）患者及其家属对疾病有较正确的认识,焦虑情绪减轻。

四、护理措施

1.休息

患者除严重水肿和高血压外,一般无须卧床休息,即使卧床也要经常变换体位,以防止血栓形成。

2.饮食护理

明显水肿或高血压时,短期限制钠盐的摄入,一般盐摄入量＜3 g/d,病情缓解后不必继续限盐,供给足够的热量,每日不少于 126 kJ（30kcal/kg）。肾功能正常时给予正常量的优质蛋白质,但当肾功能不全时,应根据内生肌酐清除率调整蛋白质的摄入量。注意补充各种维生素和矿物质。

3.预防感染

与感染性疾病患者分室收治,病房每日进行空气消毒,减少探视人数。

4.皮肤护理

应注意保持皮肤清洁、干燥。臀部和四肢水肿严重时,受压部位可垫棉圈或用气垫床;阴囊水肿用棉垫或吊带托起,皮肤破损可涂碘伏预防感染。

5.观察药物疗效及不良反应

（1）糖皮质激素。治疗期间注意每日血压、尿量、尿蛋白、血浆蛋白的变化情况。泼尼松应用过程中,应严格遵医嘱发药,保证患者服药。注意观察糖皮质激素的不良反应,如高血压、库欣综合征、消化性溃疡、骨质疏松等,遵医嘱及时补充维生素 D 及钙剂,以免发生骨质疏松或手足搐搦症。

（2）严重水肿的患者应用利尿剂时应特别注意尿量和血压,因患者循环血量降低,大量利尿可加重血容量不足,导致低血容量性休克和静脉血栓;还应注意是否存在电解质紊乱。

（3）应用免疫抑制剂。应用环磷酰胺时,需注意白细胞计数、胃肠道反应及出血性膀胱炎等,注意用药期间多饮水和定期查血常规。

（4）抗凝和溶栓疗法能改善肾病的临床症状,改变患者对糖皮质激素的效应,从而达到理想的治疗效果。用药过程中注意监测凝血时间及凝血酶原时间。

6.心理护理与健康教育

（1）强调糖皮质激素治疗的重要性,使患者主动配合并坚持按计划用药,尤其避免骤然停药,指导家属做好出院后的家庭护理。

（2）重点强调预防感染的重要性，使患者能采取有效措施避免感染，不去公共场所，避免复发。

（3）关心、爱护患者，多与患者交谈，指导家属多给患者心理支持，使其保持良好的情绪；恢复期可参加一些轻松的娱乐活动，安排一定的工作，以增强患者的信心，积极配合治疗。同时做好心理指导，防止因糖皮质激素导致自我形象紊乱而引起自卑、焦虑的心理。

（4）做好定期门诊随访。

第三节　肾盂肾炎

肾盂肾炎是尿路感染中的一种重要临床类型，是由细菌（极少数为真菌、病毒、原虫等）直接引起的肾盂、肾盏和肾实质的感染性炎症。本病好发于女性，女：男约为 8：1，尤以婚育龄女性、女幼婴和老年妇女患病率更高，临床上分为急性和慢性两期。

一、病因与发病机制

（一）病因

本病为细菌直接引起的感染性肾脏病变，近年也有认为细菌抗原激起的免疫反应可能参与慢性肾盂肾炎的发生和发展过程。致病菌以肠道细菌为最多，大肠埃希菌占 60% 以上，其次依次是副大肠埃希菌、变形杆菌、葡萄球菌、粪链球菌、产碱杆菌、铜绿假单胞菌等，偶见厌氧菌、真菌、病毒和原虫感染。有尿路器械检查史或长期留置尿管者可感染铜绿假单胞菌；白色葡萄球菌感染多发生于性生活活跃的女性；变形杆菌多发生于尿路结石的患者；另外，糖尿病和免疫功能低下者可伴发尿路真菌感染。

（二）发病机制

肾盂肾炎的发生与以下几方面因素有关。

1.感染途径

（1）上行感染。最常见。正常情况下尿道口周围有细菌寄居（主要来自肠道），当机体抵抗力下降或尿路黏膜损伤（如尿液高度浓缩、月经期间、性生活后），或入侵细菌的毒力大、黏附于尿路黏膜并上行传播能力强时，细菌侵入尿道并沿尿路上行到膀胱、输尿管、肾盂及肾实质，导致感染。因女性的尿道较男性短而宽，且尿道口离肛门近而常被细菌污染，故感染机会增高。

（2）血行感染。较少见。细菌由体内慢性感染病灶（如慢性扁桃体炎、鼻窦炎、龋齿、皮肤感染等）侵入血流，到达肾脏，引起炎症，称为血行感染。

（3）淋巴管感染。更少见。有学者认为，下腹部和盆腔器官的淋巴管与肾周围的淋巴管有多数交通支，在升结肠与右肾之间也有淋巴管沟通，因而当盆腔器官炎症、阑尾炎和结肠炎时，细菌可经淋巴管引起肾盂肾炎。

（4）直接感染。外伤或肾周器官发生感染时，该处细菌偶可直接侵入，引起感染。

2.易感因素

正常情况下，尿道口周围有细菌寄居或侵入肾，但并不引起肾盂肾炎，这与机体的自卫能力有关。①经常性排尿可将细菌冲出体外。②尿道黏膜分泌有机酸、IgG、IgA，有吞噬细胞的作用,男性排泄前列腺液对于后尿道有杀菌作用。③尿液 pH 低,含有高浓度尿酸及有机酸;尿液呈低张或高张,不利于细菌生长。④尿道上皮细胞可分泌黏蛋白,涂布于尿路黏膜表面,构成防止细菌入侵的保护层。临床上,导致人体自卫功能不良而易发生肾盂肾炎的因素主要有以下几方面。

(1)尿流不畅和尿路梗阻。是最主要的易感因素,如尿道狭窄、包茎、尿路结石、尿道异物、肿瘤、前列腺肥大、女性膀胱梗阻、神经性膀胱、膀胱憩室、妊娠子宫压迫输尿管、膀胱—输尿管反流、肾下垂等。此外,肾小管和集合管内有结晶(如高尿酸血症)等沉积时,细菌容易在肾内停留、生长、繁殖而感染。

(2)尿路畸形或功能缺陷。肾发育不良,肾、肾盂、输尿管畸形,如多囊肾、马蹄肾、海绵肾和膀胱输尿管反流等,均因肾内防卫功能不良而导致细菌感染。

(3)机体免疫功能低下。慢性全身性疾病患者,如糖尿病、慢性肝病、肾病、肿瘤、贫血、营养不良及长期应用免疫抑制剂者,因机体抵抗力下降而发生感染。

(4)其他。尿道口或尿道口周围的炎症病变,如尿道旁腺炎、阴道炎、前列腺炎、会阴部皮肤感染等,细菌沿尿路上行引起肾盂肾炎;导尿、尿路器械检查也易促发尿路感染。

二、临床表现

(一)急性肾盂肾炎

1.全身表现

起病急,常有寒战、高热(体温可达 39 ℃以上)、全身不适、疲乏无力、食欲减退、恶心、呕吐,甚至腹痛或腹泻等。血培养可阳性。如高热持续不退,提示并发尿路梗阻、肾周脓肿或败血症等。

2.肾脏和尿路局部表现

可有或无尿频、尿急、尿痛、耻骨弓上不适等尿路刺激征,常伴腰痛或肾区不适,肋脊角有压痛和(或)叩击痛,腹部上、中输尿管点和耻骨上膀胱区有压痛。

3.尿液变化

外观浑浊,可见脓尿或血尿。临床上轻症患者全身症状可不明显,仅有尿路局部改变和尿液变化。上行感染发病者多有明显尿路局部症状,而血行感染致病时全身表现较突出。

4.并发症

(1)肾乳头坏死。常发生于严重的肾盂肾炎伴糖尿病或尿路梗阻时,可出现败血症、急性肾衰竭等。临床表现为高热、剧烈腰痛、血尿,可有脱落的坏死组织从尿中排出,发生肾绞痛。

(2)肾周围脓肿。常由严重的肾盂肾炎直接扩散而来,多有尿路梗阻等易感因素。患者原有临床表现加重,出现明显单侧腰痛,向健侧弯腰时疼痛加剧。宜选用强效的抗感染治疗,必要时行脓肿切开引流。

(二)慢性肾盂肾炎

慢性肾盂肾炎临床表现多不典型,常复杂多样,重者急性发病时临床表现为典型的急性肾盂肾炎,可有明显全身感染症状,轻者则可无明显全身表现,仅有肾、尿路症状及尿液改变,也有的仅有尿检异常而无自觉症状。常见下列 5 型。

1.复发型

常多次急性发作,发病时可有全身感染症状、尿路局部表现及尿液变化等,类似急性肾盂肾炎。

2.低热型

以长期低热为主要表现,可伴乏力、腰酸、食欲不振、体重减轻等。

3.血尿型

可以血尿为主要表现,呈镜下或肉眼血尿,发病时伴腰痛、腰酸和尿路刺激症状。

4.隐匿型

无任何全身或局部症状,仅有尿液变化,尿菌培养可阳性,又称无症状性菌尿。

5.高血压型

在病程中出现高血压,偶可发展为急进型高血压,可伴贫血,但无明显的蛋白尿和水肿等。

除上述类型外,少数病例尚可表现为失钠性肾病、失钾性肾病、肾小管酸中毒和慢性肾功能不全等。

三、诊断

1.急性肾盂肾炎

起病急,有明显的全身感染症状,肋脊角疼痛、压痛和叩击痛,血白细胞增多和尿细菌学检查阳性。不少肾盂肾炎无典型的临床症状,因此不能单纯依靠临床症状和体征诊断,而应依靠实验室检查结果。

2.慢性肾盂肾炎

肾盂肾炎多次发作或病情迁延不愈,病程达半年以上,又有肾盂肾盏变形、缩窄,两肾大小不等、外形凹凸不平或肾小管功能持续减退者可确诊。对某些低热型、血尿型、高血压型等不典型患者和无自觉症状的隐匿型病例,则主要依靠多次尿细菌检查和尿细胞检查,必要时做肾 X 线检查可确诊。

四、治疗

(一)急性肾盂肾炎

1.一般治疗

注意休息,多饮水,勤排尿。给予易消化、高热量、富含维生素饮食。反复发作者,积极寻找病因,及时去除诱发因素。

2.抗菌药物治疗

(1)轻型急性肾盂肾炎。经单剂或 3 日疗法治疗失败的尿路感染或轻度发热和(或)肋脊角叩痛的肾盂肾炎,应口服有效抗生素 14 日,一般用药 72 小时显效,如无效,则应根据药物敏感试验结果更改药物。

(2)较严重急性肾盂肾炎。发热、体温>38.5 ℃、血白细胞增多等全身感染中毒症状明显者,静脉输注抗生素。无药敏试验结果前,暂用环丙沙星、氧氟沙星或庆大霉素,必要时改用头孢噻肟或头孢唑啉。获得药敏试验报告后,酌情使用肾毒性小而便宜的抗生素。静脉用药至退热 72 小时后,改用口服有效抗生素,完成 2 周疗程。

(3)重型急性肾盂肾炎。寒战、高热、血白细胞明显增多、核左移等严重感染中毒症状,甚至低血压、呼吸性碱中毒,疑为革兰阴性菌所致败血症者,多是复杂性肾盂肾炎,无药敏试验结果前,可选用下述抗生素联合治疗:①半合成的广谱青霉素,如他唑西林或羧苄西林,毒性低,价格较第三代头孢菌素便宜;②氨基糖苷类抗生素,如妥布霉素或庆大霉素;③第三代头孢菌素类,如头孢曲松钠。通常使用一种②加上1种①或③联用起协同作用,退热72小时后,改用口服有效抗生素,完成2周疗程。

3.碱化尿液

口服碳酸氢钠片,每次1 g,每日3次,可增强上述抗生素的疗效,减轻尿路刺激症状。

(二)慢性肾盂肾炎

1.一般治疗

寻找并去除导致发病的易感因素,尤其是解除尿流不畅、尿路梗阻,纠正肾和尿路畸形。多饮水,勤排尿,增加营养,提高机体免疫力等。

2.抗生素治疗

药物选用与急性肾盂肾炎相似,但治疗较困难。抗菌治疗原则:①常需两类药物联合应用,必要时中西医结合治疗;②疗程宜适当延长,选用敏感药物;③抗菌治疗同时,寻找并去除易感因素;④急性发作期用药同急性肾盂肾炎。

五、常见护理诊断/问题

1.体温过高

与细菌感染有关。

2.排尿异常

与炎症及理化因素刺激膀胱有关。

3.知识缺乏

缺乏对本病的有关防护知识。

六、护理措施

1.休息

急性期注意卧床休息,给患者提供安静、舒适的休息环境,尽量集中完成各项治疗、护理操作,避免过多干扰患者。加强生活护理,及时更换汗湿衣被。慢性期保证休息和睡眠,避免劳累。

2.饮食

轻症者进清淡、富营养、易消化饮食。发热、全身症状明显者,应予流质或半流质饮食,消化道症状严重者可静脉补液,同时注意口腔护理,必要时遵医嘱用止吐剂。鼓励患者尽量多饮水,每日入量在2 500 mL以上,保证有足够的尿量,促使细菌和炎性分泌物从尿中排出体外。

3.密切观察病情

监测体温变化并做好记录,高热者可用冰敷,用温水、乙醇擦浴等物理降温法,必要时使用药物退热,注意观察和记录降温效果。如高热持续不退或体温更加升高且腰痛加剧,应考虑是否有肾周脓肿、肾乳头坏死等并发症的发生,应及时报告医师并协助处理。

4.用药护理

遵医嘱使用抗生素,向患者解释有关药物的作用、用法、疗程、注意事项,注意观察药物不良反应。①磺胺类药物:口服要多饮水,同服碳酸氢钠等碱化药可增强疗效、减少磺胺结晶所致结石等;②呋喃妥因:可引起恶心、呕吐、食欲不振等消化道反应,宜饭后服用,长期服用可并发末梢神经炎,出现肢端麻木、反射减退等,同服维生素 C 酸化尿液可增强其疗效;③氟哌酸、环丙沙星:可引起皮肤瘙痒,轻度恶心、呕吐等消化道反应;④氨基糖苷类抗生素:对肾脏和听神经均有毒性作用,可引起耳鸣、听力下降,甚至出现耳聋及过敏反应等。

5.尿细菌学检查的护理

向患者解释检查的意义和方法。尿细菌定量培养的注意事项:①在使用抗生素之前或停用抗生素 5 日后留取标本,留取标本前避免大量喝水;②留取标本时严格无菌操作,用肥皂水充分清洁外阴、男性包皮,用消毒液消毒尿道口;③留取清晨第一次中段尿,使尿液在膀胱内停留 6～8 小时以上,在 1 小时内送细菌培养或冷藏保存;④尿标本中勿混入消毒药液及患者的分泌物如女性白带等。

七、健康指导

1.注意个人清洁卫生

保持会阴部及肛周皮肤的清洁,女婴勤换尿布和清洗会阴部,避免粪便污染尿道;女性忌盆浴,月经期、妊娠期、产褥期更要注意。育龄期妇女急性期治愈后 1 年内避免怀孕。

2.坚持适当的体育运动

避免劳累和便秘,提高机体抵抗力。

3.多饮水、勤排尿

每次排尿尽量使膀胱排尽,不憋尿;避免不必要的导尿等侵入性检查。

4.及时治疗局部炎症

如女性尿道旁腺炎、阴道炎,男性前列腺炎等。如炎症发作与性生活有关,避免不洁性交,注意事后即排尿和清洁外阴,并口服合适的抗生素或高锰酸钾坐浴预防。

5.疗效判断

正规用药后 24 小时症状即可好转,如经 48 小时治疗仍无效,应换药或联合用药。症状消失后再用药 3～5 日,2～3 周内每周行血常规和尿细菌学检查各 1 次,第 6 周再检查 1 次,两次检查正常方可认为临床痊愈。

6.二次排尿

膀胱—输尿管反流者,进行二次排尿,即每次排尿后数分钟,再排尿 1 次。

7.随访

定期门诊复查,不适时应随访。

第四节　急性肾衰竭

急性肾衰竭是由各种病因引起的肾功能在短期内(数小时或数日)急剧下降的临床综合征。主要表现为少尿或无尿,血尿素氮和血肌酐迅速升高,水、电解质紊乱及酸碱失衡以及出现尿毒症症状。若能及时诊治和去除病因,肾功能可完全恢复;反之,若延误诊断,则可导致患者死亡。急性肾衰竭有广义和狭义之分,广义的肾衰竭包括肾前性(肾缺血、肾毒素引起)、肾后性(肾以下部位发生梗阻,尿液不能排出而致)和肾实质性(由肾小球、肾小管、肾间质、肾血管等病变引起)3类,本节主要讨论狭义的急性肾衰竭,即急性肾小管坏死,是最常见的急性肾衰竭类型。

急性肾小管坏死的病因主要有以下两类。①肾缺血:各种原因导致心排血量急剧减少,如严重心力衰竭或低心排血量综合征(由心肌疾病、心脏瓣膜疾病、心脏压塞、心律失常等所致);细胞外液特别是血管内液严重不足,如大出血、呕吐、腹泻、烧伤、休克等,使有效循环血量减少,肾血流灌注不足,发生肾缺血。②肾毒素:外源性毒素,如生物毒素(蛇毒、青鱼胆和细菌内毒素等)、化学毒素(氧化汞、磷化锌、砷、铅、四氯化碳等)、抗生素(氨基糖苷类、利福平、磺胺类等)和造影剂等;内源性毒素,如血红蛋白、肌红蛋白等。

急性肾衰竭治疗如下。①预防和治疗基础病因:纠正全身循环血流动力学障碍,避免应用和处理外源性或内源性肾毒性物质。②饮食和营养:保证能量供给,控制蛋白质摄入,维持水平衡。③防治高钾血症:严格限制含钾药物,尽量避免摄入含钾较多的食物,禁用库存血,清除体内坏死组织;当血钾超过 6.5 mmol/L 时,应紧急处理,静脉应用 10％葡萄糖酸钙 10～20 mL、5％碳酸氢钠或 11.2％乳酸钠 100～200 mL、50％葡萄糖注射液加普通胰岛素 10 U 缓慢静脉滴注等,以降低血钾;最有效的疗法是血液透析或腹膜透析。④纠正代谢性酸中毒:根据病情选用 5％碳酸氢钠治疗。⑤透析疗法:早期血液透析或腹膜透析是救治急性肾衰竭,帮助患者度过少尿期的重要措施,并可减少患者发生感染、出血、昏迷等威胁生命的并发症。恢复期了,无须特殊处理,定期随访肾功能,避免使用肾毒性药物。

一、护理评估

(一)健康史

询问近期有无严重心脏疾病,如心力衰竭、心肌疾病、心律失常、心脏压塞;有无影响循环血量的疾病,如大出血休克、脱水、烧伤、糖尿病等病史;有无应用肾毒性药物及感染史。同时,应了解有无尿路结石、双侧肾盂积液、前列腺增生和肿瘤等引起的尿路梗阻等病情存在。

(二)身体状况

急性肾衰竭典型病程可分为 3 期:起始期、维持期、恢复期。

1.起始期

起始期指典型肾前性氮质血症至肾小管坏死之前这一阶段。此期有严重肾缺血,但尚未发生明显的肾实质损伤,若及时治疗,可避免急性肾小管坏死的发生。此期以原发病的症状体征为主要表现,伴有尿渗透压和滤过率下降。起始期历时短,数小时至 2 日,肾损害可逆转。

2.维持期

维持期又称少尿期。一般为 7～14 日,也可短至几日,有时可长至 4～6 周。肾小球滤过率保持在低水平,许多患者出现少尿(<400 mL/d)。但有些患者可无少尿,尿量在400 mL/d以上,称非少尿型急性肾衰竭,其病情大多较轻,预后较好。然而不论尿量是否减少,随着肾功能减退,临床上均可出现一系列尿毒症表现。

(1)全身并发症。

1)消化系统症状。为最早出现的系统症状,可有食欲减退、恶心、呕吐、腹胀、腹泻等,严重者可发生消化道出血。

2)呼吸系统症状。除肺部感染的症状外,因容量负荷过度,可出现呼吸困难、咳嗽、憋气、胸痛等症状。

3)循环系统症状。多因尿少和未控制饮水,以致体液过多而出现高血压、心力衰竭和肺水肿表现;因毒素滞留、电解质紊乱、贫血及酸中毒,可引起各种心律失常及心肌病变。

4)神经系统症状。可出现意识障碍、躁动、谵妄、抽搐、昏迷等尿毒症脑病症状。

5)血液系统症状。可有出血倾向和轻度贫血现象。

6)其他。常伴有感染,其发生与进食少、营养不良、免疫力低下等因素有关,感染是急性肾衰竭的主要死亡原因之一。此外,在急性肾衰竭同时或在疾病发展过程中还可合并多脏器功能衰竭,患者病死率可高达70%以上。

(2)水、电解质和酸碱平衡失调。其中高钾血症、代谢性酸中毒最为常见。

3.恢复期

此期肾小管细胞再生、修复。肾小球滤过率逐渐恢复至正常或接近正常范围。少尿型患者开始出现利尿,可有多尿表现,每日尿量可达 3 000~5 000 mL,甚至更多。通常持续 1~3 周,继而再恢复正常。与肾小球滤过率相比,肾小管功能的恢复相对延迟,常需数月后才能恢复,部分病例需 1 年以上,若肾功能持久不恢复,提示肾脏遗留有永久性损害。

(三)心理—社会状况

急性肾衰竭起病急、症状明显,患者及其家属常感到焦虑不安和担忧。后期病程恶化,常易产生悲观、绝望情绪。

二、常见护理诊断/问题

1.体液过多

与急性肾衰竭致肾小球滤过功能受损、水分控制不严有关。

2.营养失调:低于机体需要量

与营养的摄入不足及透析等原因有关。

3.有感染的危险

与饮食限制蛋白质摄入、机体抵抗力低下及透析有关。

4.潜在并发症

高钾血症、代谢性酸中毒、高血压脑病、急性左心衰竭、心律失常、弥散性血管内凝血、多脏器功能衰竭等。

三、护理目标

(1)病情好转,排尿正常,体液潴留症状消失。

(2)膳食合理,营养得到适宜的补充。

(3)引起患者感染的危险因素消除,不发生感染。

四、护理措施

1.一般护理

①安置患者绝对卧床休息以减轻肾负担,注意活动下肢,防止静脉血栓形成。②体贴、关心患者,解释本病的有关知识,指导患者避免和消除精神紧张、恐惧、焦虑等不良心理反应,以

免加重病情、加速肾功能的衰退。

2.饮食护理

(1)限制蛋白质摄入。应限制食物中蛋白质的摄入量在 0.8 g/(kg·d),并适量补充必需氨基酸;血液透析患者的蛋白质摄入量为1.2~1.4 g/(kg·d),腹膜透析时为1.2~1.5 g/(kg·d)。

(2)保证热量供给。低蛋白饮食的患者需注意提供足够的热量,热量供给一般为 147 kJ/(kg·d),主要由碳水化合物和脂肪供给。必要时静脉补充营养物质。

(3)维持水平衡。急性肾衰竭少尿时,常发生水过多,因此,少尿期应严格计算 24 小时的出入液量,按照"量出为入"的原则补充入液量,24 小时的补液量应为显性失液量及不显性失液量之和减去内生水量。在实际应用中,补液量的计算一般以前一日的尿量加 500 mL 计算。发热患者只要体重不增加,可增加进液量。

(4)减少钾的摄入。尽量避免食用含钾多的食物,如白菜、萝卜、榨菜、橘子、香蕉等。需输血的患者避免输入库存血。

3.病情观察

对急性肾衰竭患者应进行临床监护,监测的内容如下。①24 小时的液体出入量,如经治疗,尿量没有恢复正常,反而进一步减少,甚至出现无尿,提示严重的肾实质损害。②生命体征、意识变化。③水肿:包括部位、特点、程度及消长等,在相同条件下定期测量患者的体重、腹围,并注意其变化情况。观察患者有无出现胸腔积液、腹腔积液等全身严重水肿的征象以及水中毒或稀释性低钠血症的症状,如头痛、嗜睡、意识障碍、共济失调、昏迷、抽搐等。④配合医生做好肾功能各项指标和电解质、血 pH 等变化的观察,并进行心电监护,以及早发现高钾血症,协助医生对患者的病情及时做出判断和处理。⑤监测感染及重要器官的功能情况,如有无上消化道出血、心力衰竭、肺梗死、高血压脑病等表现。

4.用药护理

遵医嘱使用利尿剂和血管扩张剂,观察利尿、降压效果及不良反应。发生高钾血症时配合医生进行紧急处理,做好血液透析准备。

5.防治感染

感染是急性肾衰竭少尿期的主要死亡原因,常见呼吸道、泌尿道、皮肤等部位的感染。在护理中应将患者安置在单人房间,做好病室的清洁消毒;注意无菌操作,透析的各个环节应严格执行无菌操作;需留置尿管的患者应加强消毒,定期更换尿管,进行尿液检查以确定有无尿路感染。卧床患者加强皮肤护理,防止压疮和皮肤感染的发生。做好口腔护理,保持口腔清洁,防止发生感染。如已发生感染,应及时完成细菌培养的标本采集,以便医生根据细菌培养和药敏试验结果,合理选用针对性强、效力高而无肾毒性的抗生素。

6.健康指导

①向患者及其家属讲述急性肾衰竭的临床过程和早期透析治疗的重要性,指导患者保持乐观情绪,配合治疗和护理。②合理膳食,如勿食过咸和含钾高的食物,增强体质,适当锻炼。③注意个人清洁卫生,注意保暖,防止受凉,注意预防呼吸道、皮肤感染;不使用对肾功能有害的药物。④定期门诊随访,监测肾功能及尿量等。

第五节 慢性肾衰竭

慢性肾衰竭是由于肾功能缓慢进行性减退,最终导致体内代谢产物潴留、水与电解质紊乱及酸碱平衡失调和全身各系统症状的一组临床综合征,是慢性肾脏疾病的严重阶段,为各种原发和继发性慢性肾脏疾病持续发展的共同转归。

在我国,慢性肾衰竭的常见病因为原发性慢性肾炎、梗阻性肾病(如尿路结石、神经性膀胱、前列腺肥大等)、糖尿病肾病、狼疮肾炎、高血压肾病、多囊肾等。慢性肾衰竭根据其肾损害程度分以下4期。①肾储备能力下降期:肾小球滤过率(GFR)降至正常的50%~80%,血清肌酐(Scr)正常,临床无症状。②氮质血症期:GFR降至正常的25%~50%,Scr高于正常,但小于450 μmol/L,临床无明显症状,可有轻度贫血、多尿和夜尿。③肾衰竭期:GFR降至正常的10%~25%,Scr显著升高至450~707 μmol/L;贫血较明显,夜尿增多,水、电解质紊乱,并可有轻度胃肠道、心血管和中枢神经系统症状。④尿毒症期:GFR进一步下降至正常的10%以下,Scr>707 μmol/L,肾衰竭症状十分显著。

慢性肾衰竭的治疗应根据肾功能处于不同阶段而确定相应的治疗重点。尿毒症期之前,以去除导致肾功能损害的所有不利因素为治疗重点;至慢性肾衰竭终末期,适时选择合适的肾替代手段(如血液透析、腹膜透析、肾移植等)为治疗关键。

一、护理评估

(一)健康史

评估有无慢性肾脏疾病、前列腺增生症、系统性红斑狼疮、糖尿病、原发性高血压等病史;询问起病前有无明显的诱因,如感染、心力衰竭、应用肾毒性药物等。同时,应了解既往有无类似的发病情况、诊断及用药情况、治疗效果及不良反应等。

(二)身体状况

慢性肾衰竭起病缓慢,早期仅表现为基础疾病的症状,病情发展到"健存肾单位"不能调节适应机体最低要求时,才会逐渐出现尿毒症症状。慢性肾衰竭的症状十分复杂,可累及人体各个脏器,出现各种代谢紊乱的表现。

1.胃肠道表现

此为最常见的症状。最早表现为食欲不振,而后出现上腹饱胀、恶心、呕吐、腹泻、舌和口腔黏膜溃疡,口腔有尿臭味,且常见消化道出血。

2.心血管表现

①高血压:大部分患者存在不同程度的高血压,主要是由于水钠潴留引起的,也与肾素活性增高有关。高血压可引起左心室扩大、心力衰竭、动脉硬化及继续加重肾损害,少数患者可发生恶性高血压。②心力衰竭:常见的死亡原因之一,大多与水钠潴留及高血压有关,部分患者可能与尿毒症性心肌病有关。表现与一般心力衰竭相同。不典型者,仅表现为尿量突然减少或水肿加重。③心包炎:主要见于透析不充分者,常有剧烈左胸痛及心包摩擦音,严重者可出现心脏压塞。④动脉粥样硬化:常有高三酰甘油血症及轻度胆固醇升高,脑动脉和全身周围

动脉均可发生动脉粥样硬化,是尿毒症的主要死亡原因之一。

3.血液系统表现

①贫血:尿毒症必有的症状。常为正色素性正细胞性贫血,贫血程度与肾功能下降程度密切相关。主要原因是肾脏产生促红细胞生成素(EPO)减少,以及毒素使红细胞寿命缩短、造血原料不足、血液透析时失血等。②出血倾向:晚期患者常表现为皮下出血、鼻出血、牙龈出血,甚至发生呕血、便血、血尿、颅内出血、月经过多等,少数可有心包出血。出血倾向与外周血小板破坏增多、出血时间延长、血小板聚集和黏附能力下降等有关。③白细胞异常:白细胞趋化、吞噬和杀菌的能力减弱,因而容易发生感染。部分患者粒细胞或淋巴细胞减少。

4.呼吸系统表现

严重酸中毒时呼吸深长。代谢产物的潴留可引起尿毒症性支气管炎、肺炎胸膜炎等,并易患肺结核。

5.神经肌肉表现

早期常有精神萎靡不振、疲乏、失眠、注意力不集中等症状;晚期出现性格改变,如抑郁、记忆力下降、判断错误、表情淡漠、精神异常、谵妄、幻觉、昏迷等。神经肌肉兴奋增加的表现有呃逆、肌肉痛性痉挛、抽搐等,晚期常有感觉异常,如肢体麻木、烧灼感或疼痛感,最常见的是肢端呈袜套样分布的感觉丧失。

6.皮肤表现

皮肤瘙痒常见,且伴有抓痕。患者面色较深而萎黄,伴轻度水肿,称为"尿毒症"面容,系弥漫性黑色素沉着所致。尿素随汗液经皮肤排出后,可形成白色结晶,称为尿素霜。

7.肾性骨营养不良症

肾性骨营养不良症简称肾性骨病。常见有纤维性骨炎、尿毒症骨软化症、骨质疏松症和骨硬化症。晚期可发生骨痛、关节畸形、病理性骨折等。

8.内分泌失调

患者的血浆活性维生素 D_3、促红细胞生成素(EPO)降低。常有性功能障碍,女性可出现闭经、不孕等。

9.水、电解质和酸碱失衡

①失水或水过多,表现为脱水或水肿、血容量过多、高血压、心力衰竭等。②高钠或低钠血症、高钾或低钾血症、低钙血症、高磷血症。③代谢性酸中毒等。

10.并发感染

与机体免疫功能低下、白细胞功能异常等有关。以肺部和尿路感染常见,血液透析患者易发生动静脉瘘感染、肝炎病毒感染等。这是尿毒症的主要死因之一。

(三)心理—社会状况

慢性肾衰竭病程长,长期治疗效果不理想,常使患者及其家属感到担忧和焦虑不安。后期病情恶化及治疗费用昂贵,则可产生各种情绪反应,如抑郁、悲观、恐惧、绝望等情绪。

二、常见护理诊断/问题

1.体液过多

与肾小球滤过功能降低导致水钠潴留或补液不当等因素有关。

2.营养失调:低于机体需要量

与氮质血症有关。

3.有感染的危险

与营养不良、贫血、机体抵抗力下降有关。

4.活动无耐力

与心脏病变、贫血、水电解质和酸碱平衡紊乱有关。

三、护理目标

(1)水肿减轻或消退,肾功能改善。

(2)能摄入足够的营养物质,维持较好的营养状态。

(3)知道引起感染的危险因素和预防感染的措施,无感染发生。

(4)活动耐力增强。

四、护理措施

1.一般护理

注意增加患者卧床休息时间,全身水肿或有器官功能损害者,应绝对卧床休息。定时活动下肢,防止静脉血栓形成。协助患者做好各项生活护理,避免过度劳累,以减轻肾脏负担。根据病情指导患者合理安排活动,活动时以不出现疲劳、胸痛、呼吸困难、头晕等为宜。

2.饮食护理

给予高热量、富含维生素、低蛋白、易消化饮食。供给的蛋白质应是富含必需氨基酸的高生物效价优质蛋白,蛋白质的摄入量应根据患者的 GFR 来调节,当 GFR＜50 mL/min 时,应开始限制蛋白质的摄入,且要求饮食中 50% 以上的蛋白质是富含必需氨基酸的蛋白;当内生肌酐清除率(Ccr)＞20 mL/min 时,每日摄入蛋白约为 40 g 或 0.7 g/kg;Ccr 为 10～20 mL/min 时,每日摄入蛋白约为 35 g 或 0.6 g/kg;Ccr 为 5～10 mL/min时,每日摄入蛋白约为 25 g 或 0.4 g/kg;Ccr＜5 mL/min 时,每日摄入蛋白约为 20 g 或 0.3 g/kg,此时患者需应用必需氨基酸疗法。长期低蛋白饮食的患者,应遵医嘱采用必需氨基酸疗法或必需氨基酸及 α-酮酸的混合疗法,必要时可静脉输入清蛋白,以防止发生蛋白质营养不良症。供给患者足够的热量,以减少体内蛋白分解,主要由碳水化合物和脂肪供给,注意供给富含维生素 C、B 族维生素和叶酸的食物。高钾血症时,应限制摄入含钾量高的食物,如有低钙血症,可摄入含钙量较高的食物,如牛奶,或遵医嘱使用活性维生素 D 及钙剂等。对进行透析治疗的患者,应按透析时的饮食治疗要求调整。

3.心理护理

加强与患者的沟通和心理疏导,鼓励患者说出患病后的心理感受,并给予关爱和同情。向患者及其家属解释各项检查、治疗的目的,增强患者对治疗的信心,能积极自觉地配合检查和治疗。指导患者注意避免长期的精神紧张、焦虑、抑郁等,以免加重病情、加速肾功能的衰退。

4.病情观察

密切观察患者的生命体征,定时测量体重,准确记录液体出入量。定期监测肾功能、电解质、血清白蛋白、血红蛋白等变化。观察有无液体量过多的症状和体征,注意有无感染灶出现,有无高钾血症、低钙血症的征象,发现异常,及时通知医生处理。

5.用药护理

遵医嘱准确使用利尿、降压、强心等药物和红细胞生成素,并注意观察药物不良反应,如发现,应及时报告医生,协助处理。静脉输入必需氨基酸时,应注意输液速度,注意保护和有计划地使用血管,尽量保留前臂、肘等部位的大静脉,以备用于血液透析治疗。输液过程中若有恶心、呕吐时,应减慢输液速度并遵医嘱给予止吐剂;切勿在氨基酸内加入其他药物,以免引起不良反应。

6.防治感染

积极配合医生做好感染的防治工作。尽量将患者安置在单人病室,减少探视人员的人数、次数和时间,防止交互感染。协助患者做好全身皮肤黏膜的清洁,保持皮肤清洁,预防皮肤感染。各种操作严格遵守无菌原则,认真做好血液透析或腹膜透析置管护理、口腔护理及尿管护理。准确留取各种标本,如痰液、尿液、血液等,并及时送检。遵医嘱使用抗生素,并协助医生进行相应处理。

7.健康指导

①向患者及其家属介绍慢性肾衰竭的临床过程和治疗的进展,告知透析治疗的重要性,以减轻其不安和恐惧的心理,使其能积极配合治疗和护理。指导患者保持乐观情绪。②注意个人卫生,注意预防呼吸道、皮肤感染,皮肤瘙痒时切勿用力搔抓,以免破损引起感染;注意会阴部的清洁卫生。③强调合理饮食的重要性,严格遵从饮食治疗的原则,尤其是蛋白质的合理摄入和限制钠、钾的摄入。④告知患者必须遵医嘱用药,避免使用肾毒性药物,如氨基糖苷类抗生素等。定期复查肾功能、血清电解质等,准确记录每日的尿量、血压、体重。

第五章 血液科疾病的护理

第一节 贫血

贫血是指单位容积周围血液中的血红蛋白(Hb)浓度、红细胞计数和(或)红细胞比容低于相同年龄、性别和地区的正常范围下限的一种常见临床症状。其中以血红蛋白浓度的降低最为重要,因红细胞计数不一定能准确反映出贫血是否存在及贫血的程度。在小细胞低色素性贫血时,红细胞的减少比血红蛋白的降低程度轻;相反,在大细胞性贫血时,红细胞的减少比血红蛋白降低的程度更显著。我国海平面地区成人血红蛋白测定:男性<120 g/L、女性<110 g/L、妊娠期<100 g/L;红细胞:男性<$4.5×10^{12}$/L、女性<$4.0×10^{12}$/L、妊娠期<$3.0×10^{12}$/L;红细胞比容:男性<42%容积、女性<37%容积、妊娠期<30%容积时,均可诊断为贫血。各种类型贫血的病理生理学基础均为红细胞和血红蛋白含量减少、携氧能力降低,引起全身各器官和组织缺氧产生的一系列临床表现。贫血症状的轻重不但取决于贫血发生的速度、程度、机体对缺氧适应能力、患者的体力活动程度,也与患者的年龄、有无心脑血管基础疾病等有关。贫血不是一种独立的疾病,各系统疾病均可引起贫血。

一、缺铁性贫血

缺铁性贫血是体内用来制造血红蛋白的储存铁缺乏、血红蛋白合成减少、红细胞生成障碍引起的一种小细胞、低色素性贫血,是临床上最常见的贫血,多见于育龄妇女及婴幼儿。

(一)病因与发病机制

1.病因

(1)铁需求量增加而摄入不足。成年男性和已绝经妇女每日要从食物摄铁量为1.0~1.5 mg,一般饮食已足够供给。婴幼儿、青少年、妊娠和哺乳期的妇女需铁量相对增加,如果饮食中缺少铁的摄入,则易引起缺铁性贫血。青少年偏食易引起缺铁;人工喂养的婴幼儿如不及时补充蛋类、肉类等含铁量较多的食品,也可引起缺铁性贫血。

(2)铁吸收不良。铁主要在十二指肠和空肠上段吸收,胃大部切除及胃空肠吻合术后,由于胃酸分泌不足,可影响铁的吸收。此外,小肠黏膜病变、肠道功能紊乱等均可影响铁的吸收。

(3)铁丢失过多。慢性失血是成人缺铁性贫血最重要、最常见的病因,反复小量失血可使体内储存铁逐渐耗竭,如消化性溃疡出血、月经过多、肠息肉、肠道肿瘤、钩虫病、痔疮出血、血红蛋白尿等。

2.发病机制

体内铁的减少是一个渐进性的变化过程,分为缺铁、缺铁性红细胞生成及缺铁性贫血3个阶段,铁缺乏症是以上3个阶段的总称。体内铁缺乏时不但可引起铁代谢异常,同时对造血系统和组织细胞代谢也有影响。

(1)铁代谢的影响。当体内贮存铁减少到不足以补偿功能状态的铁时,铁代谢各项指标发生异常。

(2)造血系统的影响。红细胞内缺铁,血红素合成障碍,血红蛋白生成减少,发生小细胞低色素性贫血。

(3)组织细胞代谢的影响。组织缺铁,细胞中含铁酶和铁依赖酶的活性降低,可影响患者的精神、行为、体力、免疫力及患儿的生长发育和智力,还可引起黏膜组织病变。

(二)临床表现

1.贫血表现

面色苍白、乏力、易倦、头晕、耳鸣、头痛、心悸、气短等。

2.组织缺铁表现

①营养缺乏:皮肤干燥、角化、无光泽、萎缩、毛发干枯易脱落;指(趾)甲扁平、不光整、脆薄易裂,甚至出现反甲。②黏膜损害:表现为舌炎、舌乳头萎缩、口角炎;严重者引起吞咽困难,其特点为吞咽时感觉食物黏附在咽部,是缺铁的特殊表现之一。③神经、精神系统异常:烦躁、易激动、注意力不集中、体力不足,有些患者有异食癖;约 1/3 患者出现神经痛、末梢神经炎,严重者可出现智能障碍等;儿童表现为好动、发育迟缓等。

3.缺铁原发病表现

如消化性溃疡、肿瘤或痔疮等所致的便血,女性月经过多,血管性溶血的血红蛋白尿等。

(三)诊断

包括诊断缺铁性贫血及明确病因或原发病。根据患者的症状和体征以及血常规检查、粪潜血试验、肝和肾功能、胃镜检查、寄生虫感染等检查,结合有慢性失血、机体需铁量增加等病史,能作出初步的临床诊断。

(四)治疗

1.病因治疗

病因及原发病的治疗,对纠正贫血、防止复发尤为重要。若病因不清,单纯铁剂治疗只能使血常规暂时恢复正常,不能使贫血彻底治愈。

2.铁剂治疗

补充铁剂以口服方法为首选,目前常用铁剂有琥珀酸亚铁、富马酸亚铁、硫酸亚铁等,每日补充元素铁 $150\sim200$ mg。铁剂治疗后,若症状很快减轻,网织红细胞计数逐渐上升,表明治疗有效。血红蛋白 2 周左右开始升高,一般 2 个月恢复正常,但仍然需要继续服用铁剂 $4\sim6$ 个月,以补充贮存铁,待铁蛋白正常后停药。

注射铁剂的指征:口服铁剂胃肠道反应严重不能耐受者、消化道吸收障碍者或病情要求迅速纠正贫血如晚期妊娠患者等。常用的注射铁剂为右旋糖酐铁,注射前必须计算补铁总量,以免剂量过大导致铁中毒。计算公式为:补铁总量(mg)=[需达到的血红蛋白浓度－患者 Hb(g/L)]×体重(kg)×0.33。成人首次剂量 50 mg,如无不良反应,从第 2 日起,每日或隔日 100 mg 至总量完成。

(五)常见护理诊断/问题

1.活动无耐力

与贫血引起全身组织缺氧有关。

2.营养失调:低于机体需要量

与铁需求量增加、摄入量不足、吸收障碍或丢失过多有关。

3.焦虑

与脑组织缺氧所致记忆力减退,学习、工作效率降低有关。

4.知识缺乏

缺乏有关营养方面的知识。

(六)护理措施

1.休息与活动

休息可减少氧的消耗,根据患者贫血程度、发生速度以及症状,合理安排患者的休息与活动。环境要安静、舒适,保证充足的睡眠。轻、中度贫血或贫血发生缓慢、机体已获得代偿者,可轻度活动,以不加重症状、不感觉疲劳为度。重度贫血、缺氧严重者应卧床休息,以减轻心脏负荷,必要时给予吸氧,以改善组织缺氧症状,并协助生活护理,待症状好转后,再逐渐增加活动量。

2.饮食护理

应给予高蛋白、高热量、高维生素、易消化饮食,强调均衡饮食,不偏食、挑食。进食含铁丰富的食物,如动物肝脏、瘦肉、血、蛋黄以及豆类、海带、紫菜、黑木耳等,食用含维生素 C 丰富的食物和水果,可促进铁的吸收。对于有口腔炎、口角炎、舌炎的患者,应加强口腔护理,预防口腔感染。

3.病情观察

观察患者原发病及贫血的症状和体征;关注用药情况和治疗效果,患者的进食情况,相关实验室检查变化等。

4.用药护理

(1)口服铁剂。空腹比餐后或餐中服用亚铁盐吸收要完全,但空腹服用胃肠道反应大,患者常不能耐受,故多于餐后服用,从小剂量开始,逐渐增加剂量,以减轻不良反应。主要不良反应为胃部灼热感、恶心、呕吐、上腹部不适、腹泻、便秘等。避免与茶、牛奶、咖啡和抗酸、H_2受体拮抗剂等食物和药物同时服用,以防影响铁的吸收。可服用维生素 C、乳酸等酸性药物与食物,以促进铁的吸收。服用液体铁剂时,应使用吸管,以免牙齿受损。铁与肠道内硫化氢作用,生成黑色硫化铁,故服用铁剂期间应做好解释工作,避免患者因排黑便而紧张。

(2)注射铁剂。注射铁剂时患者可有局部和全身不良反应。肌内注射可引起局部疼痛,皮肤发黑,长期注射可出现硬结。因此,肌内注射应采用深部注射法,并经常更换注射部位,以促进吸收。避免在皮肤暴露部位注射,以防药液外溢,引起局部皮肤染色。注射铁剂除可引起上述局部反应外,还可出现面部潮红、头痛、恶心、发热、荨麻疹、关节和肌肉痛、低血压等全身反应,严重者可发生过敏性休克,故首次注射时应严密观察用药后不良反应,并备好抢救物品和药品。

5.心理护理

了解患者的心理状态,并解释记忆力减退、健忘、失眠等情况是因贫血所致,告知随贫血的纠正,以上表现会逐渐改善。向患者及其家属介绍缺铁性贫血相关知识,使其主动配合,自我护理,有助于消除焦虑。

(七)健康指导

(1)护士应帮助患者及其家属了解本病的相关知识和自我护理的方法;介绍缺铁性贫血的常见病因;说明消除病因和坚持药物治疗的重要性、适当休息和提供均衡营养饮食的意义,使其主动配合治疗。

(2)遵循高蛋白、高维生素、易消化的饮食原则,指导患者选择含铁丰富的食物,改变不良饮食习惯,做到不偏食、不挑食,饮食宜多样化。注意休息,适量活动,以促进食欲、增强体质。

(3)根据医嘱坚持用药,定期门诊检查血常规。注意补充贮存铁,同时积极治疗原发病,以达到预防和治疗缺铁性贫血的目的。

(4)在高危人群中开展预防缺铁的卫生知识教育,如婴幼儿生长迅速,应合理喂养,及时添加含铁丰富的辅食,如蛋类、肝等;生长发育期的青少年要纠正偏食,补充含铁丰富的食物;妊娠后期、哺乳期妇女、胃切除者等,必要时可考虑预防性补充铁剂,每日口服 10～20 mg 元素铁。

二、再生障碍性贫血

再生障碍性贫血(AA)简称再障,是由于多种原因导致的骨髓造血功能衰竭,以骨髓造血干细胞及造血微环境损伤、外周血全血细胞减少为特征的一种综合征,临床主要表现为进行性贫血、感染、出血和全血细胞的减少。我国再障年发病率为 0.74/10 万;各年龄阶段均可发病;男、女发病率无明显差异。

(一)病因与发病机制

1.病因

按病因可分为原发性再障和继发性再障,半数以上的患者找不到明确原因而发病,称为原发性再障;继发性再障可能由药物和化学、物理、病毒感染等因素引起。

(1)药物及化学物质。现已知有高度危险性的药物有抗肿瘤化疗药、氯霉素、磺胺类、保泰松、异烟肼等。苯及其衍生物,如油漆、染料、杀虫剂等是引起再障的重要化学物质。抗肿瘤药物和苯对骨髓的抑制与剂量相关,杀虫剂、氯霉素、磺胺类等引起者与个体敏感相关,与剂量关系不大。

(2)物理因素。各种电离辐射,如 X 射线、γ 射线及其他放射性物质等可阻碍 DNA 的复制而抑制细胞的有丝分裂,使骨髓造血干细胞和骨髓微循环遭受损害,从而影响造血干细胞的增殖和分化。

(3)病毒感染。肝炎病毒、微小病毒 B_{19}、EB 病毒等反复感染均可引起再障。

(4)遗传倾向。临床资料显示,具有某些 HLA-Ⅱ型抗原的再障患者对免疫抑制剂治疗反应较好,部分患者对氯霉素和某些病毒具有易感性,提示再障的发病可能与遗传因素有关。

2.发病机制

再障的发病机制尚未完全阐明,目前认为可能是相关致病因子通过以下 3 种机制导致发病。

(1)造血干祖细胞缺陷("种子"学说)。AA 患者骨髓 CD34$^+$细胞数量较正常人明显减少且功能障碍,引起外周血液全血细胞减少。

(2)造血微环境异常("土壤"学说)。致病因素导致造血微环境严重破坏,部分 AA 患者骨髓基质细胞分泌的各类造血调控因子明显不同于正常人,使造血细胞的生长和发育失去支持和调节。

(3)免疫异常("虫子"学说)。研究发现,AA 患者骨髓和外周血液的淋巴细胞比例增高,髓系细胞凋亡亢进,多数患者使用免疫抑制治疗有效。近年来,多数学者认为免疫异常是 AA 的主要发病机制。

(二)临床表现

主要表现为进行性贫血、出血和感染,肝、脾、淋巴结多无肿大。重型与非重型再障的鉴别见表 5-1。

表 5-1　重型再障与非重型再障的鉴别

鉴别指标	重型再障	非重型再障
起病与病情进展	起病急,进展快,病情重	起病缓,进展慢,病情较轻
血常规变化和标准		
中性粒细胞绝对值	$<0.5\times10^9$/L	$>0.5\times10^9$/L
血小板	$<20\times10^9$/L	$>20\times10^9$/L
网织红细胞绝对值	$<15\times10^9$/L	$>15\times10^9$/L
骨髓象	多部位增生极度减低	增生减低或活跃,可有增生灶
预后	不良,多于 $6\sim12$ 个月内死亡,约 1/3 的患者死于感染和出血	预后较好,经治疗多数可缓解甚至治愈,少数死亡

1.重型再生障碍性贫血

起病急、发展快、病情重,少数可由非重型再障进展而来。

(1)贫血。皮肤苍白、头晕、乏力、心悸和气促等症状进行性加重。

(2)出血。皮肤有瘀点或大片瘀斑,口腔、牙龈、鼻腔、眼结膜等出血。内脏出血时可见呕血、便血、咯血、血尿、阴道出血、眼底出血和颅内出血等,颅内出血是本病死亡的主要原因之一。

(3)感染。以呼吸道感染最常见,多合并败血症。多数患者体温在 39 ℃以上,个别患者自发病到死亡均处于难以控制的高热中。

2.非重型再生障碍性贫血

起病和进展较缓慢,病情较重型轻。多以贫血为主要表现,输血后症状缓解,但不持久。感染、出血症状较轻,也相对易控制。久治无效者可发生颅内出血。

(三)治疗

1.支持治疗

(1)保护措施。预防感染,注意饮食和环境卫生;避免诱发和加重出血;去除和避免可能导致骨髓损伤的各种因素,禁用对骨髓有抑制作用的药物。

（2）对症治疗。

1）控制感染。对感染性高热的患者，应取血液、分泌物和排泄物做细菌培养和药敏试验，并用广谱抗生素治疗；待细菌培养和药敏试验有结果后再换敏感抗生素。长期广谱抗生素治疗易继发真菌感染和肠道菌群失调。

2）止血。可使用促凝血药，如酚磺乙胺；抗纤溶药，如氨基己酸等止血药物。女性月经过多者，可肌内注射丙酸睾酮。对于严重的出血或有内脏出血倾向者可输注浓缩血小板、新鲜冰冻血浆等。

3）纠正贫血。患者血红蛋白<60 g/L且伴明显缺氧症状，耐受差时，可输注红细胞悬液。

2.针对发病机制的治疗

（1）免疫抑制治疗。抗胸腺细胞球蛋白和抗淋巴细胞球蛋白是目前治疗重型再障的主要药物，其作用机制是能够抑制T淋巴细胞或非特异性自身免疫反应。环孢素选择性作用于异常T淋巴细胞，适用于所有再障。抗淋巴细胞球蛋白联合环孢素可组成强化免疫抑制方案，是目前治疗再障的标准疗法之一。

（2）促造血治疗。雄激素适用于非重型再障，其作用机制是刺激肾脏产生更多的红细胞生成素及直接刺激骨髓红细胞生成，常用药物有司坦唑醇、十一酸睾酮、达那唑、丙酸睾酮等。造血生长因子一般在免疫抑制治疗的同时或之后使用，可促进骨髓恢复，常用药物有粒细胞集落刺激因子、粒—巨噬细胞集落刺激因子、红细胞生成素等。

（3）造血干细胞移植。对40岁以下、无感染及其他并发症，有合适供体的重型再障患者可以选择。年龄<50岁、有人白细胞抗原（human leukocyte antigen，HLA）相合同胞者的重型再障患者，宜首选造血干细胞移植。

（四）常见护理诊断/问题

1.有感染的危险

与粒细胞减少致机体抵抗力下降有关。

2.活动无耐力

与组织缺氧有关。

3.有损伤的危险：出血

与血小板减少有关。

4.自我形象紊乱

与雄激素的不良反应引起外观改变有关。

5.焦虑或悲伤

与病情严重、久治不愈有关。

（五）护理措施

1.合理休息与活动

轻度贫血患者，可适当工作及活动，避免疲劳。中度贫血患者，增加卧床休息时间，鼓励生活自理，活动量以不出现明显心悸、气促等症状为宜。重度贫血者应卧床休息，协助生活护理，给予氧气吸入，以改善组织缺氧。

2.饮食护理

给予高蛋白、高热量、富含维生素、易消化、清淡饮食。血小板减少者应进软食或半流质，避免过硬、粗糙、刺激性食物。有消化道出血者应禁食或进温凉流质饮食，待出血停止后再逐渐恢复普通饮食。有感染发热时，饮食中要保证充足的水分和热量供给。

3.病情观察

密切观察患者生命体征变化，尤其是体温的变化，监测常见感染灶的症状或体征，如呼吸系统、消化系统和泌尿系统等部位的感染征象等，做好血液、痰液、尿液、粪便等标本的采集和细菌培养及药敏试验。及时了解患者血常规变化，注意贫血的症状、体征。观察患者出血的部位和出血量，及时发现新的出血或内脏出血，如患者出现头痛、恶心、喷射状呕吐等，应警惕颅内出血的发生。

4.预防感染

(1)内源性感染的护理。注意加强口腔、皮肤及肛周、会阴的清洁卫生。进餐前后、晨起、睡前应漱口，可根据口咽部分泌物培养，有针对性地选用漱口液。保持皮肤清洁，勤洗澡、更衣，避免搔抓皮肤，女患者要注意会阴部清洁。保持大便通畅，睡前、便后坐浴，发生肛周脓肿者，应及时给予局部理疗或切开引流。

(2)外源性感染的护理。保持病室温、湿度适宜，空气清新，紫外线或臭氧空气消毒每周 2~3 次，定期使用消毒液擦拭家具、地面等。限制探视人数、次数，避免到人群聚集的地方，不要与呼吸道感染的患者接触，以避免交叉感染。严格执行无菌操作，对中性粒细胞绝对值 $\leqslant 0.5 \times 10^9/L$ 者，必要时进行保护性隔离。

(3)高热的护理。高热患者可行物理降温或遵医嘱给予药物降温。血小板明显降低者忌用乙醇擦浴，以免刺激皮肤血管扩张，引起或加重出血。降温过程中密切监测体温和脉搏变化，及时擦干皮肤，更换衣物、被服，防止受凉，鼓励多饮水，防止患者发生虚脱。忌用抑制骨髓造血及血小板功能的降温药物。

5.预防出血

血小板计数 $< 50 \times 10^9/L$ 时，减少活动，增加卧床休息时间；血小板计数 $< 20 \times 10^9/L$ 或有严重出血时，应绝对卧床休息。

(1)预防皮肤出血的护理。保持床铺平整、衣物柔软，勤剪指甲，避免皮肤抓伤，动作轻缓，以免肢体碰撞。护理操作动作轻柔，尽可能减少注射次数；静脉穿刺时，尽量缩短止血带结扎时间，避免用力拍打及揉擦局部；拔针后局部应延长按压时间，必要时局部加压包扎；穿刺部位交替使用，以免局部血肿形成。

(2)口腔、牙龈出血的护理。指导患者用软毛牙刷刷牙，忌用牙签剔牙，忌食粗、硬、辛辣食物，以免损伤口腔黏膜。牙龈渗血时暂停牙刷刷牙，勤漱口，可用冷水含漱或用凝血酶、肾上腺素棉球或吸收性明胶海绵片局部贴敷或局部加压止血。要及时清除口腔内陈旧血块，以免口腔内异味影响食欲及发生继发感染。

(3)鼻出血的护理。保持室内湿度在 50%~60%，干燥季节可用液状石蜡或清鱼肝油滴鼻液滴鼻，以防鼻黏膜干燥；避免用力擤鼻和抠鼻。鼻腔少量出血时，可用 0.1% 肾上腺素棉球填塞压迫止血并局部冷敷。严重出血或后鼻腔出血时，应用凡士林油纱行鼻腔填塞术，术后定时滴入无菌液状石蜡,术后48～72小时轻轻取出填塞油纱条,如仍出血,需更换油纱条重新填塞。鼻腔填塞期间,要加强口腔护理,同时注意鼻分泌物、鼻周皮肤颜色、血液循环情况,预防感染的发生。

(4)内脏出血的护理。注意出血的量及出血的部位,密切监测血压变化;大量出血时,要及时建立静脉通路,做好合血、输血准备,保证各种液体、止血药物和血液制品的输入。

(5)眼底及颅内出血的护理。眼底出血时患者视物模糊,嘱患者卧床休息,减少活动,保持镇静,勿用力揉搓眼,以免加重出血。如患者突然出现头痛、视物模糊、恶心、喷射性呕吐、双侧瞳孔不等大、对光反射迟钝或消失,甚至意识障碍时,提示有颅内出血的发生,立即通知医师做好抢救准备,并去枕平卧,头偏向一侧,保持呼吸道通畅,立即吸氧,以改善脑组织细胞缺血缺氧。迅速建立2条静脉通路,遵医嘱应用脱水利尿药以降低颅内压,同时进行成分输血,合理使用止血药、镇静药。做好基础护理,观察生命体征、意识及瞳孔、尿量的变化,并做好记录及交接班。

6.用药的护理

(1)抗胸腺细胞球蛋白和谷丙转氨酶治疗中可出现超敏反应(寒战、高热、多型性皮疹、高血压或低血压等)、血清病(猩红热样皮疹、关节肌肉痛、发热)、继发感染及出血加重等,用药前需做过敏试验,用药过程中遵医嘱使用糖皮质激素防治过敏反应,加强病情观察,每日剂量维持滴注12～16小时,做好保护性隔离,预防感染及出血。

(2)环孢素不良反应有肝、肾功能损害,牙龈增生及消化道反应等,使用期间需协助医师监测血药浓度、患者造血功能、T细胞免疫恢复情况及药物不良反应等,以调整用药剂量和疗程。

(3)雄激素不良反应有肝损害及男性化作用等,用药期间保持皮肤清洁,不要挤抓痤疮,以防感染的发生。丙酸睾酮为油剂,注射后不易吸收,故应深部、缓慢肌内注射,经常轮换注射部位,发现硬结及时理疗,促进吸收,避免感染。

7.输血的护理

贫血严重时,可输注浓缩红细胞以缓解贫血和机体缺氧症状。根据贫血程度及症状来调节输血速度,严重贫血患者输血时速度宜慢,防止因心脏负荷过重诱发心力衰竭。血小板计数$<20×10^9/L$或出血严重时,可输注浓缩血小板。血小板取回后,应以患者能够耐受的最快速度尽快输注。输血前双人认真"三查八对",输血过程中密切观察有无输血反应的发生。

8.心理护理

护士首先应关心、体贴患者,认真做好护患沟通工作,耐心倾听患者述说,了解患者的性格特点、对疾病的认识程度和理解能力,认真观察患者的情绪反应,总结、分析患者是否存在异常心理状态,以便针对性地给予心理疏导和支持。充分发挥患者及家属在疾病转归过程中的主动性,并能积极主动参与到治疗和护理过程中,有助于缓解患者焦虑、悲伤情绪。

(六)健康指导

(1)向患者及其家属介绍引起再障的可能原因,尽可能避免和减少接触与再障发病相关的危险因素。新装修的房屋不宜立即使用;使用农药和杀虫剂时,做好个人防护;凡从事与易患因素有关的工作者,要做好职业防护,定期体检,检查血常规;避免服用对造血系统有损害的药物。

(2)向患者及其家属做好用药指导,按医嘱坚持用药,定期监测血压、血常规,复查肝、肾功能等,切忌擅自停药或减量。

(3)告知患者及其家属贫血、出血、感染的常见症状和体征,教会患者自我监测,便于了解病情变化;学会自我护理,预防出血和感染。

(4)学会调节情绪,以乐观积极的心态对待疾病,保持心情舒畅;养成良好的生活习惯,保证营养,合理活动,以增强体质,提高免疫力。

第二节　特发性血小板减少性紫癜

特发性血小板减少性紫癜(ITP)是一种免疫介导的血小板过度破坏和血小板生成受抑所致外周血中血小板减少的出血性疾病。临床以自发性广泛皮肤、黏膜及内脏出血,血小板计数减少,血小板生存时间缩短和出现抗血小板特异性自身抗体,骨髓巨核细胞发育成熟障碍为特点。发病率为$(5\sim10)/10$万人口,60岁以上人群的发病率有增加趋势。临床可分为急性和慢性ITP,前者多见于儿童,后者多见于成人,育龄期女性发病率较同年龄阶段男性高。

一、病因与发病机制

目前病因不清,可能与下列因素有关。

1.感染因素

ITP的发病与细菌或病毒感染相关,急性ITP患者在发病前2周左右多有上呼吸道感染史,慢性ITP患者常因感染使病情加重。

2.免疫因素

ITP的发病与体液免疫和细胞免疫介导的血小板过度破坏和生成受抑密切相关。将ITP患者的血浆输给健康受试者可引起后者一过性血小板减少。$50\%\sim70\%$的ITP患者血浆和血小板表面可检测到血小板膜糖蛋白特异性自身抗体,自身抗体致敏的血小板易被单核巨噬细胞系统过度破坏。此外,ITP患者的细胞毒T细胞可直接破坏血小板。自身抗体还可损伤巨核细胞或抑制巨核细胞释放血小板,造成血小板生成不足。

3.肝、脾因素

肝、脾是血小板自身抗体产生的主要部位,也是血小板破坏的主要场所,尤以脾脏最为重要。

4.其他因素

慢性型多见于育龄期女性,可能与雌激素水平增高,抑制血小板生成及促进单核—巨噬细胞对抗体结合血小板的破坏有关。

二、临床表现

1.急性ITP

急性ITP多见于儿童,多数发病前$1\sim2$周有上呼吸道或病毒感染史。起病急骤,常有发热、畏寒。全身皮肤瘀点、紫癜及瘀斑,鼻腔、牙龈和口腔黏膜出血也较常见,严重者甚至出现血肿、血疱。当血小板$<20\times10^9/L$时,可出现呕血、黑便、咯血、血尿、阴道出血等内脏出血表现,少数患者并发颅内出血而危及生命。出血量过大,可导致程度不同的贫血、血压下降甚至失血性休克。病程常呈自限性,在数周内恢复,仅有少数病程超过半年而转为慢性。

2.慢性 ITP

慢性 ITP 多见于成人,起病隐匿。出血症状轻,但易反复发作。可表现为皮肤、黏膜瘀点、紫癜、瘀斑及外伤后出血不止等;内脏出血较少,但月经过多较常见;部分患者可因感染等致病情加重,出现广泛、严重的皮肤、黏膜及内脏出血;长期月经过多可出现失血性贫血。

三、诊断

广泛出血累及皮肤、黏膜及内脏;至少 2 次血常规检查血小板计数减少,血细胞形态无异常;脾一般不增大;骨髓巨核细胞数增加或正常而成熟障碍;排除其他继发性血小板减少症。

四、治疗

1.一般疗法

出血严重、血小板明显减少($<20\times10^9$/L)者应卧床休息,防止各种创伤及颅内出血。可使用维生素 C、酚磺乙胺、氨基己酸等止血药物。ITP 患者如无明显出血倾向,血小板计数$>30\times10^9$/L,且不接受手术、创伤性检查和治疗者,可临床观察,暂不予药物治疗。

2.使用糖皮质激素

糖皮质激素为首选药物,近期有效率约为 80%。其作用机制是抑制单核—巨噬细胞系统吞噬和破坏血小板;减少自身抗体生成及减轻抗原抗体反应;改善毛细血管通透性;刺激骨髓造血及血小板向外周血的释放等。常用泼尼松每日 1 mg/kg 口服,待血小板接近正常后,1 个月内快速减量至最小维持量每日 5～10 mg,无效者 4 周后停药;也可口服地塞米松,每日 40 mg,用药 4 日。

3.静脉输注丙种球蛋白

静脉输注丙种球蛋白主要用于 ITP 急症的处理、不能耐受糖皮质激素者或脾切除术前准备、合并妊娠或分娩前。常用剂量:每日 400 mg/kg,用药 5 日;或每日 1.0 g/kg,用药 2 日。

4.脾切除

脾切除适用于糖皮质激素治疗无效、维持剂量大于每日 30 mg、有糖皮质激素使用禁忌症者。脾切除治疗的近期有效率为 70%～90%,长期有效率为 40%～50%,无效者也可减少糖皮质激素用量。

5.使用免疫抑制剂

免疫抑制剂一般不作首选,主要用于以上治疗无效或疗效差者,可与糖皮质激素合用提高疗效或减少激素的用量,常用药物有长春新碱、环磷酰胺、硫唑嘌呤、环孢素、抗 CD20 单克隆抗体等。

6.急重症的处理

急重症主要包括:①血小板计数$<20\times10^9$/L 者;②出血广泛而严重者;③疑有或已经发生颅内出血者;④近期将实施手术或分娩者。处理措施包括血小板输注、静脉输注丙种球蛋白、应用大剂量甲泼尼龙。

五、常见护理诊断/问题

1.有受伤的危险:出血

与血小板减少有关。

2.有感染的危险

与糖皮质激素、免疫抑制剂治疗致机体抵抗力下降有关。

3.恐惧

与血小板减少、出血严重可危及生命有关。

六、护理措施

1.减少活动

急性出血期应绝对卧床休息,嘱患者离床活动时动作要轻缓,谨慎小心,避免外伤,以防诱发出血。

2.饮食

宜给予高热量、高蛋白质、高维生素、少渣软食,减少对胃肠道的刺激,避免损伤口腔黏膜。

3.病情监测

密切观察生命体征及意识变化,注意出血部位、范围及出血量,有无内脏及颅内出血的症状、体征,及时发现皮肤、黏膜新发出血或内脏出血。注意治疗后出血情况、血小板计数等检查结果。

4.预防和避免加重出血

血小板计数低于 $20 \times 10^9/L$ 者,应绝对卧床休息,进食少渣饮食,保持大便通畅。有便秘者可给予开塞露等药物辅助排便,以免用力排便而引起颅内压增高,导致颅内出血。具体护理措施参见本章第一节"贫血"中的"再生障碍性贫血"。

5.预防感染的护理

患者长期使用糖皮质激素、免疫抑制剂治疗,易诱发或加重感染,使病情加重,故应加强预防和控制感染。

6.用药护理

正确执行医嘱,注意药物不良反应的观察及预防。长期应用糖皮质激素者,特别是大剂量应用时,不良反应明显,具体护理措施参见第四章第二节"肾病综合征"。长春新碱可引起骨髓造血功能抑制、末梢神经炎;环磷酰胺可致出血性膀胱炎等。

七、健康指导

(1)给患者讲解本病的有关知识,使其能正确认识疾病,保持乐观态度,避免情绪紧张,积极配合治疗。

(2)注意休息和营养,指导患者避免人为损伤而诱发或加重出血,缓解期避免诱发因素,适当锻炼身体,预防感染。

(3)定期门诊复查血常规、血压、血糖及肝、肾功能等,教会患者自我监测出血征象,如有异常应及时就医。

(4)用药指导:向患者做好解释,使患者了解药物的作用及不良反应,告知按时、按剂量、按疗程用药的重要性,不可自行减量或停药。服用糖皮质激素者要注意个人卫生,防止感染;低盐饮食,每周测体重,防止水钠潴留加重肾脏负担;指导餐后服药,以减轻胃肠道反应;告知患者不滥用药物,特别是对血小板有损伤作用的药物,如阿司匹林等。

第三节 白血病

白血病是一类造血干细胞的克隆性恶性疾病。克隆中的白血病细胞失去进一步分化成熟的能力而停滞在细胞发育的不同阶段,在骨髓和其他造血组织中,白血病细胞大量增生积聚,并浸润其他器官和组织,而正常造血受抑制。根据白血病细胞的成熟程度和自然病程,白血病可分为急性和慢性两大类。急性白血病起病急,细胞分化多停滞在原始细胞及早期幼稚细胞阶段,病情发展迅速,自然病程仅数月。慢性白血病起病缓慢,细胞分化多停滞在较成熟的幼稚细胞和成熟细胞阶段,病情发展慢,自然病程为数年,若发生急性变则病情急转而下。根据主要受累的细胞系列,可将急性白血病分为急性淋巴细胞白血病(简称急淋,ALL)和急性非淋巴细胞白血病(简称急非淋,ANLL),慢性白血病分为慢性粒细胞白血病(简称慢粒)和慢性淋巴细胞白血病(简你慢淋)等。不同类型的白血病有不同的临床特点,但共同临床表现为贫血、发热、出血、肝脾大和淋巴结肿大及外周血液中出现幼稚细胞。我国白血病的发病率约为2.76/10 万,急性白血病比慢性白血病多见(约 5.5∶1)。在恶性肿瘤的病死率中,白血病居第6 位(男性)和第 8 位(女性),在儿童及 35 岁以下成人中则居第 1 位,是儿童和青少年最常见的恶性肿瘤,并且急性白血病占小儿白血病的 90% 以上,发病年龄以学龄前期和学龄期多见。

白血病的病因和发病机制比较复杂,至今尚未完全阐明。①病毒感染:已经证实引起一些动物白血病的病毒是一种 C 型逆转录病毒,通过逆转录酶的作用,以病毒 RNA 为模板复制成DNA 前病毒,再整合到宿主细胞的 DNA 中而诱发恶变。成人 T 淋巴细胞白血病/淋巴瘤可由人类 T 淋巴细胞病毒所致。②放射:电离辐射有致白血病作用,一次大剂量或多次小剂量照射均可引起白血病。放射线可使骨髓抑制、机体免疫力缺陷、染色体发生断裂和重组等改变。③化学因素:多种化学物质和药物可诱发白血病。苯及其衍生物致白血病作用已经肯定。氯霉素、保泰松、烷化剂及细胞毒类抗肿瘤药等也有致白血病作用。④遗传因素:某些遗传性疾病有较高的白血病发病率,如唐氏综合征、先天性再生障碍性贫血等。一个家族中偶有多个白血病患者。⑤其他血液病:某些血液病最终可能发展为白血病,如慢粒白血病、骨髓增生异常综合征、淋巴瘤、多发性骨髓瘤等。综上所述,白血病的发生与机体免疫功能低下、对病毒的易感性、长期接触有害的理化因素以及某些遗传背景有关,通过染色体突变、异常的细胞凋亡与基因表达等诸多环节引起白血病。

治疗白血病主要采用联合化疗、支持治疗及骨髓移植等。近年来对急性白血病的治疗有显著进展,化疗是治疗白血病的主要手段。联合化疗分 2 个阶段。第一阶段为诱导缓解,即采用某一化疗方案,从化疗开始到完全缓解,完全缓解标准是白血病的症状、体征消失,血常规和骨髓象基本正常,体内白血病细胞数由治疗前的$(10^{10} \sim 10^{13})$/L 减少到 $(10^8 \sim 10^9)$/L 以下。第二阶段为巩固强化,其目的是继续消灭体内残存的白血病细胞,防止复发,延长缓解期,争取治愈,要求早日强化,定期巩固,维持较长时间。急性白血病化疗主张尽快达完全缓解,不同细胞类型的白血病所选择的化疗方案有所差异;慢性白血病主张采用温和手段,稳步纠正白血病细胞数及肿大的浸润器官。慢粒白血病化疗首选羟基脲,也可用白消安(马利兰)和 α 干扰素,后者与羟基尿或白消安联用可提高疗效。慢粒急性变按急粒化疗方案执行。慢淋白血病进展期化疗首选苯丁酸氮芥,也可用环磷酰胺治疗。中枢神经系统白血病多发生在白血病的缓解期,因化疗药物不易透过血脑屏障,故在白血病诱导缓解后应立即进行预防性治疗,选用甲氨蝶呤鞘内注射。化疗使成人急非淋白血病和急淋白血病完全缓解率和 5 年无病生存率明显提高。临床试用自体骨髓移植使部分患者无病生存时间明显延长。

一、急性白血病

急性白血病是造血干细胞的恶性克隆性疾病,发病时骨髓中异常的原始细胞及幼稚细胞(白血病细胞)大量增殖,并广泛浸润肝、脾、淋巴结等各种脏器,抑制正常造血。

(一)分类

根据细胞形态学和细胞化学分类,目前国际通用的是 FAB 分类法(英、法、美白血病协作组,简称 FAB),将急性白血病分为急性淋巴细胞性白血病(急淋,ALL)和急性非淋巴细胞性白血病(急非淋,ANLL)或急性髓系白血病(AML)两大类。

1.急淋

又可分为 3 个亚型:L_1 型,原始和幼淋巴细胞以小细胞为主(直径≤12 μm);L_2 型,原始和幼淋巴细胞以大细胞为主(直径>12 μm);L_3 型,原始和幼淋巴细胞以大细胞为主,大小较一致,细胞内有空泡,胞浆嗜碱性,染色深。

2.急非淋

又可分为 8 个亚型:M_0 型,急性髓细胞白血病末分化型;M_1 型,急性粒细胞白血病未分化型;M_2 型,急性粒细胞白血病部分分化型;M_3 型,急性早幼粒细胞性白血病;M_4 型,急性粒—单核细胞性白血病;M_5 型,急性单核细胞性白血病;M_6 型,急性红白血病;M_7 型,急性巨核细胞白血病。

FAB 分类法虽已经被国际普遍采用,但存在一定的局限性,因此在此基础上,综合运用形态学(M)、免疫学(I)、细胞遗传学(C),提出了 MIC 综合分型,更有利于指导治疗和判断预后。

(二)护理评估

1.健康史

询问患者有无接触放射性物质或化学毒物的情况,是小剂量接触还是大剂量接触,是经常接触还是偶尔接触;是否用过细胞毒性药物,是长期服用还是偶尔服用;家族中是否有类似疾病患者;既往是否有其他血液病(慢粒、ITP、淋巴瘤、多发性骨髓瘤等最终可能发展为急性白血病);有无慢性病毒感染病史。对再入院者,应了解患者原有化疗方案及化疗次数、用药效果,能否耐受化疗及是否达到完全缓解等。

2.身体状况

急性白血病呈迅速进展,但起病方式缓急不一,发病急者突然高热、严重出血及全身迅速衰竭,发病缓慢者表现为进行性贫血、低热和出血倾向。

(1)贫血。常为首发表现,呈进行性加重。主要由于正常造血受抑制、无效性红细胞生成、溶血和出血等综合因素所致,约半数患者就诊时已有重度贫血。

(2)发热。与感染有关,半数以上患者以发热起病,可低热,也可高热达 39 ℃以上,热型不定。虽然白血病本身可以发热,但高热往往提示有继发感染。①感染部位以咽峡炎、口腔炎最多见,肺部感染和肛周炎等也常见,严重时可致败血症。②致病菌以革兰阴性杆菌最多见,如肺炎克雷伯菌、铜绿假单胞菌、大肠埃希菌等。近年来,革兰阳性菌感染呈上升趋势,如金黄色葡萄球菌等。长期应用抗生素者可出现真菌感染。病毒感染如带状疱疹也易见。③感染的发生机制与中性粒细胞减少、免疫功能缺陷和医院内交叉感染等有关。

(3)出血。约 1/3 患者早期即有出血表现,以皮肤黏膜出血最多见,表现为瘀点、瘀斑、鼻、牙龈或口腔黏膜出血。内脏出血可有呕血、便血、尿血、咯血和阴道出血。颅内出血最为严重,常导致死亡,以 M_3 型最为多见,出血主要由于血小板减少所致。

(4)浸润。白血病细胞可浸润全身组织和器官,出现相应的临床表现。①肝、脾和淋巴结肿大:淋巴结肿大以 ALL 较多见,肝、脾大也以 ALL 最为显著,表现为轻至中度的肝脾大。②骨和关节:骨或关节疼痛,在儿童多为四肢骨,成人以胸骨多见。胸骨压痛有助于诊断。③中枢神经系统白血病:可发生在白血病各个时期,多见于 ALL 治疗的缓解期,尤其是儿童。临床表现为头痛、呕吐、颈项强直,甚至抽搐、昏迷等。④其他部位浸润:如皮肤和黏膜、眼部、睾丸、心肺等部位均可受浸润。

3.心理—社会状况

急性白血病患者由于病情严重,发展迅速,在诊断明确后常会感到死亡的威胁,加上治疗效果不佳,容易出现忧心忡忡、惊恐不安、悲观失望、愤怒和绝望、白血病化疗期间因药物的不良反应,常有严重恶心、呕吐、食欲减退、口腔黏膜溃疡、脱发等,使患者十分苦恼,加上粒细胞减少(或缺乏)时进行的保护性隔离,患者常感孤独,甚至出现拒绝或恐惧治疗。白血病一旦确诊,对家属也是沉重的打击,日渐加重的精神和经济负担,对家庭成员及整个家庭功能均可造成严重的影响。

(三)常见护理诊断/问题

1.活动无耐力

与白血病引起代谢增高、贫血及大量、长期化疗的不良反应有关。

2.有损伤的危险:出血

与血小板减少、白血病细胞浸润等有关。

3.有感染的危险

与正常粒细胞减少、化疗有关。

4.潜在并发症

化疗药物的不良反应。

5.预感性悲哀

与患急性白血病有关。

6.体温过高

与感染和(或)肿瘤细胞代谢亢进有关。

7.疼痛

与白血病细胞浸润骨骼和四肢肌肉、关节有关。

8.营养失调:低于机体需要量

与白血病代谢增加、高热、化疗致消化道反应及口腔炎有关。

9.自我形象紊乱

与化疗药物引起脱发有关。

10.口腔黏膜改变

与白血病细胞浸润、化疗反应及继发真菌感染等有关。

11.知识缺乏

缺乏白血病治疗、预防感染、出血等方面的知识。

(四)护理目标

(1)活动耐力增强,日常活动无不舒适感。

(2)白血病细胞减少,成熟粒细胞增多;营养不良改善;贫血纠正;不发生严重感染。

(3)能正确面对患病现实,积极配合治疗和护理,情绪稳定,惊恐不安、悲观失望的情绪减轻或消失。

(4)能说出化疗可能出现的不良反应,并能积极应对。

(五)护理措施

1.一般护理

(1)休息和活动。病情轻和缓解期患者可适当休息,在力所能及的范围内完成部分日常生活活动和进行适当的运动;化疗期间以及严重贫血、感染或有明显出血倾向等病情较重者,应绝对卧床休息;对进行保护性隔离的患者,提供必要的运动设施;根据病情,协助患者洗漱、进食、大小便等,以保证充分休息和防止病情加重。

(2)饮食护理。患者的营养状况对能否坚持化疗及疾病的预后有着十分重要的意义,尤其是化疗期间,患者消耗大、食欲差,必须调节饮食。应给予高热量、高蛋白、高维生素、容易消化的饮食,多食新鲜蔬菜和水果,不断改变饮食种类,改善烹饪方法,营造清洁、安静、舒适的进餐环境,以增进食欲;有消化道出血时,应禁食或进少量流质;化疗时饮食宜清淡,少量多餐,多饮水,多进果汁,必要时遵医嘱给予鼻饲或静脉高营养,以保证能量需要。

2.心理护理

(1)建立良好的护患关系。关爱患者,多与患者交流沟通,为患者创造一个安全、信任的环境,以减轻患者的痛苦,激发患者的希望和信心。

(2)根据白血病不同时期患者的心理反应进行针对性的护理。①确诊初期,及时给家属心理支持,使家庭成员保持镇静,要求家属暂不如实告诉患者疾病的诊断,视病情发展情况而定;对已知情者,护士要对患者进行耐心的倾听、安慰、劝解、支持、疏导和环境调整等,帮助患者接受疾病的现实,增强战胜疾病的信心。②化疗期,护士应向患者耐心解释化疗的重要性、必要性及化疗中可能出现的不良反应,不断鼓励患者坚持完成化疗,争取患者及其家属的主动配合。③病情恶化时,应采取保护性医疗制度,不应将全部病情真相告诉患者。

3.保护性隔离

化疗药物的作用不仅是杀伤白血病细胞,正常细胞同样要受到杀伤,因此,患者在诱导缓解治疗期间很容易发生感染,当成熟粒细胞绝对值$\leq 0.5 \times 10^9/L$ 时,发生感染的可能性更大,此时应采用保护性隔离措施,若无层流室,则置患者于单人病房,保证室内空气新鲜,定时进行空气和地面消毒,谢绝探视,以避免交叉感染。加强口腔、皮肤及肛周护理。若患者有感染征象时,应协助医生做咽拭子、分泌物、血、尿、粪便等标本培养,并遵医嘱应用强有力的抗生素,积极控制感染。

4.化疗护理

(1)局部血管反应及护理。某些化疗药物,如柔红霉素、阿霉素、长春新碱等对组织刺激性大,多次注射会引起静脉周围组织炎症;若注射时药液渗漏,会引起局部组织坏死。故化疗时应注意如下几点。①合理使用静脉血管,选择静脉应注意:先远端静脉后近端静脉,逐步向上移行。若药物刺激性强、剂量大时,宜首先选用大血管注射。每次更换注射部位,并强调熟练的静脉穿刺技术,避免穿透血管,注射完毕,轻压血管数分钟,以防药液外渗或发生血肿。②静脉穿刺后先用生理盐水输注,确定针头在静脉内方能注入药物,药物输完后再用生理盐水冲洗后拔针,以减轻药物对局部组织的刺激。③输注时疑有或发生外渗,立即停止注入,不要拔针,由原部位抽取 3~5 mL 血液,以除去一部分药液,局部滴入生理盐水以稀释药液或滴入解药,如 8.4%碳酸氢钠 5 mL 后拔针,局部冷敷后再用 25%硫酸镁湿敷等。发生静脉炎症时处理同药液外渗。

(2)骨髓抑制。大剂量化疗药物的使用可引起严重的骨髓抑制。多数化疗药抑制骨髓至最低点的时间为 7~14 日,恢复时间为之后的 5~10 日,因此在化疗中必须定期查血常规,每次疗程结束必要时做骨髓穿刺,以便观察疗效及骨髓受抑制情况。护理人员在操作时最好戴清洁的橡胶手套,以免不慎将药液沾染皮肤而影响自身健康。

(3)消化道反应。许多化疗药物可引起恶心、呕吐、食欲不振等反应。化疗期间应给患者提供一个安静、舒适、通风良好的休息环境,避免不良刺激。饮食要清淡、可口,少量多餐,进食前后休息一段时间。当患者恶心、呕吐时,不要让其进食,及时清除呕吐物,保持口腔清洁。必要时遵医嘱在治疗前给予止吐药物,可减轻恶心、呕吐反应。

(4)肝、肾功能损害。巯嘌呤、甲氨蝶呤、左旋门冬酰胺酶等对肝功能有损害作用,用药期间应观察患者有无黄疸,并定期监测肝功能。环磷酰胺可引起血尿,输注期间应保证输液量,鼓励患者多饮水,观察小便的量和颜色,一旦发生血尿,应停止使用,同时检查肾功能。

(5)其他。长春新碱能引起末梢神经炎、手足麻木感,停药后可逐渐消失。柔红霉素、阿霉素、三尖杉酯碱类药物可引起心肌及心脏传导损害,用药时要缓慢静脉滴注,注意复查心电图。

(6)鞘内注射化疗药物的护理。推注药物宜慢,注射完毕,去枕平卧 4~6 小时,注意观察有无头痛、发热等反应。

5.健康指导

(1)心理指导。向患者及其家属说明白血病是造血系统肿瘤性疾病,虽然难治,但目前由于化疗的进展和造血干细胞移植的应用,不少患者获得缓解或治愈,应树立信心。

(2)预防感染和出血的指导,如注意个人卫生,少去人群拥挤的地方,经常检查口腔、咽部有无感染,学会自测体温,勿用牙签剔牙、用手挖鼻孔,避免创伤等。

(3)活动与饮食指导。生活要有规律,保证充足的休息和营养,缓解期适当进行健身活动,如散步、打太极拳等,以提高抗病能力,减少复发。饮食应富含营养、清淡、少刺激。

(4)指导患者按医嘱用药,定期门诊复查血常规。

(5)长期接触放射性核素或苯类化学物质的工作人员,必须严格遵守劳动保护制度。

二、慢性粒细胞白血病

常见慢性白血病有慢性粒细胞白血病(慢粒,CML)和慢性淋巴细胞白血病,国内以 CML 多见。临床以脾大、白细胞异常增多和出现 Ph 染色体为特征。慢粒整个病程可分为 3 期。①慢性期:临床无症状,或仅有乏力、低热、多汗、体重减轻等症状,原粒细胞在血中≤5%,骨髓中≤10%。慢性期一般 2~3 年,逐渐发展为加速期。②加速期:出现不明原因的发热、骨骼疼痛、脾迅速肿大、贫血和出血加重。对传统的抗慢粒药物无效。血或骨髓原粒细胞>10%、外周血嗜碱性粒细胞>20%、血小板进行性减少或增多。此期可持续数月到 1~2 年。③急变期:临床表现与急性白血病类似,血或骨髓原粒细胞≥20%。大多数为急粒变,少数为急淋变。预后极差,如不积极治疗,往往于 3~6 个月内死亡。

(一)护理评估

1.健康史

主要询问患者是否长期小剂量或一次大剂量接触 X 线、苯及其衍生物;家族中是否有类似疾病的患者。

2.身体状况

起病缓慢,早期可无任何表现,部分患者因脾大或白细胞增多在体检中发现而确诊。各年龄均可发病,以中年最多见。

(1)脾大。为最显著特征,脾大可达脐平面,甚至可达盆腔,质地坚实、平滑、无压痛,如发生脾梗死,则压痛明显。半数患者有轻度肝大。

(2)全身症状。随病情发展,逐渐出现乏力、低热、多汗或盗汗、体重减轻等代谢亢进的表现。

(3)胸骨压痛。多在胸骨中下段,为重要体征。

3.心理—社会状况

慢粒进展缓慢,患者一般情况良好,但早期患者也有较大的心理负担,且因慢粒终将发生急性变,易使患者产生揣测,甚至终日惶惶不安,害怕急性变。

(二)常见护理诊断/问题

1.疼痛:脾胀痛

与脾大、脾梗死有关。

2.潜在并发症

如尿酸性肾病。

3.活动无耐力

与虚弱或贫血有关。

4.营养失调:低于机体需要量

与机体代谢亢进有关。

(三)护理措施

1.一般护理

置患者于安静、舒适的环境中,减少活动,尽量卧床休息,嘱患者取左侧卧位,以减轻不适感。鼓励患者少量多次进食、进水,以减轻腹胀。

2.病情观察

(1)每日测量患者脾的大小,并做好记录。尽量避免弯腰和碰撞腹部,以免发生脾破裂。遵医嘱协助患者做脾放射治疗,以减轻脾胀痛。一旦突然发生脾区剧痛,要密切观察生命体征,及时发现有无休克等脾破裂征象;发现不明原因的高热、贫血、出血加重、进行性脾大等慢粒急性变表现,要及时报告医生,并配合处理。

(2)化疗期间应定期检查白细胞计数、血尿酸和尿尿酸含量以及尿沉渣检查等。记录24小时液体出入量。鼓励患者多饮水,每日饮水量达 2 000 mL 以上,以排出聚集在肾小管的尿酸。遵医嘱口服别嘌醇,以抑制尿酸的形成。

3.用药护理

观察用药效果及不良反应。白消安的不良反应主要是骨髓抑制、皮肤色素沉着、肺纤维化、阳痿、停经,用药期间应经常复查血常规等,不断调整剂量。α 干扰素的不良反应有发热、乏力、恶心、血小板减少和肝功能异常等,应定期检查血常规和肝功能。

4.健康指导

(1)慢性缓解期的患者,应向患者及其家属讲解疾病的知识,如病情的演变过程等。为了争取延长缓解期,患者必须主动配合治疗,保持情绪稳定,亲友应给予患者精神、物质多方面的支持。缓解后可工作和学习,适当锻炼,但不可过劳。生活要有规律,保证充足的营养(给患者提供高热量、高蛋白、高维生素饮食)、休息和睡眠。

(2)定期门诊复查。出现贫血加重、发热、脾迅速肿大时,要及时到医院检查。

第四节　造血干细胞移植

造血干细胞移植(HSCT)指对患者进行全身照射、化疗和免疫抑制预处理后,将正常供体或自体的造血细胞经血管注入患者体内,使其重建正常的造血和免疫功能。造血细胞包括造血干细胞和祖细胞。造血细胞表达 CD34$^+$ 抗原。

一、分类

按造血细胞取自健康供体还是患者自身,HSCT 分为异体 HSCT 和自体 HSCT。异体 HSCT 又分为异基因移植和同基因移植。按造血干细胞采集部位的不同,分为骨髓移植、外周血干细胞移植和脐血移植。按 HLA 配型相合的程度,分为 HLA 相合与部分相合移植。外周血干细胞移植为目前临床最常用的移植方法之一。

二、适应证

1.非恶性疾病

重型再生障碍性贫血、阵发性睡眠性血红蛋白尿、重型海洋性贫血、镰形细胞贫血等。

2.恶性疾病

造血系统恶性疾病,如白血病、多发性骨髓瘤、淋巴瘤等;其他对放、化疗敏感实体瘤也可考虑做自体 HSCT。

三、移植方法

1.供体选择

(1)自体 HSCT 的供体是患者自己,应能承受大剂量放、化疗,能动员、采集到不被肿瘤细胞污染的足够造血干细胞。

(2)异体 HSCT 的供体首选 HLA 相合的具有血缘关系的同胞,次选 HLA 相合无血缘关系的供体;如有多个 HLA 相合者,首选年轻男性、ABO 血型相合以及巨细胞病毒阴性者。

2.造血细胞的采集

供体检查身体合格的情况下自愿签署知情同意书,向供体说明造血干细胞捐献是安全的,不会降低抵抗力,不影响健康。

(1)骨髓的采集。在手术室全身麻醉或硬膜外麻醉下进行,多以两侧髂后上棘区域为抽吸点。采集量以受者体重为依据,一般有核细胞数为$(4\sim6)\times10^8$/kg。供、受者红细胞血型不合时,需先去除骨髓血中的红细胞和(或)血浆,以防急性溶血反应。

(2)外周血造血干细胞的采集。外周血在通常情况下造血细胞很少,采集前需给予粒细胞集落刺激因子(G-CSF)皮下注射 4 日动员,使外周血中 $CD34^+$ 造血细胞升高,第 5 日开始用血细胞分离机采集,一般采集 1~2 次即可。采集的 $CD34^+$ 细胞至少达到受者体重 2×10^6/kg。

(3)脐带血造血干细胞的采集。采集前确认新生儿无遗传性疾病,为确保质量,留取标本进行血型、HLA 配型、有核细胞和 $CD34^+$ 细胞计数等的检查。

3.患者预处理

其目的是最大限度清除体内的异常细胞,抑制受体免疫反应以减少排斥移植物。预处理主要采用全身照射、细胞毒药物和免疫抑制剂。根据预处理的强度,移植分为传统的清髓性 HSCT 和非清髓性 HSCT。对大多数患者,尤其是年轻的恶性肿瘤患者,以传统的清髓性预处理为主。常用预处理方案:①全身照射并用环磷酰胺静脉输注;②白消安和环磷酰胺联合使用等。非清髓性 HSCT 主要适用于病情进展缓慢、肿瘤负荷较小,并且对移植物抗白血病作用较敏感,不适合常规移植和年龄大于 50 岁的患者。

四、护理

(一)无菌层流病室的准备

无菌层流病室的空气洁净度可达到 100 级,能有效减少 HSCT 患者继发感染的机会,是预防继发细菌、真菌感染的重要保障。使用前要对室内空间及物品进行严格的清洁、消毒和灭菌处理,并进行空气及物品表面细菌培养,合格后才能开始收治患者。

(二)患者入无菌层流室前的护理

1.心理护理

了解患者及其家属对所患疾病及 HSCT 的认识程度、是否有充分的思想准备、患者的经济状况等;介绍无菌层流室内制度、环境,讲解 HSCT 的方法、步骤和可能出现的并发症,如何配合每日的治疗和护理工作。护士应以主动热情的态度关心、体贴和理解患者;多与患者交流,解答患者的疑问,从而消除患者的疑虑、紧张及恐惧心理。

2.身体准备

(1)异体移植需要做人白细胞抗原(HLA)配型。

（2）全面身体检查。移植前检查血常规，骨髓象，血生化，肝、肾功能，心电图及人类巨细胞病毒等；彻底治疗或清除感染灶，尤其注意外阴、口腔、咽喉、皮肤等处有无病灶。

（3）体表准备及眼、耳、鼻、口腔、会阴部消毒。入室前 1～2 日，剃去全身毛发，修剪指（趾）甲，淋浴后经 0.05％氯己定液药浴 30 分钟，更换无菌衣裤、拖鞋后进入无菌层流室。

（4）肠道消毒。入室前 3 日开始口服肠道不易吸收的抗生素进行肠道消毒，入室前 1 日 20％甘露醇口服导泻。

（5）深静脉置管。用于确保化疗药物、造血干细胞、静脉高营养等各项输注性治疗顺利进行。

（三）患者入无菌层流室后的护理

患者在预处理后骨髓造血及免疫功能严重损害，极易发生严重感染、出血。感染的预防和控制是移植成败的关键，必须加强全环境保护及消毒隔离制度，最大限度地减少外源性感染。

1.无菌环境和物品的消毒

（1）患者入室后，应每日用消毒液擦洗天花板、墙壁、家具、地面 2 次；紫外线消毒每日 3 次，每次 30 分钟；每周空气、物体表面细菌监测培养 1 次；每日更换床单、枕套、衣裤、拖鞋并消毒；入室的所有物品包括被褥、卫生纸、书刊、水杯、脸盆、便器等需根据物品的性状及耐受性选用高压灭菌、化学消毒等消毒灭菌方法。

（2）医护人员自身净化。经常修剪指甲，入室前沐浴，更换消毒的隔离服、口罩、帽子、拖鞋，用抗菌皂液清洁双手，经风淋吹淋后进入层流病室。入患者房间接触患者前后均需再消毒手。一次入室人员不超过 3 人，查房、治疗、护理要合理安排时间，避免做大幅度动作，尽量避免不必要的接触。患上呼吸道感染者不得入室，以免增加感染患者机会。

2.患者的护理

（1）患者的生活护理。患者进食的饭菜、食物需用微波炉加热 5 分钟以上，带皮水果用消毒液浸泡 15 分钟后去皮食用。继续口服肠道不吸收的抗生素，口服药片每面紫外线照射 15 分钟后服用。口腔护理每日 3 次，进餐前后用 3％硼酸和 3％碳酸氢钠交替漱口。鼻腔和外耳道用 0.05％的碘仿擦拭，每日 3 次。0.1％的利福平和 0.5％卡那霉素滴眼液交替滴眼，每日 3 次。每日沐浴或擦浴 1 次，便后及晚间用氯己定或碘仿溶液坐浴，女患者每日会阴清洗 1 次。

（2）成分输血的护理。在预处理阶段的大剂量化疗引起患者骨髓抑制，可根据病情遵医嘱输入血液制品，为了预防输血相关的移植物抗宿主病（GVHD），所有含细胞成分的血液制品在输注前必须照射 25～30 Gy，灭活具有免疫活性的 T 淋巴细胞。

（3）静脉置管的护理。每日常规观察穿刺部位有无红肿、渗血、渗液、疼痛、硬结及分泌物，严格执行无菌操作和导管使用原则，防治导管堵塞和滑脱。同时注意导管与输液器连接紧密，避免在导管内抽血，穿刺处若有分泌物，应及时做分泌物培养，并保持局部清洁、干燥，敷料被污染时及时更换。每日监测体温，疑有置管引起的感染时应拔管并送培养。

（4）预处理期间化疗和放疗的护理。预处理期间液体量较多，要有计划地调整输液速度，保证药液按时、准确输入。应用大剂量环磷酰胺者，除大量补液、碱化尿液外，应鼓励患者多饮水，以稀释尿液，增加尿量，防止发生出血性膀胱炎。口服给药者若发生呕吐，注意观察呕吐物中是否有药物残渣，必要时追加药量。全身放疗后患者常有恶心、呕吐、发热、腮腺肿胀、腹泻等,应密切观察,并给予对症处理。

(5)心理护理。患者单独居住无菌层流室,无亲人陪伴,加上机器噪声、预处理时的剧烈反应、各种并发症的威胁等,易失眠、紧张、恐惧,甚至悲观、绝望。护士应理解患者的痛苦,关心、体贴患者,多与之交谈,建立信任关系;给予全方位护理,协助各项生活护理;介绍移植后长期存活的病例,增强其战胜疾病的信心,鼓励患者顽强坚持下去,以达到康复目的。

3.造血干细胞输注的护理

(1)输注异体造血干细胞前遵医嘱给予地塞米松、异丙嗪等抗过敏药物,以减少输注反应。

(2)造血干细胞应用无滤网的输液器输入,骨髓中的脂肪颗粒可以引起肺栓塞,所以骨髓血干细胞回输前应将装有骨髓血的采集袋(瓶)倒置 15～30 分钟,使骨髓中脂肪浮于上层,速度要慢,观察 15～20 分钟无反应后再调整滴速,约 100 滴/分,每袋骨髓液输至最后 5 mL 时弃去,以防肺栓塞。异体外周造血干细胞在采集后当日经深静脉置管快速静脉滴注。

(3)输注时床旁监护,输入异体造血干细胞时,注意观察患者有无发热、过敏等不良反应,血型不合时应观察有无溶血反应,注意尿色、尿量变化,给予对症处理。

(4)自体干细胞或脐血干细胞复温后回输,输注时注意冻存保护剂二甲基亚砜毒性可能引起恶心、呕吐、头痛、血压升高等反应。

4.移植后并发症的观察和护理

(1)感染。感染是造血干细胞移植的常见并发症,与宿主防御功能受损有关,可发生于移植后早、中、晚期,早期为移植后 1 个月内,中期为移植后 1 个月到 100 日,晚期为移植后 100 日后。密切观察病情变化,每日询问患者有无不适,监测生命体征,听诊心律及肺部有无啰音。移植后 1 周内患者白细胞可降至 $(0\sim0.1)\times10^9/L$,易发生细菌、病毒和真菌感染,应注意观察体内有无感染灶,及时向医师报告。待血小板回升,可指导患者适量床旁活动,如伸展、扩胸运动,以促进呼吸道分泌物排出,防止肺部感染。

(2)出血。血小板极度低下是导致患者出血的主要原因,移植后患者的血小板恢复较慢,如血小板低于 $20\times10^9/L$,应嘱患者减少活动、进软食、保持大便通畅。每日监测血常规,注意血小板计数,密切观察皮肤有无出血点、瘀斑,有无鼻出血、牙龈出血,注意尿、大便及痰液的颜色,有无颅内出血的征象,必要时输注浓缩血小板。

(3)移植物抗宿主病(GVHD)。GVHD 是异基因 HSCT 最主要的并发症。植活的供者造血干细胞含有免疫活性细胞,主要为 T 细胞,攻击受者同种异基因抗原导致组织损伤,称为GVHD。GVHD 分为急、慢性两型,一般移植后 100 日以内发生的为急性 GVHD,主要累及皮肤、消化道和肝,表现为皮肤红色斑丘疹、腹泻、肝功能异常等;100 日以后发生的为慢性GVHD,可累及全身所有器官和组织,可为局限性硬斑或全身性硬皮病、肝功能异常、干燥综合征、关节炎、闭塞性支气管炎和胆汁淤积等自身免疫性表现。GVHD 轻者可治愈,重者可死亡。具体护理如下。

1)用药护理。GVHD 预防重于治疗,主要方法有免疫抑制剂和 T 细胞去除。常用的预防方案为环孢素联合甲氨蝶呤,常规于移植前 1 日开始每天静脉滴注环孢素 2～4 mg/kg,持续 1 个月,待消化道反应过后改为口服,维持血药浓度在 150～250 ng/mL,一般至少使用 6 个月。环孢素有肾毒性,可引起高血压、糖耐量异常、头痛、恶心、多毛、痤疮、牙龈增生、癫痫等,使用前要做好解释,用药过程中及时复查肝、肾功能,注意血压、尿量变化。此外,糖皮质激素、抗胸腺细胞球蛋白等也可以作为预防用药。应用大剂量肾上腺皮质激素可诱发感染和消化道溃疡出血,应注意体温变化、大便性状。联合应用抗胸腺细胞球蛋白时,应注意有无过敏反应。

2)病情观察及护理。急性 GVHD 易发生在移植后 20 日左右,白细胞逐渐回升时,要注意观察耳后、手掌、脚心等部位的皮肤改变,以便及时发现、及时处理,以免延误治疗。一般最常出现的是皮肤红斑和斑丘疹,皮疹严重时发生表皮坏死、皮肤剥脱和水泡形成。应保持皮肤、床单位清洁,每日温水擦浴,衣物质地柔软,以防出血、感染,严重的表皮剥脱可采取暴露疗法。肠道症状是急性 GVHD 的主要症状,注意观察腹痛、腹泻情况,准确记录腹泻次数、大便性质及量,加强肛周护理,防止感染。腹泻期间患者应进少渣、清淡、半流质饮食,腹泻量大时暂禁食,静脉补充营养。注意观察皮肤、巩膜有无黄疸,口腔黏膜有无红斑、溃疡等,发现异常及时报告医师。

(4)肝静脉闭塞病。是一种以肝内小静脉纤维性闭塞为主要病理改变的疾病,表现为不明原因的体重增加、肝区疼痛、肝大、腹水、黄疸等。多认为由于预处理时大剂量化疗药物损伤肝细胞和血管内皮细胞,进而造成凝血的激活,使肝静脉受阻而发生。遵医嘱应用小剂量肝素、前列腺素 E_2、熊去氧胆酸等可预防肝静脉闭塞病的发生。移植后注意每日称体重,必要时测量腹围,观察有无上述症状出现。发生肝静脉闭塞病时要限制钠盐摄入,改善微循环和利尿治疗。

五、健康指导

(1)保证充足的休息、睡眠,每日睡眠应保证在 8 小时以上;保持乐观和良好的情绪状态。随着疾病的恢复,可以适当进行体育锻炼,如散步、听音乐、打太极拳等活动,并逐渐增加活动量。HSCT 后 2 年内不宜从事重体力劳动。

(2)指导患者维持饮食平衡,原则上以清淡、有营养、易消化为主,要保证足够的水分摄入,限制辛辣、刺激性强、坚硬食物。

(3)指导患者出院后预防感染的措施:避免接触患病的人和家畜及其分泌物;避免在公共游泳池游泳;避免去人多的地方;注意保暖,防感冒;注意饮食卫生,不食隔夜食物;注意口腔和皮肤护理,勤洗澡、更衣,保持大便通畅,便后坐浴等。

(4)遵医嘱坚持用药,讲解合理用药的目的,药物的剂量、用法及用药后可能出现的不良反应等;定期检测药物浓度。

(5)就诊指导:告知患者到医院复查血常规和骨髓检查的时间。教会患者自我识别一些常见症状,如出现疲乏,皮肤、黏膜黄染、出血、皮疹、咳嗽、发热、腹痛、腹泻等不适时应及时就医。

第六章　内分泌科疾病的护理

第一节　腺垂体功能减退症

腺垂体功能减退症是由不同病因导致的一种或多种腺垂体激素减少或缺乏的一组临床综合征,可原发于垂体病变,也可继发于下丘脑病变。病因不同,累及的激素种类和数量不同,临床表现也不同,但经补充所缺乏的激素后,症状可迅速缓解。生育期妇女因产后腺垂体缺血坏死所致者,称为希恩综合征。

一、病因与发病机制

各种可损伤下丘脑、下丘脑—垂体通路和垂体的疾病均可导致本病,常见病因如下。

1.垂体瘤

垂体瘤是成人腺垂体功能减退症最常见原因,可分功能性和非功能性腺瘤,大多属良性。腺瘤增大,压迫正常垂体组织,引起腺垂体功能减退。

2.下丘脑病变

炎症、肿瘤、淋巴瘤和白血病浸润、肉芽肿等可直接破坏下丘脑神经分泌细胞,使生长激素释放激素分泌减少,从而减少腺垂体分泌各种促靶腺激素、生长激素和催乳素等。

3.垂体缺血性坏死

孕期垂体生理性肥大,代谢旺盛,对缺血缺氧敏感,如胎盘早剥、前置胎盘、子宫收缩无力等导致产后大出血、休克,使腺垂体缺血坏死和纤维化,导致腺垂体功能低下,即希恩综合征。

4.手术、创伤或放射性损伤

垂体瘤切除、术后放疗以及乳腺癌做垂体切除治疗等,均可损伤垂体;颅骨骨折可损毁垂体柄和垂体门静脉血液供应;鼻咽癌放疗也可损坏下丘脑和垂体,引起垂体功能减退。

5.感染和炎症

各种病毒、细菌、真菌等感染引起的脑炎、脑膜炎、流行性出血热、结核等均可引起下丘脑—垂体损伤而致功能减退。

6.其他

遗传因素、长期使用糖皮质激素、垂体卒中以及颞动脉炎、海绵窦处颈内动脉瘤等均可引起本病。

二、临床表现

临床表现取决于腺垂体受损程度,一般腺垂体组织破坏50%以上才出现临床症状,破坏75%时症状明显,破坏达95%症状严重。最早表现为促性腺激素、生长激素和泌乳素缺乏,其次是促甲状腺素(TSH)缺乏,然后可伴有促肾上腺皮质激素(ACTH)缺乏,临床表现为各靶腺功能减退。垂体及蝶鞍上肿瘤可伴占位性病变的症状和体征。希恩综合征多表现为全腺垂体功能减退,但无占位性病变的症状和体征。

1.性腺功能减退

性腺功能减退常最早出现,女性产后无乳、乳房萎缩、经量减少或闭经、生殖器萎缩、不育;男性勃起功能障碍,睾丸松软、缩小;两性皆有性欲减退、毛发脱落,尤以阴毛、腋毛为甚。

2.甲状腺功能减退

属于继发性甲状腺功能减退,患者常畏寒,嗜睡,反应迟钝,精神淡漠,皮肤干燥、变粗、苍白、少汗、弹性差。严重者可发生黏液性水肿、食欲不振、便秘、抑郁、精神异常、心率缓慢等。

3.肾上腺皮质功能减退

患者常有极度疲乏、软弱无力、畏食、恶心、呕吐、体重减轻、低血压、低血糖等。因黑色素细胞刺激素减少致皮肤色素减退,患者常有面色苍白、乳晕色素浅淡,有别于原发性慢性肾上腺功能减退症。重者可有低血糖发作,对外源性胰岛素敏感性增加。

4.生长激素不足

成人一般无特殊症状,儿童可致生长障碍。

5.垂体内或其附近肿瘤压迫症群

最常见为头痛及视神经受损引起偏盲甚至失明等。

6.并发症

(1)垂体功能减退性危象(简称垂体危象)及昏迷。各种应激,如感染、败血症、腹泻、呕吐、失水、饥饿、寒冷、急性心肌梗死、脑血管意外、手术、外伤、麻醉及使用镇静药、催眠药、降糖药等均可诱发垂体危象及昏迷。根据临床表现不同,分为高热(体温>40 ℃)型、低温(体温<30 ℃)型、低血糖型、低血压循环虚脱型、水中毒型、混合型等,突出表现为消化系统、循环系统、神经—精神系统症状,可出现高热、循环衰竭、休克、恶心、呕吐、头痛、意识不清、谵妄、抽搐、昏迷等严重症状。

(2)感染。常表现为肺部、泌尿道和生殖系统的细菌性感染。

三、诊断

根据患者病史、症状和体征,结合实验室以及影像学检查,可作出诊断,但需排除多发性内分泌腺功能减退症,如 Schmidt 综合征、神经性厌食、失母爱综合征等。

四、治疗

1.病因治疗

肿瘤患者应积极采取手术、化疗或放疗等措施。颅内占位性病变,应减轻颅内高压。加强产妇围生期监护,及时纠正产科病理状态,预防产后出血、休克引起的缺血性垂体坏死。

2.激素替代治疗

多采用靶腺激素替代治疗,需长期甚至终身维持治疗。应先补糖皮质激素,再补甲状腺激素,以防肾上腺危象发生。

(1)糖皮质激素。多选用氢化可的松,生理剂量为每日 20～30 mg,模拟生理分泌规律给药,应激状态适当加量。

(2)甲状腺激素。左甲状腺素或甲状腺干片。老年患者及冠心病患者宜从最小剂量开始,缓慢递增,以免增加代谢率而加重肾上腺皮质负担,诱发危象。

（3）性激素。病情较轻的育龄女性采用人工月经周期治疗,可维持第二性征和性功能。男性患者用丙酸睾酮治疗,可改善性欲,促进第二性征发育,增强体质。

3.垂体危象抢救

（1）快速静脉注射50％葡萄糖注射液40～60 mL,以抢救低血糖,继而补充5％葡萄糖盐水,每500～1 000 mL中加入氢化可的松50～100 mg静脉滴注,以解除急性肾上腺功能减退危象。

（2）循环衰竭者按抗休克原则治疗;感染、败血症者积极抗感染治疗;水中毒者加强利尿,同时给予泼尼松或氢化可的松;低体温者可给予小剂量甲状腺激素,并注意保暖;高温者予降温治疗。

（3）禁用或慎用麻醉剂、镇静剂、催眠药、降糖药等,以防止诱发昏迷。

五、常见护理诊断/问题

1.活动无耐力

与肾上腺皮质和甲状腺功能低下有关。

2.潜在并发症

垂体危象。

3.体温过低

与继发性甲状腺功能减退有关。

4.性功能障碍

与促性腺激素分泌不足有关。

六、护理措施

1.休息

注意休息和保暖,适当运动,避免过度劳累。

2.饮食

进食高热量、高蛋白及富含维生素和膳食纤维的食物,适当补充钠、钾、氯等含量较高的食物,不宜过度饮水,避免饥饿。

3.病情观察

密切观察患者的意识状态、生命体征,注意监测血糖、血压、体温变化,注意有无垂体危象的发生。

4.对症护理

及时治疗感染,纠正失水或低血糖状态。感染、外伤、手术等应激状态时及时调整激素用量,避免诱发垂体危象。

5.用药护理

护士应让患者了解用药的目的,观察治疗效果和不良反应,监测服用甲状腺激素者的心率、心律、体温、体重变化。如服用肾上腺皮质激素者出现欣快感、失眠,提示药物过量。

6.心理护理

向患者及其家属讲解疾病相关知识,了解疾病对患者生活的影响,及时给予相关指导,动员家属和社会的支持,使患者保持情绪稳定,配合治疗。

7.垂体危象的抢救配合

一旦发生,立即报告医师并协助抢救。迅速建立静脉通路,补充水分,保证激素类药及时、准确使用;保持呼吸道通畅,给予氧气吸入;低温者应保暖,高热型患者给予降温处理;做好口腔护理、皮肤护理,保持排尿通畅,防止尿路感染,注意患者安全。

七、健康指导

1.避免诱因

指导患者生活要有规律,避免过度劳累,保持情绪稳定,更换体位时动作应缓慢,以免发生晕厥。冬天注意保暖。做好皮肤的清洁,预防外伤,少去公共场所或人多的地方,预防感染。

2.饮食指导

指导患者进食高热量、高蛋白、高维生素和丰富膳食纤维、易消化的饮食,少量多餐,以增强机体抵抗力。

3.用药指导

教会患者及其家属认识所服药物的名称、剂量、用法及不良反应,以及随意停药的危险,应严格遵医嘱按时、按量服用药物,不得任意增减药物剂量。

4.观察与随访

指导患者及其家属识别垂体危象的征兆,若有感染、发热、外伤、腹泻、呕吐、头痛等情况发生,应立即就医。外出时随身携带识别卡,以防意外发生。协助患者安排随访时间和各种检查。

第二节　甲状腺功能亢进症

甲状腺功能亢进症简称甲亢,是由甲状腺腺体本身产生甲状腺激素(TH)过多而引起的甲状腺毒症,主要表现为神经、循环、消化等系统兴奋性增高、代谢亢进、甲状腺肿大和眼征,包括弥漫性毒性甲状腺肿、多结节性毒性甲状腺肿、甲状腺自主高功能腺瘤、碘甲亢、桥本甲亢、新生儿甲状腺功能亢进症、垂体 TSH 腺瘤等。甲亢患病率约为 1%,其中 80% 以上为 Graves 病(Graves disease,GD)。

Graves 病又称弥漫性毒性甲状腺肿或 Basedow 病、Parry 病,占全部甲亢的 80%～85%,是器官特异性自身免疫病之一,有显著遗传倾向。我国患病率约为1.2%,男女发病比为 1:(4～6),20～50 岁高发,主要临床表现有甲状腺毒症、弥漫性甲状腺肿、眼征以及胫前黏液性水肿。

一、病因与发病机制

目前病因尚未完全阐明,但公认与自身免疫有关,是一种特殊类型的自身免疫性甲状腺疾病,属器官特异性自身免疫病。

1.遗传因素

GD 有显著的遗传倾向,并与一定的人类白细胞抗原(HLA)类型有关。

2.免疫因素

在遗传易感背景下,感染、精神创伤等因素可诱发体内免疫功能紊乱,患者血清中可检出TSH 受体抗体(TRAb)及其他自身抗体,是导致甲状腺肿大或萎缩的原因之一。另外,患者外周血及甲状腺内 T 淋巴细胞数量增多,功能发生改变,GD 浸润性突眼主要与细胞免疫有关。

3.环境因素

精神刺激、感染、创伤等环境因素作用于免疫系统,诱发体内的免疫功能紊乱,引起抑制性 T 淋巴细胞(Ts 细胞)的功能和数量减低,加重器官特异性 Ts 细胞的损害,降低对甲状腺辅助性 T 淋巴细胞(Th 细胞)的抑制。特异 B 淋巴细胞在特异 Th 细胞辅助下,产生异质性免疫球蛋白(自身抗体)。

二、临床表现

多数起病缓慢,少数在感染或精神创伤等应激后急性起病,典型表现有 TH 分泌过多所致高代谢综合征、甲状腺肿和眼征。

(一)甲状腺毒症表现

1.高代谢综合征

甲状腺激素分泌增多,导致交感神经兴奋性增高和新陈代谢加速,患者常有疲乏无力、怕热多汗、多食善饥、消瘦等,危象时可有高热。

2.精神神经系统

多言好动、焦躁易怒、紧张不安、失眠、记忆力减退、注意力不集中,也可有手、眼睑和舌震颤。

3.心血管系统

心悸、气短、心动过速、心尖部第一心音亢进。收缩压增高,舒张压降低,脉压增大,可出现周围血管征。严重者可发生甲亢性心脏病,出现心律失常、心脏增大、心力衰竭,心律失常以心房颤动常见。

4.消化系统

食欲亢进,多食消瘦。因 TH 可促使胃肠蠕动增快,消化吸收不良而致排便次数增多。重者可有肝大及肝功能异常,偶有黄疸。

5.肌肉骨骼系统

部分患者有甲亢性肌病、肌无力及肌萎缩。周期性瘫痪多见于 20~40 岁的亚洲男性,病程呈自限性,甲亢控制后可治愈。甲亢可影响骨骼脱钙而发生骨质疏松,还可发生指端粗厚,外形似杵状指。

6.生殖系统

女性月经减少或闭经,男性勃起功能障碍、偶见乳房发育。

7.造血系统

白细胞总数偏低,淋巴细胞比例增加,单核细胞增多。血小板寿命较短,可出现血小板减少性紫癜。

(二)甲状腺肿

多数患者有不同程度的甲状腺肿大,多为弥漫性、对称性肿大,质软、无压痛,久病者质地较韧。肿大程度与甲亢轻重无明显关系。甲状腺上下极可触及震颤,闻及血管杂音,为本病重要的体征。

(三)眼征

1.单纯性突眼

单纯性突眼与甲状腺毒症所致交感神经兴奋性增高及 TH 的 β-肾上腺能样作用致眼外肌、提上睑肌张力增高有关,常见的眼征:①轻度突眼,突眼度不超过眼球突度参考值上限3 mm(中国人群眼球突度上限:女性 16 mm,男性 18.6 mm);②瞬目减少;③上眼睑挛缩,睑裂增宽;④双眼向下看时,上眼睑不能随眼球下落;⑤眼球向上看时,前额皮肤不能皱起;⑥两眼看近物时,眼球辐辏不良。

2.浸润性突眼

浸润性突眼与眶后组织的自身免疫性炎症有关,约占 5%。除上述眼征外,常有眼睑肿胀、肥厚,结膜充血、水肿;眼球突出明显,突眼度超过眼球突度参考值上限 3 mm,且左右突眼度可不相等(相差>3 mm);眼球活动受限。患者诉有视力下降、异物感、畏光、复视、斜视、眼部胀痛或刺痛、流泪。严重者眼球固定,眼睑闭合不全,角膜外露,可形成溃疡、全眼球炎,甚至失明。

(四)特殊临床表现

1.甲状腺危象

甲状腺危象是甲亢恶化的严重表现,其发生可能与短时间内大量 T₃、T₄ 释放入血有关。

(1)主要诱因。感染、手术、放射性碘治疗、严重躯体疾病和精神的创伤、口服过量 TH 制剂和手术中过度挤压甲状腺为常见诱因。

(2)临床表现。早期表现为原有甲亢症状加重,继而高热(体温>39 ℃),心动过速(超过140 次/分),常有心房颤动或扑动、烦躁不安、大汗淋漓、呼吸急促、畏食、恶心、呕吐、腹泻、大量失水导致虚脱、休克、嗜睡、谵妄或昏迷。

2.甲状腺毒症性心脏病

表现为心动过速、心排血量增加、心房颤动和心力衰竭。因心动过速和心排血量增加导致的"高排出量型心力衰竭"多见于年轻甲亢患者,常随甲亢控制,心力衰竭得以恢复;因诱发和加重已有或潜在缺血性心脏病而导致的心脏泵衰竭多见于老年患者。10%～15%的甲亢患者可发生心房颤动,30%～50%的甲亢患者发生心力衰竭时并存心房颤动。

3.Graves 眼病

Graves 眼病多见于男性,10%～20%为单眼受累,可发生于甲亢前或与甲亢同时发生。5%的 Graves 眼病患者以眼病为主,称为甲状腺功能正常型 Graves 眼病,临床表现同浸润性突眼。

4.胫前黏液性水肿

胫前黏液性水肿与浸润性突眼同属自身免疫性病变,约 5%的 GD 患者伴发本症,多见于胫骨前下 1/3 部位,皮损为对称性。

5.其他特殊类型

如淡漠型甲状腺功能亢进症、妊娠期甲状腺功能亢进症、三碘甲状腺原氨酸(T₃)型和甲状腺素(T₄)型甲状腺功能亢进症、亚临床型甲状腺功能亢进症以及甲状腺功能正常的 Graves 眼病。

三、诊断

根据病史、临床表现和实验室检查即可诊断。早期轻症、小儿及老年人表现为不典型甲亢,有赖于甲状腺功能检查和其他必要的特殊检查方可确诊,还要排除其他原因所致的甲亢。

四、治疗

目前尚不能对 GD 进行病因治疗,主要治疗包括抗甲状腺药物、^{131}I 和手术治疗。

1.抗甲状腺药物治疗

治疗甲亢首选药物治疗。

(1)适应证。①病情轻、中度患者;②甲状腺轻度至中度肿大者;③年龄在 20 岁以下、孕妇、高龄或由于其他严重疾病不宜手术者;④手术前或放射碘治疗前的准备;⑤手术后复发而不宜行放射碘治疗者。

(2)常用药物。包括硫脲类和咪唑类两类。硫脲类有甲硫氧嘧啶和丙硫氧嘧啶,咪唑类有甲巯咪唑和卡比马唑。丙硫氧嘧啶和甲巯咪唑较常用,其作用机制是抑制甲状腺内过氧化酶系,抑制碘离子转化为新生态碘或活性碘,从而抑制甲状腺激素的合成。在外周组织中,丙基硫氧嘧啶还有阻滞 T_4 转变为 T_3 以及改善免疫监护功能的作用,故严重病例或甲状腺危象时作为首选用药。长期治疗分初治期(6~8 周)、减量期(3~4 个月)及维持期(1.5~2.0 年),按病情轻重决定剂量。除非有较严重反应,一般不中断疗程,并定期随访疗效。

(3)其他药物治疗。复方碘口服溶液仅用于术前准备和甲状腺危象;β受体阻滞剂用于改善甲亢初治期的症状,近期疗效好;小剂量碳酸锂多用于甲亢合并粒细胞减少时或用硫脲类药物、咪唑类药物使白细胞减少时。

2.^{131}I 治疗

^{131}I 治疗有效率 95%,临床治愈率 85%,复发率小于 1%,是欧美国家治疗成人甲亢的首选。利用被甲状腺摄取的 ^{131}I 释放的 β射线破坏甲状腺组织细胞,减少 TH 分泌。β射线在组织内的射程仅有 2 mm,不会累及毗邻组织。可引起以下并发症:①甲状腺功能减退,分暂时性和永久性甲减两种,早期由于腺体破坏,后期由于自身免疫反应所致;②放射性甲状腺炎:发生在治疗后 7~10 日,个别可诱发甲状腺危象;③可能导致突眼恶化。

3.手术治疗

治愈率 95%左右,复发率 0.6%~9.8%,常采用甲状腺次全切除术,但可引起多种并发症,主要是手术损伤导致的永久性甲状旁腺功能减退症和喉返神经损伤。

4.甲状腺危象的防治

去除诱因,积极治疗甲亢,防治感染和做好充分的术前准备是预防甲状腺危象的关键。

(1)抑制 TH 合成。首选丙硫氧嘧啶,首次剂量 600 mg,口服或胃管注入。

(2)抑制 TH 释放。服丙硫氧嘧啶后 1 小时加用复方碘口服溶液,每次 5 滴,每 6 小时 1 次,一般使用 3~7 日停药。

(3)β受体阻滞剂。普萘洛尔每日 60~80 mg,每 4 小时 1 次。

(4)糖皮质激素。首次静脉滴注氢化可的松 300 mg,后每 8 小时静脉滴注 100 mg。

(5)上述治疗效果不满意时,可选用血液透析、腹膜透析或血浆置换等措施降低血 TH 浓度。

(6)对症支持治疗。监护心、脑、肾功能,纠正水、电解质和酸碱平衡紊乱,降温、给氧、防治感染,积极治疗各种合并症和并发症。

(7)危象控制后,积极治疗甲亢,防止危象再次发生。

5.Graves 眼病的治疗

关键在于有效控制甲亢,一般轻度 Graves 眼病通过保护眼、使用人工泪液、强制戒烟等措施可自限;中、重度在上述治疗措施上可采用糖皮质激素、眶内放射治疗、眶减压手术等治疗。

6.妊娠期甲状腺功能亢进症的防治

首选丙基硫氧嘧啶口服,必要时在妊娠 4～6 个月行甲状腺次全切除术。

7.甲状腺毒症心脏病的治疗

在足量抗甲状腺药物控制甲状腺功能至正常的情况下尽早使用^{131}I 治疗。使用 β 受体阻滞剂治疗心房颤动和心动过速导致的心力衰竭。

五、常见护理诊断/问题

1.营养失调:低于机体需要量

与代谢率增高导致代谢需求大于摄入有关。

2.个人应对无效

与性格及情绪改变有关。

3.有组织完整性受损的危险

与浸润性突眼有关。

4.潜在并发症

甲状腺危象。

六、护理措施

1.休息

保持环境安静,避免嘈杂。病情轻者可下床活动,以不感到疲劳为度;病情重、心力衰竭或合并严重感染者应严格卧床休息。精神紧张不安、失眠者可遵医嘱给予苯二氮䓬类镇静剂。协助患者完成日常生活自理,如洗漱、进餐、如厕等;对大量出汗的患者,应随时更换浸湿的衣服及床单,防止受凉。

2.饮食

给予高热量、高蛋白、高维生素(尤其是复合维生素 B)及富含矿物质的饮食,以补充本病引起的消耗。一般热量较正常增加 50%～70%,蛋白质每日每千克体重给予 1.5～2.0 g。每日饮水 2 000～3 000 mL 以补充出汗、腹泻、呼吸加快等所丢失的水分;对有心脏疾病的患者应避免大量饮水,以防水肿和心力衰竭。禁止摄入刺激性的食物及饮料,如浓茶、咖啡等,以免引起患者精神兴奋。勿进食增加肠蠕动及易导致腹泻的食物,如高纤维食物。此外,甲亢患者的很多检查(如摄碘率)及^{131}I 治疗前需禁碘。含碘高的食物有海带、海鱼、海蜇皮等;由于碘在空气中或受热后极易挥发,故只需将碘盐放在空气中或稍加热即可使用。

3.病情观察

监测体温、脉搏、心率(律)、呼吸改变、出汗、皮肤状况、大便次数、突眼症状、甲状腺肿大等情况,以及有无精神、神经、肌肉症状,每日测量体重,评估患者体重的变化。若原有甲亢症状加重,并出现严重乏力、烦躁、发热(体温>39 ℃)、多汗、心悸、心率达每分钟 140 次以上,伴食欲减退、恶心、呕吐、腹泻、脱水等,需警惕甲状腺危象发生,应立即报告医师并协助处理。

4.用药护理

护士应指导患者正确用药,不可自行减量或停药,并密切观察药物不良反应,及时处理。硫脲类和咪唑类常见不良反应:①粒细胞减少,严重者可致粒细胞缺乏症;粒细胞减少多发生在用药后3个月内,如伴发热、咽痛等症状,须立即停药,复查血常规;②药疹,较常见,可用抗组胺药控制,如皮疹加重,应立即停药,以免发生剥脱性皮炎;③若发生中毒性肝炎、肝坏死、精神病、胆汁淤滞综合征、狼疮样综合征、味觉丧失等,应立即停药抢救。此外,锂盐口服吸收快而完全,抗甲亢所需药物浓度较高,易发生中毒,表现为头晕、恶心、呕吐、腹痛、腹泻,甚至意识模糊、震颤、反射亢进、癫痫发生等,一旦出现,应立即停药,同时补液,静脉推注氨茶碱,促进锂的排泄。服用碳吸附剂如爱西特时,患者可出现便秘和黑便,应注意预防便秘和定期检查粪常规,以区别消化道出血和药物所致的黑便。

5.心理护理

甲亢患者极易发生情绪改变,常因神经过敏、急躁、易怒而与家人或同事发生争执,导致人际关系紧张。身体外形的改变如突眼、颈部粗大,可造成患者自我形象紊乱,引起焦虑、恐惧、多疑等心理变化。严重的精神刺激和创伤可诱发甲状腺危象。因此,护士应鼓励患者表达内心感受,理解和同情患者,建立相互信任的关系,与患者共同探讨控制情绪和减轻压力的方法,指导和帮助患者正确处理生活中的突发事件,保持居室安静和轻松的气氛,限制探视时间,提醒家属勿提供兴奋、刺激的消息,以避免患者激动。

6.突眼的护理

采取保护措施,预防眼受到刺激和伤害。①佩戴眼罩以防光线刺激、灰尘和异物的侵害,复视者戴单侧眼罩;②睡觉或休息时,抬高头部,使眶内液回流减少,减轻球后水肿;③经常用滴眼液湿润眼,避免过度干燥,睡觉涂抗生素眼膏,用无菌生理盐水纱布覆盖双眼,防治结膜炎和角膜炎;④限制钠盐摄入;⑤做好戒烟指导。

7.甲状腺危象的护理

绝对卧床休息,呼吸困难时取半卧位,给予吸氧,建立静脉通路。及时、准确按医嘱用药,特别是碘剂的应用,应严格掌握剂量,并观察中毒或过敏反应。准备好抢救物品,如镇静剂、血管活性药物、强心剂等。密切观察患者生命体征,准确记录24小时出入量,并监护心、脑、肾功能。体温过高者给予冰敷或酒精擦浴以降低体温;躁动不安者使用床栏保护患者安全;昏迷者加强皮肤、口腔护理,定时翻身,防止压疮、肺炎的发生。

七、健康指导

1.指导患者加强自我保护

教导患者有关甲亢的疾病知识和眼的保护方法,使患者学会自我护理。严禁用手挤压甲状腺以免甲状腺激素分泌过多,加重病情。嘱患者保持身心愉快,避免过度劳累和精神刺激,如保持环境安静、避免嘈杂。保持环境通风良好,室温凉爽而恒定。大量出汗时,随时更衣,防受凉。

2.饮食指导

给予高热量、高维生素、高蛋白、富含磷的食物,如黄豆、猪肾等。每日饮水2 000mL以上。不吸烟,不饮咖啡、茶等兴奋性饮料。忌含碘多的食物,如海藻类。

3.用药指导

指导患者坚持长期服药,并按时、按量服用,不可随意减量和停药。告知患者有半数轻、中度患者通过正确服药能获得长期缓解或痊愈,部分患者可在停药后1年内复发,须重复治疗或改用其他治疗。因此,切忌不能自觉症状好转即自动停药。

4.指导患者定期复查

服用抗甲状腺药物者每周查血常规1次,每隔1～2个月做甲状腺功能测定,每日清晨卧床时自测脉搏,定期测量体重,脉搏减慢、体重增加是治疗有效的标志。若出现高热、恶心、呕吐、腹泻、突眼加重等,应警惕甲状腺危象的可能,需及时就诊。突眼患者定期眼科检查角膜,以防角膜溃疡造成失明。

第三节 库欣综合征

库欣综合征是由各种病因引起肾上腺皮质分泌过量糖皮质激素(主要是皮质醇)所致病症的总称,以垂体促肾上腺皮质激素(ACTH)分泌亢进引起者最多见,称为库欣病。主要临床表现有满月脸、多血质、向心性肥胖、皮肤紫纹、痤疮、糖尿病倾向、高血压和骨质疏松等。多见于女性,男女之比为1:(2～3),20～40岁居多,约占2/3。

一、病因与发病机制

1.依赖ACTH的库欣综合征

(1)库欣病:最常见,约占70%。由于垂体ACTH分泌过多导致肾上腺皮质增生。垂体多有微腺瘤,少数为大腺瘤。

(2)异位ACTH综合征:垂体以外的恶性肿瘤分泌大量ACTH,刺激肾上腺皮质增生,分泌过量皮质醇。肺癌最常见,约占50%。

2.不依赖ACTH的库欣综合征

(1)肾上腺皮质腺瘤。占15%～20%。起病缓慢,病情较重,多见于成年男性。

(2)肾上腺皮质癌。占5%以下。病情重,进展快。

(3)不依赖ACTH的双侧性肾上腺小结节性增生。患者血中ACTH低或测不到,大剂量地塞米松不能抑制。发病机制与遗传和免疫有关。

(4)不依赖ACTH的双侧肾上腺大结节性增生。患者可表现为典型的库欣综合征。

3.医源性皮质醇增多症

过多使用ACTH或糖皮质类固醇所致,与使用时间和剂量有关。

二、临床表现

1.向心性肥胖、满月脸

皮质醇促进脂肪动员和合成,引起脂代谢紊乱及脂肪重新分布,患者表现为满月脸、水牛背、腹部隆起似球形、四肢相对瘦小。

2.皮肤表现

皮肤菲薄,微血管易见,致患者呈多血质貌;毛细血管脆性增加,轻微损伤即可出现皮肤瘀斑;由于肥胖、皮肤薄、皮肤弹力纤维断裂等原因,患者下腹两侧、大腿外侧等处皮肤可出现紫红色条纹。

3.代谢障碍

大量皮质醇促进肝糖原异生,拮抗胰岛素作用,减少外周组织对葡萄糖的利用,使血糖升高,葡萄糖耐量减低,部分患者出现继发性糖尿病,称为类固醇性糖尿病;大量皮质醇有潴钠、排钾作用,但电解质大多正常,肾上腺皮质癌和异位 ACTH 综合征可有明显低钾低氯性碱中毒;部分患者因潴钠而有轻度水肿;皮质醇可促进排钙作用,久病者可出现骨质疏松。

4.心血管病变

高血压常见,患者伴有动脉硬化。长期高血压可并发左心室肥大、心力衰竭和脑血管意外。

5.感染

长期皮质醇分泌增多使免疫功能减弱,易导致各种感染。感染时炎症反应常不显著,体温不高,易漏诊,且感染不易控制,常发展为蜂窝织炎、菌血症、败血症。

6.性功能异常

女性患者多有月经减少、不规则或停经,以及不孕、痤疮等,如出现明显男性化,要警惕肾上腺癌。男患者出现性欲减退、阴茎缩小、睾丸变软、男性性征减少等。

7.全身及神经系统

患者常表现为肌无力,下蹲后起立困难。患者常有情绪不稳定、烦躁、失眠等神经、精神症状,严重者精神变态,个别可发生偏执狂。

三、诊断

典型病例根据临床表现即可作出诊断,早期及不典型病例有赖于实验室及影像学检查。

四、治疗

(1)库欣病。有手术、放射、药物治疗 3 种方法。经蝶窦切除垂体微腺瘤为近年治疗本病的首选方法,摘除腺瘤后可治愈,仅少数患者手术后复发。

(2)肾上腺肿瘤。手术切除肾上腺皮质腺瘤可根治,肾上腺皮质腺癌应尽早手术,未能根治或已有转移者用药物治疗,减少肾上腺皮质激素的产生量。手术后需较长时间使用激素替代治疗。

(3)不依赖 ACTH 小结节性或大结节性双侧肾上腺增生。做双侧肾上腺切除术,术后用激素替代治疗。

(4)异位 ACTH 综合征。应治疗原发性癌肿,根据具体病情行手术、放疗和化疗。

五、常见护理诊断/问题

1.自我形象紊乱

与身体外型改变有关。

2.体液过多

与皮质醇过多引起水、钠潴留有关。

3.有感染的危险

与机体免疫功能减低、抵抗力下降及蛋白质分解代谢作用增强有关。

六、护理措施

1. 休息与体位

合理休息可避免水肿加重,尽量取平卧位,抬高双下肢,有利于静脉回流。

2. 饮食护理

进食低钠、高钾、高蛋白质、低糖类、低热量的食物,预防和控制水肿。鼓励患者食用柑橘类、枇杷、香蕉、南瓜等含钾高的水果及蔬菜。

3. 病情监测

监测体温、血压的变化,必要时监测血糖。定期检查血常规,注意有无感染征象。评估患者水肿情况,每日测量体重变化,记录 24 小时液体出入量,监测电解质浓度和心电图变化。

4. 预防感染

①保持病室环境清洁,减少感染机会;保持室内适宜的温度、湿度。②严格无菌操作,避免交叉感染,尽量减少侵入性治疗措施。③教导患者及其家属预防感染的知识,如注意保暖、减少或避免到公共场所,以防上呼吸道感染。④协助患者做好个人清洁卫生,避免皮肤擦伤和感染。长期卧床者宜定期翻身,并保护骨突处,预防压疮发生。病重者做好口腔护理。

5. 加强防护措施

提供安全、舒适的环境,移除环境中不必要的家具或摆饰,浴室应铺上防滑脚垫,防止因跌倒或碰撞引起骨折。避免剧烈运动,变换体位时动作宜轻柔,避免摔伤。

6. 心理护理

评估患者对自我形象紊乱的认知和接受程度,讲解发生的原因,告知随着病情好转,患者形体改变会逐渐恢复。指导患者适当修饰方法,勿穿紧身衣裤等。

七、健康指导

1. 知识宣教

告知患者及其家属有关疾病的基本知识和治疗方法,让其积极配合治疗。

2. 用药指导

指导患者正确用药并学会观察药物疗效和不良反应。使用糖皮质激素替代治疗者让其了解有关注意事项,坚持服药,在肾上腺功能恢复的基础上逐渐减量,切勿自行加减药物。

3. 饮食和活动的指导

指导患者进食高蛋白、低糖食物,食用低钠、高钾食物,如苹果、香蕉、柑橘类、西瓜、梨等,以防水、电解质失衡。有计划地安排力所能及的生活活动,让患者独立完成,以增强其自信心和自尊感。

4. 定期复查

术后定期复查,观察其变化。

第四节　糖尿病

糖尿病是由遗传和环境因素相互作用而引起的一组以慢性高血糖为共同特征的代谢异常综合征。

胰岛素分泌绝对或相对不足,或胰岛素作用缺陷,或两者同时存在,从而引起糖、蛋白质、脂肪以及继发的水、电解质代谢紊乱。临床上出现烦渴、多尿、多饮、多食、疲乏、消瘦等表现。然而也有相当一部分患者并无上述症状,而在全面体检或出现其他并发症时才被发现。随着病情的进展,可出现多系统损害,导致眼、肾、神经、心脏、血管等组织的慢性进行性病变,引起功能缺陷及衰竭,严重时可发生酮症酸中毒或其他类型急性代谢紊乱。

糖尿病是常见病、多发病,各年龄组均可发病,多见于中老年人,患者人数正随着生活水平的提高、人口老龄化、生活方式的改变,以及诊断技术的进步使其诊断率提高而迅速增加。2021 年,全球有 5.29 亿糖尿病患者,预计到 2050 年,全球有 13.1 亿糖尿病患者。截至 2021 年,20~79 岁的糖尿病患者约 1.4 亿人,预计到 2045 年将增加至 1.74 亿。糖尿病已成为发达国家中继心血管病和肿瘤之后的第三大非传染性疾病,对社会和经济带来沉重的负担,是严重威胁人类健康的世界性公共卫生问题。

为此,卫生部早于 1995 年即制定了糖尿病防治纲要,以指导全国糖尿病的防治工作,并于 2003 年 11 月启动《中国糖尿病指南》的推广工作。

目前将糖尿病分成 4 大类型,即 1 型糖尿病、2 型糖尿病、其他特殊类型糖尿病和妊娠期糖尿病。糖尿病的病因可归纳为遗传因素和环境因素两大类,其机制是由于不同病因导致胰岛 B 细胞分泌胰岛素缺陷和(或)外周组织胰岛素利用不足,从而引起糖、脂肪及蛋白质等物质代谢紊乱。

1 型糖尿病的患者有胰岛 B 细胞的破坏,导致胰岛素绝对缺乏,呈酮症酸中毒倾向,患者需要依赖胰岛素治疗。2 型糖尿病占据本病群体的大多数(95%),其主要病理生理改变从以胰岛素抵抗为主伴胰岛素分泌不足到胰岛素分泌不足为主伴胰岛素抵抗,这些患者在疾病的初期甚至终身都不需要依赖胰岛素治疗;本型可发生在任何年龄,但多见于成年人,因肥胖以及缺乏体力活动而增高,遗传易感性较强;很少自发酮症酸中毒,却易发生大血管病变和微血管病变。其他特殊类型的糖尿病主要是胰岛 B 细胞功能遗传性缺陷、胰岛素作用遗传性缺陷、胰腺外分泌疾病、内分泌疾病、药物或化学品所致糖尿病、感染、不常见的免疫介导糖尿病及其他原因均有可能导致。妊娠期糖尿病:妊娠过程中初次发现的任何程度的糖耐量异常,不论是否用胰岛素或单用饮食治疗,也不论分娩后这一情况是否持续,均认为是妊娠期糖尿病。其中 1 型糖尿病与 2 型糖尿病的区别如下(表 6-1)。

表 6-1　1 型糖尿病与 2 型糖尿病的区别

项目	1 型糖尿病(胰岛素依赖型)	2 型糖尿病(非胰岛素依赖型)
发病年龄	多为幼年和青年	多为成年和老年
体型	消瘦或正常	多伴肥胖
起病	急	慢
病情严重程度	较重	较轻
血浆胰岛素	显著低于正常或缺如	轻度降低,正常或超过正常
对胰岛素的敏感	很敏感(易致低糖血症)	较不敏感

续表

项目	1型糖尿病（胰岛素依赖型）	2型糖尿病（非胰岛素依赖型）
胰岛素治疗	必须	约25%患者需要
磺脲类降糖药疗效	差	＞50%
酮症酸中毒	常见	少见

目前强调糖尿病应坚持早期、长期、综合治疗及治疗方法个体化的原则。通过控制饮食、运动疗法、使用降糖药物和胰岛素，达到控制高血糖、纠正代谢紊乱、消除糖尿病症状、防止和延缓并发症发生的目的。

一、护理评估

(一)健康史

详细了解患者有无家族糖尿病病史，患者及其亲属是否还有其他的心脑血管疾病，了解患者平素的健康状况、生活方式、饮食习惯、妊娠次数等，了解患者患病后的检查、诊疗概况和目前用药后病情控制情况等。

(二)身体状况

1.代谢紊乱综合征

本病为慢性进行性疾病，早期可无症状。当疾病逐渐进展时，可出现"三多一少"，即多尿、多饮、多食、体重减轻的典型症状。常伴有软弱、乏力、女性外阴瘙痒等现象。

(1)多尿。因血糖升高，大量葡萄糖从肾脏排出致尿渗透压增高，阻碍肾小管对水的重吸收，大量水分随糖排出，形成多尿。患者排尿次数和尿量明显增多，每日尿量可达3 000～5 000 mL，甚至高达10 000 mL。

(2)多饮。因多尿丢失大量水分而出现口渴、多饮。

(3)多食。因胰岛素不足，使体内葡萄糖不能充分利用而自尿中丢失。为了补偿损失的糖分，维持机体活动，患者多有饥饿感，从而导致食欲亢进、易饥、多食。

(4)消瘦。患者体内葡萄糖不能充分利用，蛋白质和脂肪消耗增多，加之失水，引起体重减轻、乏力和消瘦。

2.皮肤瘙痒

由于高血糖及末梢神经病变，造成皮肤干燥和感觉异常，患者常出现皮肤瘙痒。女性患者可因尿糖刺激皮肤，出现外阴瘙痒。

3.其他症状

有四肢酸痛、麻木、腰痛、性欲减退、阳痿、不育、月经不调、便秘等。极少患者会出现反应性低血糖，即患者进食后胰岛素分泌高峰延迟，餐后3～5小时血浆胰岛素水平不适当地升高，其所引起的低血糖可成为这些患者的首发表现。

4.并发症

(1)急性并发症。糖尿病酮症酸中毒、高渗性非酮症糖尿病昏迷、感染等。

1)糖尿病酮症酸中毒。糖尿病代谢紊乱加重时，脂肪动员和分解加速，大量脂肪酸在肝经β氧化产生大量酮体（乙酰乙酸、β羟丁酸和丙酮）。这些酮体均为较强的有机酸，血酮继续升高,便发生代酸而得此称谓。1型糖尿病有自发糖尿病酮症酸中毒倾向,2型糖尿病患者在一定诱因作用下也可发生糖尿病酮症酸中毒。

常见诱因有感染(以呼吸道、泌尿道感染最多见)、胰岛素治疗中断或剂量不足、饮食不当、妊娠和分娩、创伤、手术、麻醉、急性心肌梗死、心力衰竭、精神紧张或严重刺激引起的应激状态等。有时也可无明显的诱因。

躯体表现:早期酮症阶段为原来糖尿病症状加重。酸中毒出现时的表现:①消化系统,食欲减退、恶心、呕吐;②呼吸系统,呼吸加深、加快、有酮味(烂苹果味);③循环系统,脉细速、血压下降;④神经系统,常伴头痛、嗜睡或烦躁,最终各种反射迟钝或消失,患者昏迷;后期严重脱水,尿量减少、皮肤黏膜干燥、眼球下陷、四肢厥冷,也有少数患者出现腹痛等急腹症表现。

实验室检查:①尿液检查,肾功能正常时,尿糖强阳性、尿酮体强阳性;当肾功能严重损害时,尿糖、尿酮体阳性程度与血糖、血酮不符,有时尿中出现蛋白质和管型;早期尿量增多达 3 000 mL/d 以上,当严重休克、急性肾衰竭时可出现尿少甚至尿闭;②血液检查,血糖增高,多为 16.7~33.3 mmol/L,有时可达 55.5 mmol/L 以上;血酮增高,多在 >4.8 mmol/L;二氧化碳结合力降低,轻者为 13.5~18.0 mmol/L,重者 9.0 mmol/L 以下,常合并酸碱平衡失调及水、电解质紊乱,血脂、血尿素氮和肌酐常偏高等。

2)高渗性非酮症糖尿病昏迷。多见于 50~70 岁 2 型糖尿病患者,发病前多无糖尿病病史或症状轻微,是一种极为严重的急症。

常见诱因有感染、急性胃肠炎、胰腺炎、脑血管意外、严重肾脏疾病、血液或腹膜透析治疗、静脉内高营养、不合理限制水分,以及某些药物的使用,如糖皮质激素、免疫抑制剂、噻嗪类利尿剂等所致。少数从未诊断糖尿病者因输入葡萄糖,或因口渴而大量引用含糖饮料等可诱发。

躯体表现:患者有严重高血糖、脱水及血浆渗透压增高而无显著的酮症酸中毒。起病时先有多尿、多饮,但多食不明显,或反而食欲减退,失水程度随病情进展而加重,出现神经、精神症状,表现为嗜睡、幻觉、定向障碍、昏迷。病死率高达 40%。

实验室检查:尿糖呈强阳性,早期尿量明显增多,晚期尿少甚至尿闭。血糖常高至 33.3 mmol/L,血钠高可达 155 mmol/L,血浆渗透压高可达 330~460 mmol/L。无或轻度酮症,血尿素氮及肌酐升高,白细胞明显增多。

3)感染。①皮肤疖、痈等化脓性感染多见,可致败血症或脓毒血症;②足癣、甲癣、体癣等皮肤真菌感染也较常见;③肾盂肾炎和膀胱炎为泌尿系最常见的感染,尤其多见于女性,常反复发作,易转为慢性肾盂肾炎;④女性患者常合并真菌性阴道炎;⑤呼吸系统,肺结核发病率高,进展快,易形成空洞。

(2)慢性并发症。糖尿病慢性并发症可遍及全身各重要器官,主要累及大血管与微血管。1型糖尿病早期少见,2型可在确诊糖尿病前已经存在。

1)大动脉的粥样硬化。主要侵犯主动脉、冠状动脉、脑动脉、肾动脉和肢体外周动脉等,引起冠心病、缺血性或出血性脑血管病、肾动脉和肢体动脉硬化。患者表现为心悸、心前区疼痛、水肿、腰痛等。下肢动脉硬化者可有下肢疼痛、感觉异常和间歇性跛行,严重供血不足可致肢端坏疽。心血管病变是糖尿病最严重且突出的并发症,是糖尿病的主要死因。基本病理改变为动脉粥样硬化和微血管改变。

2)微血管病变。微血管指微小动脉和微小静脉之间、管腔直径在 $100~\mu m$ 以下的毛细血管及微血管。主要表现在视网膜、肾、神经、心肌组织,其典型改变包括微循环障碍,为血管瘤形成和微血管基底膜增厚。

糖尿病性肾病:1 型糖尿病的主要死亡原因,包括毛细血管间肾小球硬化症、肾动脉硬化病和慢性肾盂肾炎。肾小球硬化症是糖尿病微血管病变之一,大多数患者糖尿病病史超过 10 年。典型表现为蛋白尿、水肿和高血压,晚期伴氮质血症,最终发生肾衰竭。

眼部病变:病程超过 10 年,半数以上可出现视网膜病变,是糖尿病患者失明的主要原因。早期为视网膜小静脉扩张和微血管瘤,随后可出现视网膜出血、水肿、微血栓、渗出等病变,后期因玻璃体出血和视网膜剥离而失明。还可引起白内障、青光眼、屈光改变、虹膜睫状体病变等。

神经病变:主要由微血管病变及山梨醇旁路代谢增强(山梨醇增多)所致,其病变部位以周围神经最为常见。早期感觉神经表现为对称性肢体隐痛、刺痛或烧灼痛,夜间及寒冷季节加重,通常下肢较上肢严重。肢痛前常有肢端感觉异常,呈袜子或手套状分布。后期累及运动神经,可出现肌力减退、肌萎缩和瘫痪;腱反射早期亢进,后期减弱或消失。自主神经病变也较常见,表现为瞳孔改变、排汗异常、腹泻或便秘、体位性低血压、持续心动过速及尿失禁、尿潴留、阳痿。

糖尿病足:WHO 将糖尿病足定义为与下肢远端神经异常和不同程度的周围血管病变相关的足部(踝关节或踝关节以下的部位)感染、溃疡和(或)深层组织破坏。足部溃疡多见,由于皮肤小动脉病变使供血不足、神经营养不良和外伤所致,溃疡较深、无痛、不易愈合。糖尿病足是截肢、致残的主要原因,花费巨大。

(三)心理—社会状况

糖尿病是一种慢性代谢性疾病,需终身治疗且须严格控制饮食,患者因此产生悲观情绪,失去生活乐趣,常自诉孤独无助。随着病情的进展,各种并发症相继或同时出现,严重影响患者的生活质量,使患者产生沮丧和恐惧心理。

二、常见护理诊断/问题

1.营养失调:低于机体需求量

与胰岛素分泌绝对或相对不足引起糖、蛋白质、脂肪代谢紊乱有关。

2.有感染的危险

与血糖增高、脂质代谢紊乱、营养不良和微循环障碍有关。

3.有皮肤完整性受损的危险

与感觉障碍、皮肤营养不良有关。

4.潜在并发症

(1)酮症酸中毒:与代谢紊乱、酮体在体内堆积有关。

(2)低血糖:与胰岛素使用不当、饮食不当有关。

(3)糖尿病足:与足部缺血性溃疡、营养不良性皮肤溃疡有关。

三、护理目标

(1)患者症状缓解,体重增加,血糖控制良好。

(2)患者尽可能不发生感染,当患者发生感染时能被及时发现和处理。

(3)患者尽可能不发生酮症酸中毒,当发生酮症酸中毒时能被及时发现和处理。

(4)饮食合理,正确使用胰岛素,无低血糖发生。

(5)学会足部护理的方法,尽可能不发生皮肤破损。

四、护理措施

(一)控制饮食

1.每日热量计算

患者的性别、年龄、身高查表并计算理想体重[理想体重(kg)=身高(cm)-105],然后参照理想体重和活动强度计算每日所需总热量。成年人休息状态下每日每千克标准体重需热量25~30 kcal,轻体力劳动者30~35 kcal,中体力劳动者35~40 kcal,重体力劳动者40 kcal以上。儿童、孕妇、乳母、营养不良或有慢性消耗性疾病者应酌情增加,肥胖者酌减,使患者体重恢复至理想体重的±5%。

2.蛋白质、脂肪、碳水化合物分配

饮食中蛋白质含量成人按每日每千克标准体重0.8~1.2 g计算,儿童、孕妇、乳母、营养不良或有慢性消耗性疾病者可增至每日每千克体重1.2~1.5 g,脂肪每日每千克标准体重按0.6~1.0 g计算,其余为碳水化合物。按上述计算蛋白质量占总热量的12%~15%,脂肪约占30%,碳水化合物占50%~60%。

3.三餐分配

按食物成分表将上述热量折算为食谱,三餐分配一般为1/5,2/5,2/5或1/3,1/3,1/3。三餐饮食内容要搭配均匀,每餐均有碳水化合物、脂肪和蛋白质,且要定时定量,这样有利于减缓葡萄糖的吸收,增加胰岛素的释放。按此食谱食用2~3周,血糖可下降,如血糖控制不理想,应做必要的调整。

4.糖尿病患者饮食注意事项

①严格定时进食。②控制饮食的关键在于控制总热量。③严格限制各种甜食,包括各种食糖、糖果、甜点心、饼干、冷饮、水果及各种含糖饮料等。④患者进行体育锻炼时不宜空腹,应补充适量食物,防止低血糖。⑤保持大便通畅,多食含纤维素高的食物。⑥每周定期测量体重1次,衣服重量要相同,且用同一磅秤。

(二)适当运动

1.锻炼方式

步行、慢跑、骑自行车、做健身操、练太极拳、游泳及做家务劳动等需氧运动,对糖尿病患者均适合。合适的活动强度为患者的心率应达到个体50%最大耗氧量,个体50%最大耗氧量时心率=0.5×(个体最大心率-基础心率)+基础心率,其中个体最大心率可用220-年龄来粗略估计,基础心率可以早晨起床前测得的脉率估计。活动时间为20~40分钟,可逐步延长至1小时或更久,每日1次,用胰岛素或口服降糖药物者最好每日定时活动,肥胖者可适当增加活动次数。

2.注意事项

低血糖、酮症、诱发性心血管意外或运动系统损伤等是锻炼相关不良反应。为了防止上述不良反应的出现,在体育锻炼时要注意下列事项。①运动前评估糖尿病的控制情况,根据患者的具体情况决定运动方式、时间及所采用的运动量。如血糖>13.3 mmol/L或尿酮阳性者不

宜做上述活动。②运动应尽量避免恶劣天气,天气炎热应保证水分的摄入,寒冷天气注意保暖。随身携带糖果,当出现饥饿感、心悸、出冷汗、头晕及四肢无力等低血糖症状时食用。身体状况不良时应暂停运动。③2 型糖尿病有心脑血管疾病或严重微血管病变者按具体情况妥善安排,收缩压>24kPa(180 mmHg)时停止活动,活动时间宜安排在餐后 1 小时,活动要适量,2 型糖尿病仅靠饮食控制者或口服降糖药物治疗者活动前通常不需添加额外食物。④运动时随身携带糖尿病卡片,以备急需。⑤运动后应做好运动日记,以便观察疗效和不良反应。

(三)用药护理

1.口服降糖药护理

(1)磺脲类药物的主要不良反应是低血糖反应,同时还有不同程度的胃肠道反应、皮肤瘙痒、胆汁淤积性黄疸、肝功能损害、再生障碍性贫血、溶血性贫血、血小板减少、白细胞减少等。

(2)双胍类药物的主要不良反应有腹部不适、口中有金属味、恶心、厌食、腹泻等,偶有过敏反应。因双胍类促进无氧糖酵解,产生乳酸,在肝肾功能不全、休克或心力衰竭者可诱发乳酸性酸中毒。

(3)α 葡萄糖苷酶抑制剂:常见不良反应为胃肠道反应,如腹胀、排气增多或腹泻,经治疗一段时间后可减轻。单用本药不引起低血糖,但如与磺脲类或胰岛素合用,仍可发生低血糖,进食双糖或淀粉类食物无效。此药在肠道吸收甚微,故无全身不良反应,但对肝、肾功能不良者应慎用。不宜用于有胃肠道功能紊乱者、孕妇、哺乳期妇女和儿童。

(4)胰岛素增敏剂:不宜用于治疗 1 型糖尿病患者、孕妇、哺乳期妇女和儿童。

2.胰岛素

(1)胰岛素能促进葡萄糖的利用及肝糖原的合成,抑制糖异生,促进三羧酸循环而使血糖下降;促进蛋白质、脂肪、DNA、RNA 等合成,抑制脂肪、糖原及蛋白质的分解,以调节血糖的稳定。所以胰岛素适用于 1 型和 2 型糖尿病经口服降糖药无效的患者,糖尿病酮症酸中毒和高渗性昏迷,合并重症感染、急性或消耗性疾病的糖尿病,外科治疗的围手术期或妊娠和分娩时。对出现抗胰岛素抗体而使胰岛素敏感性降低者,可考虑使用人工胰岛素,但发生低血糖的危险性随之增加,应严密观察。根据胰岛素作用起始时间、作用强度高峰和持续时间的不同,分为短(速)效、中效和长(慢)效。2 型糖尿病可选用中效胰岛素,每日早餐前使用,开始剂量为 4~8 U,根据尿糖和血糖测定结果,每隔数日调整剂量或剂型。1 型糖尿病患者多需强化胰岛素治疗,每日多次注射胰岛素,一般采用餐前注射。常见的几种胰岛素的作用特点见表 6-2。

表 6-2　胰岛素制剂类型及作用时间

作用类别	制剂	开始产生效应 (小时)	作用强度高峰 (小时)	作用持续时间 (小时)	注射时间
短效	普通胰岛素(RI)	1/4~1/2	1~3	5~7	餐前 0.5 小时,每日 3~4 次
中效	中性鱼精蛋白锌 胰岛素(NPH)	2~4	8~12	18~24	早餐或晚餐前 1 小时,每日 1~2 次
长效	鱼精蛋白锌 胰岛素(PZI)	3~5	14~20	25~36	早餐或晚餐前 1 小时,每日 1 次

(2)胰岛素的应用,除需要了解其适应症及各种胰岛素的作用时间外,尚需注意:①胰岛素不宜冰冻,使用期间宜放在 20 ℃以下;②使用时注意剂量换算及有效期,剂量必须准确,采用 1 mL 注射器抽药;③注射时间准确,正规胰岛素须在餐前 30 分钟皮下注射,鱼精蛋白锌胰岛素须在早饭前 1 小时皮下注射;④注射部位应经常更换,以防局部组织硬化影响吸收,局部消毒应严密,以防感染;⑤两种胰岛素合用时应先抽普通胰岛素,后抽长效制剂,以免影响普通胰岛素的速效特性;⑥注意低血糖的发生并告知防治方法,一旦出现,应立即口服糖类食物或静脉滴注 500 g/L 葡萄糖溶液;⑦胰岛素治疗过程中每日 3 次饭前和夜间各收集小便 1 次,以检查尿糖。

(3)胰岛素治疗的不良反应。①低血糖反应,与胰岛素使用剂量过大、饮食失调或运动过量有关,表现为头晕、心悸、多汗、饥饿,甚至昏迷,对发生低血糖反应者,应及时检测血糖,根据病情进食糖类食物或静脉推注 50%葡萄糖注射液 20～30 mL。确保胰岛素的有效使用剂量和时间、定时定量及适量运动是预防低血糖反应的关键,包括胰岛素储存温度不可低于 2 ℃或高于 30 ℃,避免剧烈晃动。患者应学会按规定的时间和量进餐并合理安排每日的运动时间和运动量,若就餐时间推迟,可先进食一些饼干。②胰岛素过敏,主要表现为注射局部瘙痒、荨麻疹(全身性皮疹少见),罕见血清病、过敏性休克等过敏反应。③注射部位皮下脂肪萎缩或增生,可使胰岛素吸收不良,但临床少见。停止该部位注射后可缓慢恢复。经常更换注射部位,避免 2 周内在同一部位注射 2 次,可防止注射部位组织萎缩或增生。

(四)预防感染

(1)注意个人卫生。保持全身和局部清洁,尤其要加强口腔、皮肤和阴部的清洁,做到勤洗澡、勤换衣。

(2)衣服选择。质地柔软、宽松,避免使用各种约束带。

(3)注射胰岛素时局部皮肤严格消毒,以防感染。

(4)皮肤有外伤或感染时,不可任意用药,必须在医生指导下用药。

(五)糖尿病足护理

1.观察与检查

观察足部颜色、温度、脉搏。足部有无病变,如鸡眼、甲沟炎、甲癣、水疱等。

2.促进肢体血液循环

足部保暖,促进血液循环(适当运动,进行适当的体育活动,可促进循环),改善神经营养供给。每晚用 50～60 ℃温水洗足,按摩足部,戒烟以避免血管进一步受影响。

3.保护足部

选择鞋袜时,不宜穿袜口过紧的袜子,选择软底、宽头的鞋子;保持足部清洁,勤换鞋袜、洗脚,保持趾间干燥;剪甲,修剪趾甲略呈弧形,与脚趾等缘,不要修剪过短,以免伤及甲沟;及时治疗足部疾病,如足癣等。

4.预防足部外伤

不能赤脚走路,手足冰冷需使用热水袋或用热水清洗,应注意防止烫伤。

（六）并发症的护理

1.糖尿病酮症酸中毒的护理

（1）病情监测。生命体征、意识、瞳孔，记录24小时液体出入量；观察症状、体征，如口渴、呼吸深快、有烂苹果味等；检测尿糖、血糖、酮体的变化。

（2）酮症酸中毒紧急护理措施包括。①正确执行医嘱，确保液体和胰岛素的输入，液体输入量应在规定的时间内完成，胰岛素用量必须准确和及时；②患者绝对卧床休息，注意保暖，预防压疮和继发感染，昏迷者按昏迷常规护理；③严密观察和记录患者意识变化、瞳孔大小和对光反射、呼吸、血压、脉搏、心率及每日出入液量等变化；④在输液和胰岛素治疗过程中，需每1～2小时留取标本送检尿糖、尿酮、血糖、血酮、血钾、血钠、二氧化碳结合力等。

2.低血糖反应的护理

（1）病情监测。低血糖发生时患者常有饥饿感，伴软弱无力、出汗、恶心、心悸、面色苍白，重者可昏迷。睡眠中发生可突然觉醒，皮肤潮湿多汗，部分患者有饥饿感。

（2）低血糖紧急护理措施包括。①进食含糖的食物；②静脉推注50%葡萄糖注射液40～60 mL是紧急处理低血糖最常用和有效的方法；③胰高血糖素1 mg肌内注射，适用于一时难以建立静脉通道的院外急救或患者自救。

（七）健康指导

（1）加强糖尿病的健康教育。认识糖尿病是一种终身性疾病，目前尚不能根治，必须终身治疗，因此患者的依从性非常重要。①掌握饮食和体育锻炼的具体方法、注意事项。②学会检测尿糖、血糖的变化：尿糖定性测定，使用便携式血糖测定。③学会正确注射胰岛素的方法，知道药物的作用、不良反应及使用注意事项。④教会患者识别低血糖反应的表现，掌握自救方法。

（2）预防感染。生活规律，戒烟、酒，注意个人卫生，预防各种感染。

（3）指导患者认识并发症先兆。如发现糖尿病酮症酸中毒的诱因及提示酮症酸中毒的先兆症状，及时就医。

（4）了解糖尿病治疗、控制的要求，定期随访，以了解病情控制情况，及时调整用药剂量。每年定期全身检查，以尽早防治慢性并发症。

（5）随时携带糖尿病卡片，以备急需。

第七章　风湿科疾病的护理

第一节　风湿热

风湿热是一种与A组乙型溶血性链球菌感染有关,具有反复发作倾向的全身结缔组织病。临床表现主要为发热、心脏炎、关节炎,可出现环形红斑和皮下结节或舞蹈病。心脏炎是本病最严重的表现,急性期可危及生命,反复发作后可形成慢性风湿性心瓣膜病。初次发病年龄以5～15岁多见,以冬春季节、寒冷、潮湿地区发病率为高。

病因尚不完全清楚,多数认为与A组乙型溶血性链球菌感染后的两种免疫反应相关,即变态反应和自身免疫反应。病变累及全身结缔组织,其基本病变为炎症和具有特征性的"风湿小体"(Aschoff小体),主要累及心脏、关节和皮肤而产生相应的临床表现。

本病的治疗包括:一般治疗、抗链球菌感染和抗风湿治疗。①一般治疗:卧床休息,加强营养,补充维生素A、维生素C等。②抗链球菌感染:首选青霉素类,用药时间不少于2周,青霉素过敏者改用红霉素。③抗风湿治疗:主要应用阿司匹林或肾上腺皮质激素。有心脏炎患儿可用泼尼松每日1.5～2.0 mg/kg,症状好转后逐渐减量至停药,总疗程不少于12周。为防止部分患儿停药后出现反跳现象,可在停药前2周加服阿司匹林。无心脏炎患儿可用阿司匹林每日80～100 mg/kg,分4次口服,至体温正常、关节肿痛消失和红细胞沉降率正常后剂量减半,总疗程6～12周。对舞蹈病患儿可口服苯巴比妥、氯丙嗪和地西泮等镇静。注意评估用药过程中可能出现的药物不良反应。

一、护理评估

(一)健康史

评估患儿患病前1～4周有无上呼吸道感染的病史,有无发热、关节疼痛、皮疹,有无精神异常或不自主的动作表现。了解既往有无心脏病或关节炎病史。询问患儿家庭居住的环境及当地的气候等。

(二)身体状况

患儿通常有发热、精神不振、疲倦、胃纳不佳、面色苍白、关节疼痛等一般表现,以及以下主要表现。

1.心脏炎

40%～50%的风湿热患儿累及心脏,是本病最严重的表现,年龄越小,心脏受累的机会越大,以心肌炎和心内膜炎多见,也有同时累及心肌、心内膜和心包膜者,称为全心炎。

(1)心肌炎。轻者可无明显症状,重者可导致心力衰竭。常见体征有心率增快与体温增高不成比例,可出现奔马律、心动过速等心律失常。心脏扩大,心尖搏动弥散,第一心音低钝,心尖区可闻及Ⅱ级以上吹风样收缩期杂音。

（2）心内膜炎。主要侵犯二尖瓣，导致二尖瓣关闭不全或二尖瓣相对狭窄，前者心尖部可闻及Ⅱ级以上的全收缩期杂音，后者心尖部可闻及舒张期杂音。其次可侵犯主动脉瓣而导致主动脉瓣关闭不全，在胸骨左缘第3肋间可闻及舒张期叹气样杂音。反复发作可造成心瓣膜永久性瘢痕形成，导致风湿性心瓣膜病。

（3）心包炎。表现为心前区疼痛、心动过速、呼吸困难，少数病例心底部听到心包摩擦音；少数病例积液量多时心前区搏动消失、心音遥远，有颈静脉怒张、肝大等心脏压塞表现。

2.关节炎

年长患儿多见，呈游走性、多发性，以膝、踝、肩、腕、肘等大关节受损为主，局部有红、肿、热、痛和功能障碍，愈后不留畸形。轻者仅有关节酸痛而无局部红、肿表现。

3.舞蹈病

年长女童多见，是一种累及锥体外系的风湿性神经系统疾病，表现为以四肢和面部肌肉为主的不自主、不协调、无目的的快速运动，如伸舌、歪嘴、皱眉、眨眼等，个别表现为耸肩缩颈、面部肌肉抽动、书写困难等，在兴奋或注意力集中时加剧，入睡后消失。舞蹈病可单独存在或与其他症状同时并存。

4.皮下结节

好发于肘、腕、膝、踝等关节伸侧的骨隆起或肌腱附着处，为粟米到豌豆大小、可活动、无压痛的硬结，常在起病数周后出现，经2～4周自行消失。

5.环形红斑

环形红斑是风湿热的特征性体征，多分布于躯干及四肢屈侧，呈环形或半环形，如钱币大小，色淡红或暗红，边缘可轻度隆起，环内肤色正常，多于数小时或12日内消失，反复出现，不留痕迹。

（三）心理—社会状况

由于风湿热易复发，对心脏造成损害，甚至导致慢性风湿性心瓣膜病，严重影响患儿的生存质量，也为家庭带来较重的经济负担，家长可能由此产生焦虑。年长儿常因长期休学而产生担忧，有舞蹈病的年长患儿常有自卑心理。

二、常见护理诊断/问题

1.心排血量减少

与心脏受损有关。

2.疼痛

与关节受累有关。

3.焦虑

与疾病的威胁有关。

4.潜在并发症

肾上腺皮质激素和阿司匹林治疗的不良反应。

三、护理目标

患儿生命体征能维持在正常范围，以保持充足的心排血量；患儿关节疼痛能在短期内得到缓解，并能进行自理活动；患儿能正确对待疾病，有战胜疾病的信心，能主动配合治疗和护理。

四、护理措施

1.保持充足的心排血量,防止发生严重的心功能损害

(1)观察病情。注意患儿面色、呼吸、心率、心律及心音的变化,如有烦躁不安、面色苍白、多汗、气急等心力衰竭表现,报告医生,及时处理。

(2)控制患儿活动量。急性期卧床休息,无心脏炎者卧床 2 周,有心脏炎时轻者绝对卧床 4 周,重者 6～12 周,伴心力衰竭者待心功能恢复后再卧床 3～4 周,至急性症状完全消失,红细胞沉降率接近正常时方可逐渐下床活动,活动量根据心率、心音、呼吸、有无疲劳而调节。一般恢复至正常活动量所需时间:无心脏受累者 1 个月,轻度心脏受累者 2～3 个月,严重心脏炎伴心力衰竭者 6 个月。

(3)加强饮食管理。给予易消化、高蛋白、高维生素食物,有心力衰竭者适当限制盐和水的摄入。少量多餐,防止进食过多致胃膨胀压迫心脏而增加心脏的负担。详细记录出入量,并保持大便通畅。

(4)药物治疗。按医嘱用泼尼松抗风湿治疗,有心力衰竭者加用洋地黄制剂,同时配合吸氧、利尿、维持水及电解质平衡等治疗措施。

2.减轻关节疼痛

协助患儿保持舒适的体位,避免痛肢受压,移动肢体时动作轻柔,用热水袋热敷局部关节止痛,并做好局部皮肤护理。

3.心理护理

关心爱护患儿,耐心解释各项检查、治疗、护理措施的意义,取得患儿及家长的合作。及时解除患儿的各种不适感,如发热、出汗、疼痛等,增强患儿战胜疾病的信心,使其坚信只要能坚持治疗和预防,就能改善疾病的预后。

4.观察药物不良反应

抗风湿治疗疗程较长,服药期间应注意药物的不良反应,如阿司匹林可引起胃肠道反应、肝功能损害和出血,餐后服用或同服氢氧化铝可减少对胃的刺激,加用维生素 K 可防止出血;泼尼松可引起满月脸、肥胖、消化道溃疡、肾上腺皮质功能不全、精神症状、血压增高、电解质紊乱、免疫抑制等,应密切观察,避免交叉感染及骨折;心肌炎时对洋地黄敏感且易发生中毒,服药时剂量应为一般剂量的 1/3～1/2,并注意观察有无恶心、呕吐、心律不齐、心动过缓等不良反应,并注意补钾。

5.健康指导

向患儿及其家长讲解疾病的有关知识和护理要点,指导家长学会观察病情、合理安排患儿的日常生活、合理调配饮食、正确用药、控制活动量等;防止受凉、改善居住条件、避免寒冷潮湿、避免去公共场所、避免参加剧烈的活动;及时控制各种体内链球菌感染,定期门诊复查,及时治疗。

第二节　系统性红斑狼疮

系统性红斑狼疮(systemic lupus erythematosus,SLE)是一种累及多系统、多脏器的自身免疫性疾病。临床上主要表现为皮肤、关节和肾损害,血清中出现多种自身抗体,并有多种免疫反应异常。SLE多发于青年女性,发病年龄以20～40岁最多见,幼儿和老年人也可发病。大多数早期确诊的SLE患者经过有效治疗后,5年和10年生存率分别可达85%和75%。据统计,死亡病例中,感染、肾衰竭、中枢神经系统病变各占1/3;近年来,死于感染者比例上升,可能与长期使用糖皮质激素和免疫抑制剂有关。

SLE的发病机制非常复杂,目前尚未完全明确,可能是具有SLE遗传素质的人在各种致病因子(感染、药物、食物、日光等)的作用下,造成机体的免疫功能紊乱或免疫系统调节障碍而出现的自身免疫性疾病。自身抗体与抗原结合形成免疫复合物,沉积于靶组织,激活补体,引起一系列炎症介质释放而损伤组织,这是引起组织及器官损害的主要机制。自身抗体中抗核抗体(ANA)对疾病的发生发展尤为重要。ANA中的抗双链DNA抗体与肾小球的DNA相结合,形成免疫复合物,固定并活化补体,使中性粒细胞释放炎症介质,导致肾小球肾炎。经免疫病理或电子显微镜检查,在肾小球血管系膜上可见微量免疫球蛋白或致密沉积物。免疫复合物也可沉积在各个器官的血管壁,引起血管炎,导致该器官的损伤。除抗DNA抗体,其他自身抗体在SLE的发病中也起了一定作用。

治疗原则:纠正免疫功能失调和抑制炎症反应,保护脏器功能及治疗各种并发症,保持临床缓解。药物治疗如下。①非甾体抗炎药:主要用于仅有发热或关节、肌肉酸痛的轻症患者,常用药物有阿司匹林、布洛芬、萘普生等。②抗疟药:具有抗光敏和控制皮疹的作用,是治疗盘状红斑狼疮的主要药物,常用氯喹等。③糖皮质激素:目前治疗SLE的主要药物,适用于急性暴发性狼疮,有肾、中枢神经系统、心、肺等脏器受累,急性溶血性贫血等。常用泼尼松,一般剂量1 mg/(kg·d),病情严重者可加倍,病情轻者可减半给药,通常治疗4～6周,病情明显好转后逐步减至维持量每日5～15 mg。病情活动时,1日药量分次服用,待病情稳定后则可1日药量1次顿服或2日药量隔日顿服,以减少长期应用泼尼松的不良反应。对于弥漫性增殖性肾小球肾炎、明显神经精神症状、重症溶血性贫血及血小板显著减少等病情迅速恶化者,可采用连续3日甲泼尼龙,每日1 g静脉滴注,进行大剂量短期激素冲击疗法治疗。糖皮质激素局部外用可治疗狼疮的皮肤病损。④免疫抑制剂:常用环磷酰胺、长春新碱等。适用于单独使用糖皮质激素无效或重症患者,如中枢神经系统狼疮、狼疮性肾炎、肺炎等,也可用于病情易复发而又不能使用激素者。⑤其他:如中药雷公藤制剂,对狼疮肾炎有一定疗效;具有免疫抑制及免疫调节作用的环孢素,可用于对免疫抑制剂治疗无效的肾炎患者,并可减少激素用量。

一、护理评估

(一)健康史

重点评估家族中有无SLE患者,以及有无日光照射、妊娠、感染、过度劳累、精神刺激、手术和药物及环境因素的影响。与SLE发生有关的药物有普鲁卡因胺、异烟肼、氯丙嗪、甲基多巴等。

(二)身体状况

起病可为隐匿性、急性或暴发性。病程迁延,反复发作,间有长短不等的缓解期。发作期多数患者有疲乏、发热、体重下降等全身症状。典型病例有多脏器损害。

1.皮肤与黏膜

约80%患者有皮肤损害。常于颜面、四肢等暴露部位出现对称性皮疹。典型者面颊及鼻梁部位可见不规则的水肿性鲜红或紫红色蝶形红斑,少数呈盘状红斑,表面有脱屑,并有痒、痛感,摩擦后可有破损、感染。皮肤损害缓解消退后,留有棕黑色色素沉着。也可于手掌大小鱼际部位的皮肤、指(趾)端及甲周出现红斑、紫癜、网状红斑、血管性水肿或硬皮病样损害。口腔黏膜有反复发作性无痛性溃疡。部分患者可有脱发,遇冷后出现对称性指(趾)端苍白、发绀和潮红等肢端小动脉痉挛(雷诺现象)以及光敏感等。

2.关节与肌肉

大部分患者有关节疼痛,部分伴关节肿胀。无骨质异常,不伴关节畸形。近端指间关节及腕、足、膝关节常受累,且呈对称性分布,而肘及膝关节较少累及。约50%患者伴有肌痛,有时出现肌炎。

3.脏器损害

①肾:几乎所有患者都有肾损害,有临床症状者约占75%,为狼疮肾炎,表现类似慢性肾炎或肾病综合征。早期有程度不等的水肿、高血压、血尿、蛋白尿、管型尿等;晚期可发展为肾衰竭,是SLE死亡的常见原因。②心脏:约30%患者发生心包炎,10%有心肌炎。临床表现为气促、心前区疼痛、心律失常等;心肌炎合并肾性高血压和肾功能不全者可发生心力衰竭。③呼吸系统:约1/3患者发生胸膜炎,少数有狼疮肺炎。临床表现有发热、干咳、胸痛、气促、低氧血症等。④消化系统:部分患者有食欲减退、恶心、呕吐、腹痛、腹泻等消化道症状及血清转氨酶升高,少数可有胃肠道出血、穿孔或肠梗阻。⑤神经系统:可累及神经系统任何部位,以中枢神经系统多见。临床表现为癫痫发作、精神障碍(如行为异常、幻觉、妄想、忧郁或躁动)等,少数患者可出现偏瘫及蛛网膜下腔出血等表现。严重头痛可以是SLE的首发症状。⑥血液系统:贫血常见,并有血小板减少性紫癜及颈部、腋下出现无痛性、轻或中度淋巴结肿大。

(三)心理—社会状况

SLE为自身免疫性疾病。多数患者正值育龄期,一旦确诊,患者及其家属常不易接受。本病病程长,缓解与发作交替,重者常引起心、肾、中枢神经系统功能障碍,严重影响日常生活和工作,患者预感不幸,表现为郁闷或暴躁易怒或悲观厌世。由于妊娠、流产可诱发本病恶化,故对未婚或无子女的育龄女性患者造成巨大的心理压力,常表现为退缩、压抑感甚至恐惧。少数患者因明显的皮损、脱发等影响自我形象而表现出焦虑。

二、常见护理诊断/问题

1.皮肤完整性受损

与自身免疫反应致皮肤炎症性损伤、光敏感有关。

2.预感性悲哀

与多脏器受累、久治不愈、容貌改变、婚育受挫等有关。

3.潜在并发症

肾衰竭。

三、护理目标

(1)皮肤受损状态得到及时修复,未发生感染。

(2)能正确应对病情变化,学会修饰容貌,悲哀的情绪反应减轻或消失,情绪稳定,积极配合治疗。

四、护理措施

1.一般护理

①保持病室环境安静、整洁,温度适宜。病床宜安排在没有阳光直射的地方。急性活动期的患者应以卧床休息为主,病情缓解后可正常学习、工作,但应避免过度劳累。②给以高热量、高维生素、高蛋白饮食。肾功能不全患者,则应给予优质低蛋白饮食;心力衰竭、肾衰竭、水肿者,严格限制钠盐摄入;忌食可增强光敏感的食物,如芹菜、无花果等含补骨脂素的食物、烟熏食品和蘑菇等含联胺基团的食物,以免诱发或加重病情;避免进食辛辣等刺激性食物,减少口腔黏膜损伤和疼痛。

2.心理护理

①主动关心患者,多与之交谈沟通,向患者说明良好的心理状态对缓解疾病和改善预后非常重要,鼓励其表达心理感受,耐心解答疑问。②向患者介绍治疗进展及治疗成功的病例,与患者共同讨论护理计划,明确目标,以利患者积极配合治疗。③鼓励脱发者戴假发修饰,以增强自尊,并解释病情稳定后容貌可恢复。④对脏器损害不明显、病情长期静止的患者,告知患者可在医生指导和严密监护下考虑生育,以缓解心理压力。

3.皮肤护理

①指导患者户外活动时应避免日光照射,因为紫外线照射可使皮肤的 DNA 转化为具有很强抗原性的胸腺嘧啶二聚体,从而增强免疫反应。外出时用遮阳伞或太阳帽,穿长袖衣裤,戴保护性眼镜,面部可涂用氯喹冷霜,以减少光过敏。②保持皮肤清洁卫生,皮肤损害处可用温水清洗,忌用碱性肥皂、化妆品或其他化学药品,如染发烫发剂、洁面护肤品等。③遵医嘱在皮疹或红斑处涂抹皮质类固醇霜或软膏,局部感染时使用抗生素并做无菌清创换药处理,以保持皮肤完整,防止损伤。

4.口腔护理

每日早、晚和进餐前后用漱口液漱口,避免食用辛辣食物。为预防由于长期应用糖皮质激素或免疫抑制剂而引起的口腔真菌或细菌感染,用 4% 碳酸氢钠溶液漱口。已有真菌感染时,口含制霉菌素或制霉菌素溶液漱口;溃疡伴发细菌感染时,用中药、冰硼散、锡类散等涂敷,或用口腔溃疡药膜局部贴敷,以促进溃疡愈合。

5.对症护理

①肌肉、关节疼痛伴发热常是炎症急性期的表现,应帮助患者采取舒适体位,以听音乐、聊天转移注意力,用缓慢深呼吸、全身肌肉放松、局部按摩等方法缓解疼痛,并同时做好生活护理,减轻精神和体力上的压力。②对合并雷诺现象的患者,应注意保暖,避免吸烟、饮咖啡,以减少病变小血管痉挛。对肾功能不全患者,应严格记录 24 小时出入液量,尤其是尿量;做好水

肿部位的皮肤护理;给予高热量、高维生素、高钙、低磷和低蛋白饮食;必要时做好血液透析的准备工作。对合并心力衰竭或心律失常的患者,静脉输液时严格控制滴速,以免加重心脏负担。患者出现神经和精神症状时,应做好安全防护和急救准备,防止意外发生。

6.病情观察

①观察患者有无水肿、少尿、高血压、氮质血症等肾功能不全的表现,严格记录 24 小时出入液量,尤其是尿量。②对合并心力衰竭或心律失常的患者,应注意观察体温、呼吸、血压、脉搏等,必要时进行心电监护。③当患者出现剧烈头痛、恶心、呕吐、颈项强直、肢体瘫痪等情况时,应警惕蛛网膜下腔出血或脑血栓形成。还应观察有无行为异常、忧郁、淡漠或过度兴奋、幻觉、强迫观念或偏执等中枢神经系统受累症状。

7.用药护理

①非甾体抗炎药:久服可出现胃肠道不良反应,有消化不良、上腹痛、恶心、呕吐、消化道出血等。应在餐后服用,同时服用胃黏膜保护剂,以减轻胃黏膜损伤。非甾体抗炎药可影响肾血流灌注而造成肾损害,故伴肾受累的患者应慎用。②抗疟药:长期服用可引起视网膜退行性变,用药期间要定期检查眼底。③糖皮质激素:主要不良反应有满月脸、水牛背、血压升高、电解质紊乱、加重消化道溃疡、糖尿病、诱发感染、引起骨质疏松,还可诱发精神失常。因此,服药期间应定期测量血压,观察血糖、尿糖变化;做好皮肤、口腔黏膜护理;注意患者精神症状;给予低盐、高蛋白、含钾和钙丰富的食物,补充钙剂和维生素 D;注意安全,防止骨折。为防止引起病情"反跳",告知患者应按医嘱服药,不可自行停药或减量过快。④免疫抑制剂:主要不良反应是白细胞减少,也可引起胃肠道反应、口腔溃疡、皮疹、肝功能损害、脱发、出血性膀胱炎等。在服药过程中要定期复查血、尿常规及肝、肾功能;观察尿液颜色改变,及早发现出血性膀胱炎。⑤雷公藤、环孢素:主要不良反应是肾功能减退、高血压、多毛症。要注意定期监测血压和肾功能。

8.健康指导

鼓励患者保持积极、开朗的情绪,正确对待疾病,让患者及其家属了解本病并非不治之症,如能及时用药并坚持有效治疗,病情可以得到长期缓解。病情稳定后,可参加社会活动和日常工作。避免各种诱发因素,注意生活规律,劳逸结合;保持个人卫生,防止呼吸道及其他部位感染。避免日光暴晒,做好皮损部位的防护。指导育龄妇女避孕,对有心、肺、肾功能不全者应告知终止妊娠的必要性,待病情稳定后经医生同意再考虑生育,并在妊娠期间去产科和风湿科定期门诊或随诊。定期监测血压、尿常规、肾功能等,若症状复发,应及时就诊。向患者详细介绍药物剂量、服用方法和时间,并教会其观察药物疗效和不良反应,指导患者坚持按医嘱服药,不可随意改变药物剂量或突然停药,以免影响药物疗效和加重药物的不良反应。

第三节　类风湿关节炎

类风湿关节炎是一种以累及周围关节为主的炎症性自身免疫病。特征性的临床表现为对称性、周围性、多个关节慢性炎性病变。可伴有关节外的系统性损害。基本病理改变为慢性滑膜炎导致关节软骨和骨的破坏。60％～70％的患者活动期血清中可出现类风湿因子。发病年龄多在 35～50 岁,男女之比为 1：3。大多数患者表现呈反复发作与缓解交替的持续病变过程,并出现程度不同的关节畸形和功能破坏,是造成我国人群丧失劳动力和致残的主要病因之一。少数患者在短期发作后可自行缓解,不留后遗症。

目前认为类风湿关节炎是一种自身免疫性疾病。其发生及迁延不愈是病原体和遗传因素相互作用的结果。抗原进入人体以后,首先被巨噬细胞或巨噬样细胞吞噬,经消化、浓缩后与其细胞膜的 HLA-DR 分子结合成复合物,若此复合物被其 T 淋巴细胞的受体所识别,则该辅助性 T 淋巴细胞被激活,引起一系列免疫反应,包括激活 B 淋巴细胞,使其分化成浆细胞,产生大量免疫球蛋白,其中有类风湿因子和其他抗体,导致免疫复合物形成并沉积在滑膜组织上,同时激活补体,造成关节和关节外病变。关节腔早期病理变化是滑膜炎,表现为充血、水肿及大量单核细胞、浆细胞、淋巴细胞浸润。另外,出现新生血管和大量被激活的成纤维细胞以及随后形成的纤维组织。晚期造成关节腔破坏,关节上下面融合,发生纤维化性强硬、错位,甚至骨化,功能完全丧失。

目前本病尚缺乏根治方法。治疗目的是控制炎症,缓解症状。控制病情进展,保持关节功能和防止骨破坏及关节畸形。常用药物有两类。①非甾体抗炎药:控制关节肿痛、改善症状。常用药物有阿司匹林、布洛芬、萘普生、双氯芬酸、吲哚美辛、美洛昔康等。②抗风湿药:作用于类风湿关节炎病程中的不同免疫成分,控制疾病发展。常用药物有甲氨蝶呤、柳氮磺吡啶、来氟米特、青霉胺、雷公藤、环磷酰胺、环孢素等。目前,多采用与非甾体抗炎药联合应用的方案。对上述两类药物尚未起效,而关节炎明显或有关节外症状的患者,可选用糖皮质激素,如泼尼松每日 30～40 mg,症状控制后递减为每日 10 mg,因其只有抑制炎症、控制症状作用,且停药后症状即复发,故不作首选。外科关节置换或滑膜切除手术,可以改善关节功能。

一、护理评估

(一)健康史

主要评估家族中有无类风湿关节炎患者,起病前有无金黄色葡萄球菌、链球菌、支原体、病毒、原虫等感染的病史。

(二)身体状况

起病缓慢而隐匿,大部分患者在出现典型关节症状前有数周的低热、疲乏、全身不适、体重减轻等症状。

1.关节表现

关节受累常为对称性。最常侵犯的关节依次是远、近端指间、掌指关节,其次是腕、膝、踝、肘、肩、髋等关节。表现如下。①疼痛与压痛:关节病往往是最早的症状,多为持续性的钝痛或胀痛,时轻时重,并伴有压痛。②肿胀:由于滑液增加或滑膜肥厚或关节外软组织炎症使关节肿胀,特别是近端指间关节,当附近肌肉萎缩时,肿胀呈梭状。滑膜炎严重时局部皮温略高,一般不红。③晨僵:早晨起床后病变关节僵硬明显,持续时间多超过 1 小时,经活动后症状减轻。晨僵持续时间和关节炎症的程度成正比,常被作为观察本病活动的指标之一。④畸形:疾病后期,可出现不同程度的关节畸形。手指、腕关节被固定在屈位,手指在掌指关节处偏向尺侧,或有关节半脱位,形成特征性的尺侧偏斜和天鹅颈样畸形等。关节附近的肌肉萎缩。关节周围皮肤变得平滑、发亮并有萎缩。⑤功能障碍:关节肿痛和关节结构破坏而引起功能障碍,严重者不能料理洗漱、进食、大小便及个人卫生。

2.关节外表现

①类风湿结节:较特异的皮肤表现,多位于前臂伸面、肘、鹰嘴附近、枕、跟腱等处皮下,结节直径数毫米至数厘米不等,质硬、无压痛、对称性分布,其存在提示病情活动。②类风湿血管炎:肢体末端动脉炎可表现甲床裂片样出血,病情较重者可累及多个脏器,如肺间质病变、胸膜炎、心包炎等。③其他:30%～40%的患者出现口、眼干燥等干燥综合征的表现。部分患者有贫血,因病变本身或服用非甾体抗炎药造成胃肠道长期少量出血而引起。

(三)心理—社会状况

由于关节活动受限,且疾病反复发作,长期不愈,治疗效果不佳,部分或全部丧失劳动力,生活自理能力下降或工作受到影响,加之缺乏家庭或社会支持,患者易产失焦虑、抑郁或悲观心理。

二、常见护理诊断/问题

1.疼痛(关节痛)

与滑膜炎症、关节肿胀有关。

2.自理缺陷

与关节肿痛畸形、强直有关。

3.功能障碍性悲哀

与疾病久治不愈、关节可能致残、影响生活质量有关。

4.知识缺乏

缺乏康复保健知识。

三、护理目标

(1)关节疼痛、压痛减轻,关节肿胀消退。

(2)关节功能改善,能够自行料理部分或全部日常生活。

(3)患者能表达其感受,心理上逐步适应慢性病生活。

(4)了解疾病知识并掌握保护关节功能和预防失用综合征的自我保健方法。

四、护理措施

1.一般护理

①嘱患者在急性期、发热或有内脏受累表现时保证充足的卧床休息时间,以减轻体力消耗,保护关节功能,避免加重脏器负担,但不宜绝对卧床。协助其洗漱、进食、大小便及个人卫生等。待症状基本控制后,鼓励患者下床活动,进行轻微的医疗体操,防止关节僵硬和肌肉萎缩。②注意补充营养,给予含有丰富蛋白质和维生素的饮食,有贫血者增加含铁物。饮食宜清淡、易消化,忌辛辣、刺激物。③向患者及其家属解释本病为慢性病,强调治疗的重要性。鼓励与同病室患者多交流;多参加集体活动,增强与疾病抗争的信心。积极配合药物治疗和进行功能锻炼,鼓励患者自我护理及参加力所能及的活动,预防关节畸形,争取早日重归家庭和社会。④对因服用免疫抑制剂脱发者鼓励戴假发;伴干燥综合征的患者口干时可适当饮水或用人工唾液,眼干可用人工泪液滴眼。

2.关节护理

①评估关节活动程度,如通过主动握拳、双手合掌动作了解手关节的功能,检查出关节被动背伸和掌屈能否分别达到 $60°\sim90°$、肘关节伸直和屈曲的活动范围是否在 $0°\sim145°$,通过两臂上举、双手置于枕后、双手背后等简单动作检测肩关节上举、外展、后伸、内旋、内收等功能,以便及时判断病情进展和治疗、康复锻炼的效果。②卧床休息时应平卧硬板床,不宜取高枕屈颈和膝部屈曲姿势,必要时使用矫形支架和夹板,维持肘、腕呈伸展位;足底置护足板以防足下垂。③对晨僵肢体戴手套保暖,起床后用热水浸泡或洗温水浴,以减轻晨僵程度和尽快缓解症状,关节疼痛明显者应按医嘱服止痛药物。④鼓励患者在可以耐受的范围内积极进行主动或被动锻炼,以保存关节的活动功能,加强肌肉的力量和耐力。若关节发生僵直,疼痛剧烈且活动困难时,不要催促患者强行活动,允许患者以自己的速度力所能及地完成预定的活动目标。⑤指导患者于关节局部热敷、按摩、热水浴、温泉浴、红外线超短波或短波透热疗法,以增加局部血液循环,使肌肉松弛,减轻疼痛,消除关节僵硬。

3.病情观察

主要观察关节疼痛、肿胀和活动受限的变化,晨僵、关节畸形的进展或缓解的情况;注意关节外症状,如胸痛、心前区疼痛、腹痛、消化道出血、头痛、发热、咳嗽、呼吸困难等,一旦出现,提示病情严重,应及时报告医生处理。

4.用药护理

(1)抗风湿药。使用时应注意观察疗效和不良反应。①甲氨蝶呤:主要的不良反应有恶心、口炎、腹泻等胃肠道症状、脱发、肺炎、转氨酶升高、肝纤维化、肾损害和血液毒性。②抗疟药:主要不良反应有胃肠道反应、头痛、神经肌肉病变、眼毒性及心脏反应。③金制剂:常见不良反应有皮疹、口炎,少见的有肾损害和血细胞减少。④青霉胺:不良反应有恶心、呕吐、口腔溃疡、味觉丧失,蛋白尿、血尿、贫血、白细胞和血小板减少,偶见天疱疮、多发性肌炎、药物性狼疮等。⑤柳氮磺吡啶:不良反应有恶心、呕吐、腹泻、忧郁、头痛,贫血、白细胞和血小板减少,偶见皮疹、肺炎及男性不育。⑥其他免疫抑制剂:常用硫唑嘌呤、环磷酰胺、甲氨蝶呤、环孢素等,不良反应有白细胞减少、胃肠道反应、消化性溃疡、皮疹、肝功能损害、脱发、出血性膀胱炎等。

(2)非甾体抗炎药和糖皮质激素。参见本章第二节"系统性红斑狼疮"中的"用药护理"。

5.心理护理

(1)护士在与患者的接触中态度应和蔼,解释问题要耐心,采取心理疏导、鼓励等方法做好心理护理。帮助患者认识不良心态对康复的不利,长期的情绪低落会造成机体内环境失衡,引起食欲不振、失眠等症状,使机体抵抗力下降而加重病情。

(2)激发患者对家庭、社会的责任感,鼓励自强。对已经发生关节畸形致残的患者,要鼓励患者发挥健康肢体的作用,尽量做到生活自理或参加力所能及的工作。给有手术指征者提供可靠的医疗信息,建议外科手术治疗,以提高生活质量。

(3)让患者了解疾病的基本知识,强调虽然病程较长,但进展缓慢,合理治疗和功能锻炼可以避免或延缓致残。介绍治疗显效的患者,并与之交谈,以达到相互学习、相互鼓励的作用,消除悲观心理。

(4)督促家属亲友给患者物质支持和精神鼓励,每日给予一定的探视时间,视病情需要留有陪伴,参与患者的生活护理或肢体功能锻炼。亲人的关心会使患者获得情感上的支持,从而增强战胜疾病的信心。

6.健康指导

向患者及其家属解释类风湿关节炎是慢性疾病,病情呈现发作与缓解的交替过程,部分患者可出现轻重不等的关节畸形和功能受损,为延缓其发生,应在关节软骨尚未受到破坏、关节炎尚有逆转可能时,尽早接受正规治疗。嘱患者坚持按医嘱服药,告知服药方法、用药注意事项及注意观察药物不良反应,鼓励患者多饮水,以加快药物代谢产物排出,餐后服药,以减轻胃肠道反应。同时可以选择性地辅以中医药传统治疗和理疗。避免各种诱发因素。强调休息和康复锻炼相结合。定期门诊复查。

外 科 篇

第八章　普外科疾病护理

第一节　甲状腺疾病

　　甲状腺分左、右两叶,覆盖并附着于甲状软骨下方的器官两侧,中间以峡部相连,由内、外两层被膜包裹,手术时分离甲状腺即在此两层被膜之间进行。在甲状腺背面、两层被膜的间隙内,一般附有 4 个甲状旁腺,成人甲状腺重约 30 g。正常者进行颈部检查时,既不能清楚地看到,也不易摸到甲状腺。由于甲状腺借外层被膜固定于气管和环状软骨上,还借两叶上极内侧的悬韧带悬吊于环状软骨,所以做吞咽动作时,甲状腺随之上下移动,临床上常以此鉴别颈部肿块是否与甲状腺有关。甲状腺的解剖结构见图 8-1。

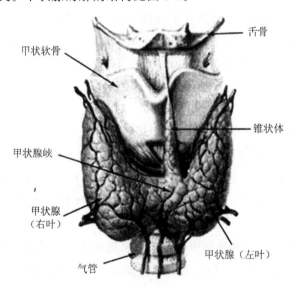

舌骨

甲状软骨

锥状体

甲状腺峡

甲状腺
(右叶)

甲状腺(左叶)

气管

图 8-1　甲状腺的解剖结构

　　甲状腺的血液供应非常丰富,主要来自两侧的甲状腺上、下动脉。甲状腺有 3 条主要静脉,即甲状腺上、中、下静脉。甲状腺的淋巴液汇入颈深淋巴结。甲状腺的神经支配来自迷走神经,其中,喉返神经穿行于甲状腺下动脉的分支之间,支配声带运动,喉上神经的内支(感觉支)分布于喉黏膜,外支(运动支)支配环甲肌,与甲状腺上动脉贴近走行,使声带紧张。

　　甲状腺有合成、贮存和分泌甲状腺素的功能。甲状腺素的主要作用是:①加快全身细胞利用氧的效能,加速蛋白质、糖类和脂肪的分解,提高人体的代谢水平,增加热量的产生;②促进人体的生长发育,在出生后影响脑与长骨的生长、发育。

一、单纯性甲状腺肿

(一)概述

单纯性甲状腺肿发病率 5%,甚至更高,女性好发,缺碘是主要原因。由于离海远的山区饮用水和食物中含碘量低,发病者较多,故常称为地方性甲状腺肿。在缺乏碘而仍需甲状腺功能维持身体需要的前提下,垂体前叶促甲状腺激素的产生就会增加,导致甲状腺代偿性肿大。病变早期为弥漫性肿大,随着增生和再生反复出现,会出现结节;晚期部分腺泡坏死、出血、囊性变、纤维化、钙化等,可出现质地不等、大小不一的结节,称为结节性甲状腺肿。

除甲状腺素的合成原料碘缺乏外,机体对甲状腺激素的需要量较正常增高,或其他原因导致甲状腺素合成和分泌障碍,也会引起甲状腺肿大。前者常见于青春期、妊娠期、绝经期、创伤或感染患者;后者原因众多,可以是大脑皮质—下丘脑—垂体前叶—甲状腺系统任意环节的失调。两者与地方性甲状腺肿的主要不同是,后者往往腺体肿大很突出,并多发生在地方性甲状腺肿的流行区。

(二)护理评估

1.健康史

评估时应询问患者的年龄、月经生育史、创伤感染情况和居住史,以及饮食习惯,如是否居住于远离海的山区,如是否不吃海带、紫菜等海产品,或者有海产品过敏或禁忌。据报道,卷心菜、花生、菠菜、大豆、豌豆、萝卜等食物可抑制甲状腺素的合成,经常大量进食,也能导致甲状腺肿大。

2.临床表现

局部表现为主,颈部增粗,颈前肿块。一般无全身症状,基础代谢率正常。甲状腺可有不同程度的肿大,早期两侧呈弥漫性肿大,表面光滑,质地软,可随吞咽上下移动;随后可触及单个或多个结节,增长缓慢。较大腺体压迫周围器官或组织,出现压迫症状,可表现为呼吸困难、气管软化、声音嘶哑或吞咽困难。胸骨后甲状腺肿易压迫气管和食管。

3.辅助检查

(1)甲状腺摄^{131}I率测定。缺碘性甲状腺肿可出现摄碘量增高,但吸碘高峰一般正常。

(2)B超检查。有助于发现甲状腺内囊性、实质性或混合性多发结节的存在。

(3)颈部 X 线检查。可发现不规则的胸骨后甲状腺肿及钙化的结节,还能确定有无气管受压、移位及狭窄的程度。

(4)细针穿刺细胞学检查。病变性质可疑时,可行细针穿刺细胞学检查以确诊。

(三)常见护理诊断/问题

1.焦虑

与疾病、担心手术预后等因素有关。

2.知识缺乏

缺乏进食加碘食盐或含碘丰富的食品的有关知识。

3.疼痛

与手术引起的组织损伤有关。

(四)护理目标

(1)患者紧张情绪缓解或减轻,积极配合手术。

(2)患者能够叙述相关知识。

(3)患者疼痛减轻或消失。

(五)护理措施

1.一般护理

(1)皮肤准备。男性患者刮胡须,女性患者发髻低需要理发。

(2)胃肠道准备。术前禁食8～12小时,禁水4～6小时。

(3)体位训练。术前指导患者进行头颈过伸位的训练。

2.心理护理

针对患者术前紧张和担心手术预后进行心理护理。

(1)讲解手术的必要性。

(2)讲解此手术为外科中等手术,手术医师经验丰富。

(3)讲解手术及麻醉方式。

(4)讲解过于紧张会影响手术的进行及麻醉效果。

(5)请手术已经康复的患者与之交流经验体会。

(6)调动社会支持体系,给予患者协助和鼓励。

3.术后护理

主要针对术后并发症。

(1)出血。术后48小时内出现,表现为颈部迅速肿大、呼吸困难、烦躁不安,甚至窒息;伤口渗血或出血。护理如下。①预防术后出血,适当加压包扎伤口敷料;予半坐卧位,以减轻术后颈部切口张力;避免大声说话、剧烈咳嗽,以免伤口裂开、出血;术后6小时内进食温凉流质、半流质饮食,避免进过热饮食,减少伤口部位充血。②观察伤口渗血情况及颈后有无渗血;观察患者呼吸情况,有无呼吸困难;观察患者颈部情况,有无颈部肿大。床旁备气管切开包,如发生出血,应立即剪开缝线,消除积血,必要时送手术室止血。

(2)呼吸困难和窒息。表现为颈部压迫感、紧缩感或梗阻感,还可表现为进行性呼吸困难、呼吸费力、烦躁、发绀及气管内痰鸣音。护理如下。①术后24～48小时严密观察病情变化,每2小时测量血压、脉搏、呼吸1次,观察伤口敷料及引流管引流液的情况,尤应注意颈部敷料有无渗血。②预防术后出血:适当加压包扎伤口敷料;予半坐卧位,以减轻术后颈部切口张力,避免大声说话、剧烈咳嗽,以免伤口裂开出血;术后6小时内进食温凉流质、半流质饮食,避免进过热饮食,减少伤口部位充血。③保持呼吸道通畅:指导患者有效咳嗽、排痰的方法并示范,即先深吸一口气,然后用手按压伤口处,快速用力将痰咳出,但避免剧烈咳嗽,以免伤口裂开;痰液黏稠、不易排出时,给予雾化吸入,每日2～3次,并协助患者翻身叩背,促进痰液排出。④及时处理:发现患者有颈部紧缩感和压迫感、呼吸困难、烦躁不安、心动加速、发绀时,应立即检查伤口。如果是出血引起,立即就地松开敷料,剪开缝线,敞开切口,迅速除去血肿;如血肿清除后患者呼吸仍无改善,则应立即施行气管切开,并予吸氧,待患者情况好转后,再送手术室进行进一步检查止血和其他处理。⑤术前常规在床旁准备气管切开包和抢救药品。⑥手术后如近期出现呼吸困难,宜先试行插管,插管失败后再做气管切开。

(3)喉返神经损伤。可分暂时性(约 2/3 的患者是暂时性损伤)和持久性损伤两种。评估患者有无声音嘶哑、失声,如果上述症状出现,注意给予安慰和解释,减轻其恐惧和焦虑,使其积极配合治疗。同时,应用促进神经功能恢复的药物,结合理疗、针灸,促进声带功能的恢复(暂时性损伤可在术后几周内恢复功能)。注意声带的休息,避免不必要的谈话。在后期要多与患者交流,并要求患者尽量用简短的语言回答或点头,也可使用写字板,鼓励患者自己说出来,提高其自信心,促进声带功能的恢复。

(4)喉上神经损伤。喉上神经外支损伤可引起环甲肌瘫痪,使声带松弛,患者发音产生变化,常感到发音弱、音调低、无力、缺乏共振,最大音量降低。喉上神经内支损伤可使咽喉黏膜的感觉丧失,易引起误咽,尤其是喝水时出现呛咳。要指导患者取坐位进食,或进半固体饮食。一般理疗后可恢复。

(5)甲状旁腺功能减退。可出现低血钙,表现为面部、口唇周围及手、足针刺感及麻木感或强直感,还可表现为畏光、复视、焦虑、烦躁不安。重者可有面肌和手足阵发性痛性痉挛,甚至喉、膈肌痉挛,出现呼吸困难和窒息,血清钙低于正常。但只要有一枚良好的甲状旁腺保留下来,就可维持甲状旁腺的正常功能,故临床上出现严重的手足抽搐者并不多见,其发生率与甲状腺手术范围及以往手术次数直接相关。如果出现症状,护理上需注意以下事项。①限制含磷较高的食物,如牛奶、瘦肉、蛋类、鱼类。②症状轻者,可口服葡萄糖酸钙 2~4 g,每日 3 次,2~3 周损伤的甲状旁腺代偿性增生,症状消失;症状较重者或长期不能恢复者,加服维生素 D,每日 5 万~10 万 U,促进钙在肠道中的吸收。口服二氢速固醇油剂,有提高血清钙含量的特殊作用,从而降低神经肌肉的应激性,效果最好。③抽搐发作:注意患者安全,医护人员不要用手强力按压患者制止抽搐发作,避免受伤。

4.健康指导

(1)在甲状腺肿流行地区推广加碘食盐;告知居民勿因价格低廉而购买和食用不加碘食盐。日常烹调使用加碘食盐,每 10~20 kg 食盐中均匀加入碘化钾或碘化钠 1 g 即可满足人体每日的需碘量。

(2)告知患者碘是甲状腺素合成的必需成分,食用高碘含量食品有助于增加体内甲状腺素的合成,改善甲状腺肿大症状。鼓励进食海带、紫菜等含碘丰富海产品。

二、甲状腺功能亢进

(一)概述

1.病因

甲状腺功能亢进(简称甲亢)的原因尚未完全明了,目前多认为其为一种自身免疫性疾病。此外,情绪、应激等因素也被认为对其发病有重要的影响。

2.分类

(1)原发性甲状腺功能亢进症(Graves 病、突眼性甲状腺肿或者毒性甲状腺肿),最常见,多发于 20~40 岁,女性较男性发病率高,甲状腺呈弥漫性肿大、对称,有突眼征。

(2)继发性甲状腺功能亢进症,少见,多发于 40 岁以上,甲状腺肿大呈结节性、不对称,一般无突眼。

（3）高功能腺瘤是继发性甲状腺功能亢进症的特殊类型，少见，多为单发，无突眼。

（二）护理评估

1.健康史

（1）患者的年龄、性别。

（2）患者是否有情绪急躁、容易激动、失眠、两手颤动、怕热、多汗、食欲亢进而体重减轻、消瘦、心悸、胸闷、脉快有力（每分钟脉率在 100 次以上，休息和睡眠时快）、月经失调等症状。

（3）是否进行过甲状腺手术或者放射治疗。

（4）甲状腺功能亢进症的药物治疗情况。

（5）患者及其家属对疾病的认识及心理反应。

2.临床表现

（1）代谢率增高的表现。食欲亢进、食量大，但反见消瘦、体重下降；多汗、不耐热；紧张、神经过敏，手细颤；心律失常和心悸；皮肤毛发柔弱、易脱落；腹泻。

（2）性格的改变。烦躁、易激惹，情绪波动大，可表现为时而兴奋，时而抑郁；言语及动作速度加快。

（3）心血管系统功能改变。患者主诉心悸，脉快有力，多在每分钟 100 次以上，休息和睡眠时也增快；脉压增大，常大于 40 mmHg（5.32 kPa），脉率增快和脉压的增大为重要临床表现，可作为判断病情程度和治疗效果的重要标志。

（4）内分泌紊乱。月经失调、不孕、早产等。

（5）眼征。瞬目减少、辐辏运动减弱，眼球内聚困难。突眼征：液体积聚在眼眶，球后水肿，造成眼球突出，但并非必然存在。突眼的严重程度与甲状腺功能亢进症的严重程度无明显关系，继发于结节性甲状腺肿的甲状腺功能亢进症患者多无突眼征，通常治疗不会改善。

3.辅助检查

（1）基础代谢率（basal metabolic rate，BMR）测定。BMR＝脉率＋脉压－111。BMR 正常为±10%，增高至＋20%～＋30%为轻度甲状腺功能亢进症，＋30%～＋60%为中度甲状腺功能亢进症，＋60%以上为重度甲状腺功能亢进症。

（2）甲状腺摄碘率的测定。给受试者一定剂量的放射性^{131}I，再探测甲状腺摄取^{131}I的程度，可以判断甲状腺的功能状态。正常甲状腺 24 小时摄碘量为人体总量的 30%～40%，如果在2 小时内甲状腺的摄碘量超过了人体总量的 25%，或在 24 小时内超过了人体总量的 50%，且吸碘高峰提前出现，都提示有甲状腺功能亢进症。注意如果患者在近2 个月内吃含碘较高的食物，如海带、紫菜或服用含碘药物，如甲状腺素片、复方碘溶液等，需停药 2 个月才能做试验，否则影响检测效果。

（3）血清 T_3、T_4 测定。甲状腺功能亢进症时 T_3 可高出正常值 4 倍左右，T_4 高出正常 2.5 倍。

（4）B 超检查。甲状腺呈弥漫性或结节性肿大。

（5）心电图检查。显示心动过速或心房颤动，P 波和 T 波改变。

（三）常见护理诊断/问题

1.焦虑

与担心疾病及手术预后等因素有关。

2.活动无耐力

与代谢率增高、氧的供应不能满足机体需要有关。

3.睡眠形态紊乱

与无法耐受炎热、大汗或性情急躁等因素有关。

4.营养失调:低于机体需要量

与代谢率增高有关。

5.疼痛

与手术引起的组织损伤有关。

6.潜在并发症

出血、呼吸困难或窒息、喉返神经损伤、喉上神经损伤、甲状旁腺损伤、甲状腺危象等。

(四)护理目标

(1)患者紧张情绪缓解或减轻,积极配合手术。

(2)患者活动能力逐渐增强,能满足自我护理要求或患者日常需求得到满足。

(3)患者能得到充足的休息和睡眠。

(4)患者甲状腺功能亢进症症状得到控制,体重增加。

(5)患者疼痛减轻或消失。

(6)患者病情变化能够被及时发现和处理。

(五)护理措施

1.一般护理

(1)皮肤准备。男性患者刮胡须,女性患者发髻低需要理发。

(2)胃肠道准备。术前禁食 8～12 小时,禁水 4～6 小时。

(3)体位训练。术前指导患者进行头颈过伸位的训练。

(4)术前药物准备。用药目的是降低甲状腺功能和基础代谢率,控制甲状腺功能亢进症症状,减轻甲状腺肿大及充血;先使用硫氧嘧啶类抗甲状腺药物,待基础代谢率正常后加用碘剂,适用于重度甲状腺功能亢进症患者;硫氧嘧啶类药物主要抑制甲状腺素分泌,但能使甲状腺肿大、充血;加用碘剂可以抑制甲状腺素的释放,并能使腺体缩小、变硬,减少充血,利于手术,常用碘剂为饱和碘化钾溶液,或用卢戈氏碘液。服用方法有两种。①增量:常用的碘剂是复方碘化钾溶液,每日 3 次,第 1 日每次由 3 滴开始,逐日每次递增 1 滴,至每次 16 滴为止。然后维持此剂量至手术。②恒量法:10 滴,每日 3 次;或 4～5 滴,每日 3 次,给抗甲状腺药物和碘剂时,多需 2～3 周或以上方可手术;为缩短术前准备时间,目前常给普萘洛尔口服,替代抗甲状腺药物和碘剂做药物准备。

用药注意事项:具体如下。①硫氧嘧啶类药物的突出不良反应是白细胞和粒细胞减少,当发现患者有咽痛、发热、皮疹等主诉或症状时,应及时与医师联系,进一步检查分析是否需要停药。②服用碘剂时要将碘溶液滴在水、果汁、牛奶里,并用吸管饮用,以减少碘液的不良味道和对黏膜的刺激及牙齿的损害。切忌将浓的碘剂直接滴入口腔,以免烧伤口腔黏膜,刺激口腔和胃黏膜引起恶心、呕吐、食欲不振等,且要强调一定要按剂量服用。③碘剂不能单独治疗甲状腺功能亢进症,仅用于手术前的准备。因为碘剂只能抑制甲状腺激素的释放,而不能抑制其合成,因此一旦停药,贮存于甲状腺滤泡内的甲状腺球蛋白分解,大量甲状腺激素释放到血液,使甲状腺功能亢进症症状加重。④使用普萘洛尔的禁忌证为心脏束支传导阻滞、支气管哮喘,对使用普萘洛尔的患者应监测心率,发现心率低于60次/分时,应及时提醒医师停药。

2.心理护理

针对术前紧张和担心手术预后的患者进行心理护理。多与患者交谈,消除患者的顾虑和恐惧心理,向患者讲解甲状腺功能亢进症是一种可治愈的良性疾病。安排通风良好、安静的休息环境,指导患者减少活动,适当卧床,以免体力消耗。限制探视,避免过多外来刺激,使患者情绪稳定。

3.术后并发症的护理

(1)出血、呼吸困难、喉返神经损伤、喉上神经损伤及甲状旁腺功能减退的护理,同"单纯性甲状腺肿"术后护理。

(2)甲状腺危象:原因尚不清楚。表现为术后12~36小时出现高热、脉快且弱(大于120次/分)、烦躁、谵妄,甚至昏迷,常伴恶心、呕吐。如果症状出现,要及时处理。①物理或药物降温,必要时可用冬眠药,使其体温维持在37 ℃左右。②吸氧:减轻组织缺氧。③静脉输入大量葡萄糖注射液:降低循环血液中的甲状腺激素水平。④烦躁不安、谵妄者,注意患者安全,防止外伤。⑤遵医嘱用药:口服复方碘化钾溶液3~5 mL。紧急时用10 %碘化钠溶液5~10 mL加入10 %葡萄糖注射液500 mL中,静脉滴注;氢化可的松,每日200~400 mg,分次静脉滴注,拮抗应激;利舍平1~2 mg,肌内注射;或普萘洛尔5 mg加入10 %葡萄糖注射液100 mL中静脉滴注,以降低周围组织对儿茶酚胺的反应。镇静剂常用苯巴比妥钠100 mg或冬眠合剂Ⅱ号半量,肌内注射,每6~8小时使用1次;有心衰者加用洋地黄制剂。⑥提供心理支持,减轻恐惧和焦虑,促进症状缓解。

4.健康指导

(1)用药指导。说明甲状腺功能亢进症术后继续服药的重要性并督促执行。教会患者正确服用碘剂的方法,如将碘剂滴在饼干、面包等固体食物上,一并服下,以保证剂量准确。

(2)复诊指导。嘱出院患者定期至门诊复查,了解甲状腺的功能,出现心悸、手足震颤、抽搐等情况时,及时就诊。

三、甲状腺腺瘤

(一)概述

甲状腺腺瘤是最常见的甲状腺良性肿瘤,多见于40岁以下的女性,病理上可分为滤泡状和乳头状囊性腺瘤两种,前者较常见。乳头状囊性腺瘤少见,不易与乳头状腺癌区别。腺瘤周围有完整的包膜。

(二)护理评估

1.健康史

(1)患者的年龄。

(2)肿物生长速度。

(3)有无压迫症状。①压迫气管:导致呼吸困难。②压迫食管:可致吞咽困难。③压迫静脉:表现为面部淤血、青紫、水肿、浅表静脉怒张。④压迫神经:喉返神经受压,可引起声带麻痹、声音嘶哑。

2.临床表现

多为单发,表面光滑,边界清,随吞咽上下活动,多无不适,生长缓慢。肿块较大时可有压迫症状。多为实性,部分为囊性,当囊壁血管破裂发生囊内出血时,肿块迅速增大,伴局部胀痛。

3.辅助检查

(1)颈部 B 超检查。用来测定甲状腺肿物的大小及其与周围组织的关系。

(2)穿刺细胞学检查。用以明确甲状腺肿块的性质。

(三)常见护理诊断/问题

1.焦虑

与担心手术及预后有关。

2.疼痛

与手术引起的组织损伤有关。

(四)护理目标

(1)患者紧张情绪缓解或减轻,积极配合手术。

(2)患者疼痛减轻或消失。

(五)护理措施

1.术前护理

(1)皮肤准备。男性患者刮胡须,女性患者发髻低需要理发。

(2)胃肠道准备。术前禁食 8～12 小时,禁水 4～6 小时。

(3)体位训练。术前指导患者进行头颈过伸位的训练。

2.心理护理

针对患者术前紧张和手术预后进行心理护理。

(1)讲解手术的必要性,若不进行手术治疗,则有恶变的可能。

(2)讲解此手术为外科中等手术,手术医师经验丰富。

(3)讲解手术及麻醉方式。

(4)讲解过于紧张影响手术的进行及麻醉效果。

(5)请手术已经康复的患者与之交流经验体会。

(6)调动社会支持体系给予患者协助和鼓励。

3.术后护理

同"单纯性甲状腺肿"术后护理。

4.健康指导

术后多做吞咽动作,防止颈前肌粘连;伤口拆线后适当进行颈部运动,防止瘢痕挛缩。定期门诊复查。

四、甲状腺癌

(一)概述

甲状腺癌是最常见的甲状腺恶性肿瘤,发病率因国家和地区而不同,在我国约占全身恶性肿瘤的 1%,近年有增长趋势,女性多见。发病年龄不同于一般癌肿多发于老年人的特点,此病从儿童到老年人都可发生,青壮年占大多数。

(二)护理评估

1.健康史

(1)患者的性别、年龄。

(2)肿物生长速度。

(3)有无压迫症状:呼吸困难、吞咽困难、声音嘶哑、面部淤血、青紫、水肿、浅表静脉怒张等。

2.临床表现

肿块特点是质硬、不规则、边界不清,随吞咽活动度差。局部淋巴结转移时伴有颈部淋巴结肿大。晚期常因压迫邻近组织,如喉返神经、气管、食管、交感神经节而出现相应的压迫症状。

3.辅助检查

(1)颈部 B 超检查。用来测定甲状腺肿物的大小及其与周围组织的关系。

(2)放射性同位素扫描。多为冷结节或凉结节。

(3)CT/MRI 检查。能更清楚地定位病变范围及淋巴结转移灶。

(4)穿刺细胞学检查。用以明确甲状腺肿块的性质。

4.心理—社会因素

近期有无心理应激,如家庭生活、工作等方面。

(三)常见护理诊断/问题

1.焦虑

与甲状腺肿块性质不明、担心手术及预后有关。

2.知识缺乏

缺乏甲状腺手术术前、术后康复知识。

(四)护理目标

(1)患者焦虑减轻,舒适感增加,积极配合治疗。

(2)患者能够叙述相关知识。

(五)护理措施

1.一般护理

(1)皮肤准备。男性患者刮胡子,女性患者发髻低需要理发。

(2)胃肠道准备。术前禁食 8～12 小时,禁水 4～6 小时。

(3)体位训练。术前指导患者进行头颈过伸位的训练。

2.心理护理

针对患者术前紧张和担心手术预后进行心理护理。

(1)讲解手术的必要性,若不进行手术治疗,则病情有恶化的可能。

(2)讲解此手术为外科中等手术,手术医师经验丰富。

(3)讲解手术及麻醉方式。

(4)讲解过于紧张影响手术的进行及麻醉效果。

（5）请手术已经康复的患者与之交流经验体会。

（6）调动社会支持体系,给予患者协助和鼓励。

3.术后护理

同"单纯性甲状腺肿"术后护理。

4.健康指导

（1）甲状腺全部切除的患者需终身服用甲状腺制剂,以满足机体对甲状腺素的需要。常用的甲状腺制剂有甲状腺素片、左甲状腺素等。要使患者了解不正确的用药可导致严重心血管合并症。指导患者:①每日按时服药;②出现心悸、多汗、急躁或畏寒、乏力、精神萎靡不振、嗜睡、食欲减退等体内甲状腺激素过多或过少表现时,应及时就诊,以便调整剂量;③不自行停药或变更剂量;④随年龄变化,药物剂量有可能需要调整,故最好每年至少到医院复查1次。

（2）不同病理类型的甲状腺癌患者的预后有明显差异,乳头状腺癌恶性程度低,预后较好。指导患者调整心态,积极配合后续治疗。

五、甲状腺结节

(一)概述

甲状腺结节是指在甲状腺内出现的肿块,临床上是一种常见病症,可由甲状腺各种疾病引起,因而怎样区分结节的良、恶性,对如何选择治疗方案有重要意义。儿童时期出现的甲状腺结节50％为恶性。发生于年轻男性的单发结节,也应警惕恶性的可能。如果患者突然出现甲状腺结节,且短期内发展较快,则恶性的可能性较大,但有些早已存在的乳头状囊性腺瘤,因重体力劳动或剧烈咳嗽而发生囊内出血时,短期内可迅速增大,应加以区分,后者病变局部常有胀痛感。

(二)护理评估

1.健康史

（1）患者的性别、年龄。

（2）结节生长速度。

（3）有无压迫症状。

2.临床表现

甲状腺单个孤立结节比多个结节的恶性机会大。触诊时,良性腺瘤表面平滑,质地较软,随吞咽移动度大;而腺癌常表现为不平整,质地较韧,随吞咽移动度较小,可同时触及颈部肿大的淋巴结。有时腺癌结节很小,而同侧已有肿大的淋巴结。

3.辅助检查

（1）核素扫描。单个冷结节恶性的可能性较大;温结节多为良性腺瘤,癌的概率较小;热结节则几乎为良性。

（2）B超检查。能测定甲状腺结节大小及数目,可区分甲状腺结节为实质性肿块、囊肿或囊实性,因此,可弥补放射性核素扫描检查的不足。如扫描为冷结节、超声检查为囊性者,则恶性的可能性大大减低。此外,还可经超声定位指导针吸活检。

（3）穿刺细胞学检查。为明确甲状腺结节性质的有效方法。若细胞学检查结果阴性,则90％左右为良性。

(三)常见护理诊断/问题

1.焦虑

与担心甲状腺肿块性质、预后等因素有关。

2.疼痛

与手术引起的组织损伤有关。

(四)护理目标

(1)患者焦虑减轻,舒适感增加,积极配合治疗。

(2)患者疼痛减轻或消失。

(五)护理措施

1.一般护理

(1)皮肤准备。男性患者刮胡须,女性患者发髻低需要理发。

(2)胃肠道准备。术前禁食 8～12 小时,禁水 4～6 小时。

(3)体位训练。术前指导患者进行头颈过伸位的训练。

2.心理护理

针对患者术前紧张和担心手术预后进行心理护理。

(1)讲解手术的必要性,若不进行手术治疗,病情有恶化的可能。

(2)讲解此手术为外科中等手术,手术医师经验丰富。

(3)讲解手术及麻醉方式。

(4)讲解过于紧张影响手术的进行及麻醉效果。

(5)请手术已经康复的患者与之交流经验体会。

(6)调动社会支持体系,给患者予协助和鼓励。

3.术后护理

同"甲状腺功能亢进"术后护理。

4.健康指导

良性肿瘤的健康指导同甲状腺腺瘤,恶性肿瘤的健康指导同甲状腺癌。

(六)研究进展

近年来,随着腔镜手术技能的不断成熟及腔镜手术器械的不断发展,腔镜技术在甲状腺外科中已广泛使用,如腔镜甲状腺肿物切除术、一侧腺叶切除术或甲状腺大部分切除术,甚至甲状腺全切除合并颈中央区淋巴结清扫术等。这些术式与传统开放的甲状腺手术相比,其术后并发症并无增多,且具有手术损伤小、恢复快、住院时间短,以及除颈入路途径外,术后在身体暴露部位不留下手术瘢痕,能达到较满意的美容效果等优点。

1.腔镜甲状腺手术概况

医学专家冈纳(Gagner)成功进行了首例腔镜甲状旁腺部分切除术,手术的成功和所取得的满意的美容效果,为腔镜甲状腺手术的开发和推广奠定了基础。从此以后,腔镜甲状腺手术在国内外迅速开展,且未见到手术死亡病例或严重并发症的报道。腔镜甲状腺手术可分为经颈、经胸和经腋入路 3 种途径。

2.腔镜甲状腺手术后护理

腔镜手术较普通式术后易发生脂肪液化、皮下积液、皮肤红肿、瘀斑。瘀斑、皮下红肿一般可自行消除,严重者先行冷敷,后行热敷,加用活血化瘀药物治疗后可消失。脂肪液化者予拆除乳沟处切口缝线,使其自然引流,定时换药,加用抗生素抗感染后可消失。皮下积液者,量少可自行吸收,量多者用针刺抽吸或切开引流,以防皮瓣坏死。其他护理同甲状腺功能亢进患者术后护理。

第二节　急性乳腺炎

一、疾病概述

(一)概念

急性乳腺炎是乳腺的急性化脓性感染,多发生于产后 3～4 周的哺乳期妇女,以初产妇最常见。其主要致病菌为金黄色葡萄球菌,少数为链球菌。

(二)病理生理

急性乳腺炎开始时局部出现炎性肿块,数日后可形成单房或多房性的脓肿。表浅脓肿可向外破溃或破入乳管自乳头流出;深部脓肿不仅可向外破溃,也可向深部穿至乳房与胸肌间的疏松组织中,形成乳房后脓肿。感染严重者,还可并发脓毒血症。

(三)病因与诱因

1.乳汁淤积

乳汁是细菌繁殖的理想培养基,引起乳汁淤积的主要原因:①乳头发育不良(过小或凹陷)妨碍哺乳;②乳汁过多或婴儿吸乳过少导致乳汁不能完全排空;③乳管不通(脱落上皮或衣服纤维堵塞),影响乳汁排出。

2.细菌入侵

当乳头破损时,细菌沿淋巴管入侵是感染的主要途径。细菌也可直接侵入乳管,上行至腺小叶而致感染。细菌主要来自婴儿口腔、母亲乳头或周围皮肤。多数发生于初产妇,因其缺乏哺乳经验,也可发生于断奶时,6 个月以后的婴儿已经长牙,易致乳头损伤。

(四)临床表现

1.局部表现

初期患侧乳房红、肿、胀、痛,可有压痛性肿块,随病情发展,症状进行性加重,数日后可形成单房或多房性的脓肿。脓肿表浅时局部皮肤可有波动感和疼痛,脓肿向深部发展可穿至乳房与胸肌间的疏松组织中,形成乳房后脓肿和腋窝脓肿,并出现患侧腋窝淋巴结肿大、压痛。局部表现可有个体差异,应用抗生素治疗的患者,局部症状可被掩盖。

2.全身表现

感染严重者,可并发败血症,出现寒战、高热、脉快、食欲减退、全身不适、白细胞增多等症状。

(五)辅助检查

(1)实验室检查。白细胞计数及中性粒细胞比例增加。

(2)B超检查。确定有无脓肿及脓肿的大小和位置。

(3)诊断性穿刺。在乳房肿块波动最明显处或压痛最明显的区域穿刺,抽出脓液可确诊脓肿已经形成。脓液应做细菌培养和药敏试验。

(六)治疗

主要原则为控制感染,排空乳汁。脓肿形成以前以抗菌药治疗为主,脓肿形成后,需及时切开引流。

1.非手术治疗

(1)一般处理。①患乳停止哺乳,定时排空乳汁,消除乳汁淤积;②局部外敷,用25%硫酸镁湿敷,或采用中药蒲公英外敷,也可用物理疗法促进炎症吸收。

(2)全身抗菌治疗。原则为早期、足量应用抗生素;针对革兰阳性球菌有效的药物,如青霉素、头孢菌素等。抗生素可被分泌至乳汁,故避免使用对婴儿有不良影响的抗菌药,如四环素、氨基苷类、磺胺类和甲硝唑。如治疗后病情无明显改善,则应重复穿刺,以了解有无脓肿形成,或根据脓液的细菌培养和药敏试验结果选用抗生素。

(3)中止乳汁分泌。患者治疗期间一般不停止哺乳,因停止哺乳不仅影响婴儿的喂养,而且提供了乳汁淤积的机会。但患侧乳房应停止哺乳,并以吸乳器或手法按摩排出乳汁,局部热敷。若感染严重或脓肿引流后并发乳瘘(切口常出现乳汁)需回乳,常用方法:①口服溴隐亭1.25 mg,每日2次,服用7~14日;或口服已烯雌酚1~2 mg,每日3次,2~3日;②肌内注射苯甲酸雌二醇,每次2 mg,每日1次,至乳汁分泌停止;③中药炒麦芽,每日60 mg,分2次煎服或芒硝外敷。

2.手术治疗

脓肿形成后切开引流。于压痛、波动最明显处先穿刺抽吸取得脓液后,该处切开放置引流,脓液做细菌培养及药敏试验。脓肿切开引流时注意:①切口一般呈放射状,避免损伤乳管而引起乳瘘;乳晕部脓肿沿乳晕边缘做弧形切口;乳房深部较大脓肿或乳房后脓肿,沿乳房下缘做弧形切口,经乳房后间隙引流;②分离多房脓肿的房间隔以利引流;③为保证引流通畅,引流条应放在脓腔最低部位,必要时另加切口进行对口引流。

二、护理评估

(一)一般评估

1.生命体征体温、脉搏、呼吸、血压

评估是否有体温升高,脉搏加快。急性乳腺炎患者通常有发热,可有低热或高热;发热时呼吸、脉搏加快。

2.患者主诉

询问患者是否为初产妇,有无乳腺炎、乳房肿块、乳头异常溢液等病史;询问有无乳头内陷;评估有无不良哺乳习惯,如婴儿含乳睡觉、乳头未每日清洁等;询问有无乳房胀痛,浑身发热、无力、寒战等症状。

3.相关记录

体温、脉搏、皮肤异常等记录结果。

(二)身体状况

1.视诊

乳房皮肤有无红、肿、破溃、流脓等异常情况,乳房皮肤红肿的开始时间、位置、范围、进展情况。

2.触诊

评估乳房乳汁淤积的位置、范围、程度及进展情况;乳房有无肿块,乳房皮下有无波动感,脓肿是否形成,脓肿形成的位置、大小。

(三)心理—社会状况

评估患者心理状况,是否担心婴儿喂养与发育、乳房功能及形态改变。

(四)辅助检查

患者血常规检查示血白细胞计数及中性粒细胞比例增加,提示有炎症的存在;根据 B 超检查的结果判断脓肿的大小及位置,诊断性穿刺后方可确诊脓肿形成;根据脓液的药物敏感试验选择抗生素。

(五)治疗效果

1.非手术治疗评估要点

评估应用抗生素是否有效果,乳腺炎症是否得到控制,患者体温是否恢复正常;评估回乳措施是否起效,乳汁淤积情况有无改善,患者乳房肿胀疼痛有无减轻或加重;评估患者是否了解哺乳卫生和预防乳腺炎的知识,情绪是否稳定。

2.手术治疗评估要点

评估手术切开排脓是否彻底;伤口愈合情况是否良好。

三、常见护理诊断/问题

1.疼痛

与乳汁淤积、乳房急性炎症使乳房压力显著增加有关。

2.体温过高

与乳腺急性化脓性感染有关。

3.知识缺乏

缺乏乳房保健和正确哺乳的相关知识。

4.潜在并发症

乳瘘。

四、护理措施

(一)缓解疼痛

1.防止乳汁淤积

患乳暂停哺乳,定时用吸乳器吸净乳汁。

2.按摩、热敷

每日定时给予手法按摩以辅助热敷物理治疗,疏通阻塞的乳腺管,刺激乳窦,使乳汁流畅,淤积的硬块消散,预防乳腺脓肿发生。

3.托起乳房

用三角巾或宽松胸罩拖起患侧乳房,以减轻疼痛和肿胀。

(二)控制体温和感染

1.控制感染

遵医嘱抽血培养和药敏试验,使用抗菌药物并观察疗效。

2.病情观察

定时测量体温、脉搏、呼吸,监测白细胞、中性粒细胞的变化。

3.高热护理

发热期间给予温水擦浴、冰袋降温等物理降温方法,必要时遵医嘱予药物降温;伴有畏寒、发抖等症状者,注意保暖;保持口腔和皮肤清洁。

(三)脓肿切开引流术后护理

保持引流通畅,观察引流液的量、性状、颜色及气味变化,及时更换敷料。

(四)用药护理

遵医嘱早期使用抗菌药,根据药敏试验选择合适的抗菌药,注意评估患者有无药物不良反应。

(五)饮食与运动

给予高蛋白、高维生素、低脂肪食物,保证足量水分摄入。注意休息,适当运动,劳逸结合。

(六)心理护理

观察了解患者心理状况,给予必要的疾病有关的知识宣教,抚慰其紧张急躁情绪。

(七)健康指导

1.保持乳头和乳晕清洁

每次哺乳前后清洁乳头,保持局部干燥清洁。

2.纠正乳头内陷

妊娠期每日挤捏、提拉乳头。

3.养成良好的哺乳习惯

定时哺乳,每次哺乳时让婴儿吸净乳汁,如有淤积,及时用吸乳器或手法按摩排出乳汁;培养婴儿不含乳头睡眠的习惯;注意婴儿口腔卫生,及时治疗婴儿口腔炎症。

4.及时处理乳头破损

乳晕破损或皲裂时暂停哺乳,用吸乳器吸出乳汁哺喂婴儿;局部用温水清洁后涂以抗菌药软膏,待愈合后再行哺乳;症状严重时及时诊治。

五、护理评价

(1)患者的乳汁淤积情况有无改善,是否学会正确排出淤积乳汁的方法,是否坚持每日挤出淤积的乳汁,回乳措施是否产生效果,乳房胀痛有无逐渐减轻。

(2)患者乳房皮肤的红肿情况有无好转,乳房皮肤有无溃烂,乳房肿块有无消失或增大。

(3)患者应用抗生素后体温有无恢复正常,炎症有无消退,炎症有无进一步发展为脓肿。

(4)患者脓肿有无及时切开引流,伤口愈合情况是否良好。

(5)患者是否了解哺乳卫生和预防乳腺炎的知识,焦虑情绪是否改善。

第三节　乳腺癌

一、概述

乳腺癌是一种常见的恶性肿瘤,大多发生于 40～60 岁的妇女,男性少见,女性的发病率约为男性的 100 倍。乳腺癌的发生率不断上升,尽管在大多数病例中,致癌的原因仍然不清楚,但许多因素已经得到证实。这些因素中,如初潮早、绝经迟及未经产或高龄妊娠有一定的临床意义。与全身其他恶性肿瘤一样,乳腺癌的病因尚未完全明确,已证实的某些发病因素仍存在不少争议。绝经前和绝经后雌激素刺激是发生乳腺癌的明显因素。

二、诊断

(一)症状

1.乳房肿块

乳腺内无痛性肿块,常是患者就诊的主要症状,多由患者或其配偶无意中发现,也有体格检查时发现。但也有 10％～15％可伴疼痛。

2.乳头溢液

约 5％的乳腺癌可有乳头溢液症状或为乳腺导管内乳头状瘤恶变。患者更换内衣时发现有少许污迹而来就诊。

3.乳头和乳房皮肤改变

乳头扁平、回缩,皮肤凹陷,皮肤水肿,此表现常被患者忽视。晚期乳房出现溃破而形成溃疡。乳头粗糙、糜烂如湿疹样,进而形成溃疡,是乳头湿疹样乳腺癌的表现,而常被误诊为普通皮肤湿疹。炎性乳腺癌表现为局部皮肤可呈炎症样表现,即皮肤发红、水肿、增厚。

4.腋窝淋巴结

晚期可出现腋窝淋巴结肿大,也有患者乳房病灶很小未被发现而先出现腋窝淋巴结肿大。

5.乳房疼痛

乳房疼痛不是乳腺癌常见症状,晚期乳腺癌疼痛为癌肿直接侵犯神经所致。

(二)体征

1.乳房肿块

早期多为无痛、单发的小肿块。以乳房外上象限为常见,质硬、表面不光滑,与周围组织分界不清楚,在乳房内不易被推动。随着肿瘤增大,可引起乳房局部隆起。若累及乳房悬韧带,可使其缩短而致肿瘤表面皮肤凹陷,即"酒窝征"。癌肿继续增大,如皮下淋巴管被癌细胞堵塞,引起淋巴回流障碍,出现真皮水肿,皮肤呈"橘皮样"改变。乳腺癌发展至晚期,可侵入胸筋膜、胸肌,以致癌块固定于胸壁而不易推动。如癌细胞侵入大片皮肤,可出现多数小结节,甚至彼此融合。有时皮肤可溃破而形成溃疡,这种溃疡常有恶臭,容易出血。

2.腋窝淋巴结

乳腺癌淋巴转移最初多见于腋窝。肿大淋巴结质硬、无痛、可被推动,以后数目增多,并融合成团,甚至与皮肤或深部组织粘连。

3.远处转移

乳腺癌转移至肺、骨、肝时,可出现相应的症状。例如,肺转移可出现胸痛、气急,骨转移可出现局部疼痛,肝转移可出现肝大、黄疸等。

4.特殊类型

有两种特殊类型乳腺癌的临床表现与一般乳腺癌不同,即炎性乳腺癌和乳头湿疹样乳腺癌。炎性乳腺癌并不多见,但特点是发展迅速、预后差,局部皮肤可呈炎症样表现,开始时比较局限,不久即扩展到乳房大部分皮肤,皮肤发红、水肿、增厚、粗糙、表面温度升高。乳头湿疹样乳腺癌少见,恶性程度低,发展慢,乳头有瘙痒、烧灼感,以后出现乳头变粗糙、糜烂如湿疹样,进而形成溃疡,有时覆盖黄褐色鳞屑样痂皮。部分病例于乳晕区可扪及肿块,较晚发生腋淋巴转移。

(三)检查

1.钼靶 X 线摄片

钼靶 X 线摄片是诊断乳房疾病的重要手段。乳腺癌的表现为边界不规则的肿块影,密度较高,肿块边缘有长短不一的毛刺。病灶内存在钙化点是乳腺癌在 X 线摄片上的另一个特点。

2.B 超检查表现

检查表现为单发的实性低回声肿块,边界不清,周围常有晕征,内部回声不均匀,有不同程度的后方声影衰减,可有点状强回声的钙化点,肿块血流丰富,上方皮肤可能增厚或凹陷,腋下可能触及肿大的淋巴结。

3.CT 检查

乳腺癌可表现为瘤体密度高于腺体密度的不规则肿块,边缘不光滑有毛刺,肿块内可能有钙化微粒,也可能有液化坏死的低密度区。皮肤可能有增厚,可看到乳房悬韧带受侵皮肤凹陷,受累的乳头可回缩。累及胸壁时,乳腺后间隙可消失。增强扫描时,肿块有明显强化。CT 也可同时清楚显示腋淋巴结和内乳淋巴结的情况。

4.MRI 检查

检查可表现为乳腺内边界不清的肿块,边界不规则,有毛刺,可能显示有钙化微粒。T_1 加权像肿块强度低于周围组织,T_2 加权像肿块强度明显增高。

5.乳管镜检查

检查常可见到 2 级、3 级导管腔内有不规则隆起或多发性小结节,沿导管内壁纵向蔓延。基底宽,易出血,管壁僵硬,弹性差。

6.液晶及远红外热像图

乳腺癌血供丰富,肿瘤所在部位的皮肤温度比正常部位要高,液晶及热像图即利用这一现象来探测肿瘤部位。

7.穿刺活检

细针穿刺细胞学检查是一种安全、简便、快速而有效的诊断方法,一般主张在做好必要的根治术的术前准备后再行穿刺活检,或穿刺证实为恶性肿瘤后,尽快行根治性手术,间隔时间应控制 1 周之内,最多不超过 2 周。

8.切除活检或切取活检

这是应用最广泛、结果最可靠的诊断方法。对于乳腺内肿块凡考虑为肿瘤病变或不能排除肿瘤可能性者均应行切除活检,若怀疑为恶性病变者则应在有冷冻切片设备及做好根治性手术准备的情况下进行。只有肿瘤巨大或已有周围广泛粘连,甚至破溃者,才用切取活检方法。

(四)诊断要点

(1)乳腺癌大多发生于40~50岁妇女,近年有年龄提前的倾向。月经初潮早、绝经晚、生育、未生育、有乳腺癌家族史及长期高脂饮食者为高危人群。

(2)无痛性肿块为常见症状,少数可有疼痛,肿块质地较硬,边界不清,活动度差,表面不光滑。

(3)局部皮肤凹陷、水肿,呈"橘皮样"改变,晚期可破溃、感染、坏死,呈"火山口样"改变并伴有恶臭,肿瘤细胞向皮肤扩散而形成"卫星"结节。

(4)乳头凹陷、抬高,可有乳头溢液(血性或浆液性)。乳晕可有糜烂、渗出、皲裂、增厚等湿疹样变。

(5)淋巴结肿大,早期同侧腋窝淋巴结肿大、质硬、无压痛、分散分布或融合成团及锁骨上淋巴结肿大。

(6)可有上肢水肿及血行转移到肺、肝、脑、骨骼而出现相应症状。

(7)B超、CT、钼靶X线摄片及MRI、红外线等辅助检查可协助诊断。穿刺细胞学检查及病理活检可明确诊断。

(五)鉴别诊断

1.纤维腺瘤

纤维腺瘤常见于青年妇女,肿瘤大多为圆形或椭圆形,边界清楚、活动度大,发展缓慢,一般易于诊断。但40岁以后的妇女不要轻易诊断为纤维腺瘤,必须排除恶性肿瘤的可能。

2.乳腺增生症

乳腺增生症多见于中年妇女,特点是乳房胀痛,肿块可呈周期性,与月经周期有关。肿块或局部乳腺增厚与周围乳腺组织分界不明显。可观察至数个月经周期,若月经来潮后肿块缩小、变软,则可继续观察,如无明显消退,可考虑手术切除及活检。

3.浆细胞性乳腺炎

乳腺组织的无菌性炎症,炎性细胞中以浆细胞为主。临床上60%呈急性炎症表现,肿块大时皮肤可呈橘皮样改变;约40%患者开始即为慢性炎症,表现为乳晕旁肿块,边界不清,可有皮肤粘连和乳头凹陷。

4.乳腺结核

乳腺结核是由结核分枝杆菌所致的乳腺组织的慢性炎症,好发于中、青年女性。病程较长,发展较缓慢。局部表现为乳房内肿块,肿块质硬韧,部分区域可有囊性感。肿块边界有时不清楚。活动度可受限。

三、治疗

(一)手术治疗

手术治疗是乳腺癌的主要方法之一,还有内分泌、放射、生物治疗和辅助化学药物等。对病灶仍局限于局部及区域淋巴结的患者,手术治疗是首选。目前应用的5种手术方式均属治疗性手术,而不是姑息性手术。

1.乳腺癌根治术

手术应包括整个乳房、胸大肌、胸小肌、腋窝及锁骨下淋巴结的整块切除。有多种切口设计方法,可采取横向或纵行梭形切口,皮肤切除范围一般距肿瘤3 cm,手术范围上至锁骨,下至腹直肌上段,外至背阔肌前缘,内至胸骨旁或中线。该术式可清除腋下组(胸小肌外侧)、腋中组(胸小肌深面)及腋上组(胸小肌内侧)3组淋巴结。乳腺癌根治术的手术创伤较大,故术前必须明确病理诊断,对未确诊者应先将肿瘤局部切除,立即进行冰冻切片检查,如证实是乳腺癌,随即进行根治术。

2.乳腺癌扩大根治术

即在上述的清除腋下、腋中、腋上3组淋巴结的基础上,同时切除胸廓内动、静脉及其周围的淋巴结(胸骨旁淋巴结)。

3.乳腺癌改良根治术

有2种术式:①保留胸大肌,切除胸小肌;②保留胸大、小肌。前者淋巴结清除范围与根治术相仿,后者不能清除腋上淋巴结。根据大量病例观察,认为Ⅰ、Ⅱ期乳腺癌应用根治术及改良根治术的生存率无明显差异,且该术式保留了胸肌,术后外观效果较好,目前已成为常用的手术方式。

4.全乳房切除术

手术范围必须切除整个乳腺,包括腋尾部及胸大肌筋膜。该术式适宜于原位癌、微小癌及年迈体弱不宜做根治术者。

5.保留乳房的乳腺癌切除术

手术包括完整切除肿块及腋淋巴结清扫。肿块切除时要求肿块周围包裹适量正常乳腺组织,确保切除标本的边缘无肿瘤细胞浸润。术后必须辅以放射治疗、化学治疗。

手术方式的选择还应根据病理分型、疾病分期及辅助治疗的条件而定。对可切除的乳腺癌患者,手术应达到局部及区域淋巴结被最大限度地清除,以提高生存率,然后考虑外观及功能。对Ⅰ、Ⅱ期乳腺癌可采用乳腺癌改良根治术及保留乳房的乳腺癌切除术。在综合辅助治疗较差的地区,乳腺癌根治术还是比较适合的手术方式。胸骨旁淋巴结有转移者,如术后无放疗条件,可行扩大根治术。

(二)化学药物治疗

浸润性乳腺癌术后应用化学药物治疗(简称化疗),可改善生存率。乳腺癌是实体瘤中应用化疗有效的肿瘤之一,化疗在整个治疗中占有重要的地位。常用的有CMF方案(环磷酰胺、甲氨蝶呤、氟尿嘧啶)。根据病情可在术后尽早(1周内)开始用药,剂量为环磷酰胺(C)400 mg/m²,甲氨蝶呤(M)20 mg/m²,氟尿嘧啶(F)400 mg/m²,均为静脉注射,在第1日及第8日各用1次,为1个疗程,每4周重复,6个疗程结束。因单药应用多柔比星的效果优于其他抗癌药,所以对肿瘤分化差、分期晚的患者可应用 CAF 方案(环磷酰胺、多柔比星、氟尿嘧啶)。环磷酰胺(C)400 mg/m²,静脉注射,第 1 日;多柔比星(A)40 mg/m²,静脉注射,第 1 日;氟尿嘧啶(F)400 mg/m²,静脉注射,第 1 日、第 8 日,每 28 日重复给药,共 8 个疗程。化疗前患者应无明显骨髓抑制,白细胞>4×10⁹/L,血红蛋白>80 g/L,血小板>50×10⁹/L。化疗期间应定期检查肝、肾功能,每次化疗前要查白细胞计数,如白细胞<3×10⁹/L,应延长用药间隔时间。应用多柔比星者要注意心脏毒性,或用表柔比星替代,其心脏毒性比较轻。

术前化疗目前多用于Ⅲ期病例,可探测肿瘤对药物的敏感性,并使肿瘤缩小,减轻与周围组织的粘连。药物治疗一般可采用 CMF、CAF 方案,一般用 2~3 个疗程。

(三)内分泌治疗

癌肿细胞中雌激素受体(estrogen receptor,ER)含量高者,称为激素依赖性肿瘤,内分泌治疗对这类患者有效;而 ER 含量低者,称激素非依赖性肿瘤,内分泌治疗效果差。因此,对手术切除标本除做病理检查外,还应测定 ER 和孕激素受体(progesterone receptor,PGR)。不仅可帮助选择辅助治疗方案,对判断预后也有一定作用。

他莫昔芬为非类固醇激素的抗雌激素药物,其结构式与雌激素相似,可在靶器官内与雌二醇争夺 ER,他莫昔芬、ER 复合物能影响 DNA 基因转录,从而抑制肿瘤细胞生长。临床应用表明,该药可降低乳腺癌术后复发及转移,对 ER、PGR 阳性的绝经后妇女效果尤为明显。同时可减少对侧乳腺癌的发生率。他莫昔芬的用量为每日 20 mg,一般服用 5 年。该药安全有效,不良反应有潮热、恶心、呕吐、静脉血栓形成、眼部不良反应、阴道干燥或分泌物多。长期应用后小部分患者可能发生子宫内膜癌。

有资料证明,芳香化酶抑制剂如来曲唑等效果优于他莫昔芬,这类药物能抑制肾上腺分泌的雄激素转变为雌激素过程中的芳香化环节,从而降低雌二醇,达到治疗乳腺癌的目的。

(四)放射治疗

放射治疗(简称放疗)是乳腺癌局部治疗的手段之一。在保留乳房的乳腺癌手术后治疗中,放疗是重要的组成部分,应于肿块局部广泛切除后给予较高剂量放疗。单纯乳房切除术后可根据患者年龄、疾病分期、分类等情况,决定是否应用放疗。根治术后是否应用放疗,多数认为对Ⅰ期病例无益,对Ⅱ期以后病例可能降低局部复发率。

目前根治术后不做常规放疗,而对复发高危病例,放疗可降低局部复发率,提高生存质量。指征如下:①病理报告有腋中或腋上淋巴结转移者;②阳性淋巴结占淋巴结总数 1/2 以上或有 4 个以上淋巴结阳性者;③病理证实胸骨旁淋巴结阳性者(照射锁骨上区);④原发灶位于乳房中央或内侧而做根治术后,尤其是腋淋巴结阳性者。

(五)生物治疗

近年临床上已逐渐推广使用的曲妥珠单抗注射液,系通过转基因技术制备,对 C-erbB-2 过度表达的乳腺癌患者有一定效果,特别是对其他化疗药无效的乳腺癌患者也能有部分疗效。

四、护理措施

(一)术前护理

1.心理护理

针对患者对病情的发展、手术及预后的恐惧心理,加强心理疏导,向患者及其家属说明手术的必要性,告知患者术后择期行乳房再造手术,以弥补手术造成的胸部缺陷,增强其战胜疾病的信心。

2.支持疗法

加强营养,改善患者心、肝、肺、肾功能,提高患者对手术的耐受力。

3.皮肤准备

乳腺癌根治术切除范围大,应做好手术区皮肤的准备。需要植皮的患者,要做好供皮区皮肤的准备。

(二)术后护理

1.体位

患者血压平稳后取半卧位,有利于切口引流,防止积液导致皮瓣坏死和切口感染,也利于呼吸和有效咳嗽,预防肺不张和肺炎。

2.饮食和营养

手术后6小时,若患者没有出现胃肠道反应,可正常进食,并保证有足够的热量和维生素摄入,促进术后康复。

3.切口护理

切口用多层敷料或棉垫加压包扎,使皮瓣紧贴创面,包扎松紧度适宜,维持正常血供。若患侧上肢远端皮肤发绀、温度降低、上肢脉搏不能扪及,应及时调整胸带的松紧度。若绷带松脱,应及时加压包扎,必要时用沙袋压迫;若发现皮下有积液,在严格消毒后抽液,并局部加压包扎;若皮瓣边缘发黑坏死,应予以剪除,防止感染,待肉芽组织生长良好后再植皮。

4.引流通畅

保持皮下的负压引流管通畅,观察引流液性质和颜色。术后1～2日,每日有50～100 mL血性引流液,2～3日渗出基本停止,可拔除引流管,用绷带加压包扎切口。

5.预防并发症的发生

(1)患侧上肢水肿。术后引起患侧上肢水肿的原因有上肢淋巴回流不畅、头静脉被结扎、腋静脉栓塞、局部积液等。手术后指导患者抬高患侧上肢制动,下床活动时用吊带固定患侧上肢,防止皮瓣滑动影响切口愈合。同时手术后避免在患侧上肢进行测血压、静脉注射、抽血等治疗。

(2)气胸。手术若损伤胸膜,可引起气胸。术后要严密观察患者的呼吸情况,以便及早发现和及时处理。

6.功能锻炼

鼓励并协助患者开展患侧上肢的功能锻炼,减少或避免术后的残疾。术后3日内,患侧上肢制动,避免外展,可做手指的运动、伸指、握拳等活动。术后4日,活动肘部。术后1周,皮瓣基本愈合,可进行肩部活动,做手指爬墙运动等,直至患者能自行用患侧手梳头或手高举过头。

7.放疗或化疗的护理

放、化疗期间,定期复查肝、肾功能及血常规,若出现严重肝、肾功能损害,骨髓抑制现象,应立即停止放、化疗。

8.健康指导

(1)宣传乳腺癌的早期自我检查及普查的重要性,成年女性每月乳房自我检查 1 次。

(2)术后患侧上肢避免负重,5 年内避免妊娠。

(3)定期门诊随访,术后 1～2 年,每 3 个月随诊 1 次;3～5 年,每半年随诊 1 次,包括体检、血常规、肝功能、肾功能及细胞免疫功能检查、胸透、肝 B 型超声检查;必要时,行骨核素扫描或 CT 检查;5 年后每年随诊 1 次,共 10 年。

第四节　胰腺疾病

一、胰腺的解剖与生理

1.解剖

胰腺位于腹膜后,横贴在腹后壁,相当于第 1 至第 2 腰椎前方。分头、颈、体、尾 4 部分,总长15～20 cm,头部与十二指肠第二段紧密相连,两者属同一血液供应系统。胰尾靠近脾门,这两者也属同一血液供应系统。胰管与胰腺长轴平行,主胰管直径 2～3 mm,多数人的主胰管与胆总管汇合形成共同通道,开口于十二指肠第二段的乳头部,少数人胰管与胆总管分别开口在十二指肠。两者开口于十二指肠,又是胆、胰发生逆行感染的解剖基础。胰腺除主胰管外,有时有副胰管。

2.生理

胰腺具有内、外分泌的双重功能,内分泌主要由分散在胰腺实质内的胰岛来实现,其最主要功能是调控血糖。胰腺的外分泌功能是分泌胰液,每日分泌可达 750～1 500 mL,呈强碱性,含有多种消化酶,其中含有蛋白酶、淀粉酶、脂肪酶等。外分泌是由腺细胞分泌的胰液,进入胰管,经共同通道排入十二指肠,胰液的分泌受神经、体液的调节。

二、急性胰腺炎

(一)病因

1.梗阻因素

梗阻是最常见原因,常见于胆总管结石、胆道蛔虫症、奥迪括约肌水肿和痉挛等引起的胆管梗阻,以及胰管结石、肿瘤导致的胰管梗阻。

2.乙醇中毒

乙醇引起奥迪括约肌痉挛,使胰管引流不畅、压力升高。同时乙醇刺激胃酸分泌,胃酸又刺激促胰液素和胆囊收缩素分泌增多,促使胰腺外分泌增加。

3.暴饮暴食

尤其是高蛋白、高脂肪食物,过量饮酒可刺激胰腺大量分泌,使胃肠道功能紊乱,或因剧烈呕吐,导致十二指肠内压骤增,十二指肠液反流,共同通道受阻。

4.感染因素

由腮腺炎病毒、肝炎病毒、伤寒杆菌等经血流、淋巴进入胰腺所致。

5.损伤或手术

胃胆管手术或胰腺外伤、内镜逆行胰管造影等因素可直接或间接损伤胰腺,导致胰腺缺血、奥迪括约肌痉挛或刺激迷走神经,使胃酸、胰液分泌增加,也可导致发病。

6.其他因素

内分泌或代谢性疾病,如高脂血症、高钙血症等;某些药物,如利尿剂、吲哚美辛、硫唑嘌呤等,均可损害胰腺。

(二)病理生理

根据病理改变可分为水肿性胰腺炎和出血坏死性胰腺炎两种。基本病理改变是水肿、出血和坏死,严重者可并发休克、化脓性感染及多脏器衰竭。

(三)临床表现

1.腹痛

大多为突然发作性腹痛,常在饱餐后或饮酒后发病。多为全上腹持续剧烈疼痛伴有阵发性加重,向腰背部放射,疼痛与病变部位有关:胰头部以右上腹痛为主,向右肩部放射;胰尾部以左上腹为主,向左肩放射;累及全胰则呈束带状腰背疼痛。重型患者腹痛延续时间较长,由于渗出液扩散,腹痛可弥散至全腹,并有麻痹性肠梗阻现象。

2.恶心、呕吐

早期为反射性频繁呕吐,多为胃十二指肠内容物;后期因肠麻痹或肠梗阻可呕吐小肠内容物。呕吐后腹胀不缓解为其特点。

3.发热

发热与病变程度一致。重型胰腺炎继发感染或合并胆管感染时可持续高热,如持续高热不退,则提示合并感染或并发胰腺周围脓肿。

4.腹胀

腹胀是重型胰腺炎的重要体征之一,其原因是腹膜炎造成麻痹性肠梗阻。

5.黄疸

黄疸多在胆源性胰腺炎时发生。严重者可合并肝细胞性黄疸。

6.腹膜炎体征

水肿性胰腺炎时,压痛只局限于上腹部,常无明显肌紧张;出血性坏死性胰腺炎压痛明显,并有肌紧张和反跳痛,范围较广泛或波及全腹。

7.休克

严重患者出现休克,表现为脉细速、血压降低、四肢厥冷、面色苍白等。有的患者以突然休克为主要表现,称为暴发性急性胰腺炎。

8.皮下瘀斑

少数患者因胰酶及坏死组织液穿过筋膜与基层渗入腹壁下,可在季肋及腹部形成蓝棕色斑(格雷·特纳征)或脐周皮肤青紫(卡伦征)。

(四)辅助检查

1.胰酶测定

(1)血清淀粉酶。90%以上的患者血清淀粉酶升高,通常在发病后3～4小时开始升高,

12~24 小时达到高峰,3~5 日恢复正常。

(2)尿淀粉酶测定。通常在发病后 12 小时开始升高,24~48 小时开始达高峰,持续 5~7 日开始下降。

(3)血清脂肪酶测定。在发病 24 小时升高至 1.5 U(正常值 0.5~1.0 U)。

2.腹腔穿刺

穿刺液为血性浑浊液体,可见脂肪小滴,腹水淀粉酶较血清淀粉酶值高 3~8 倍。并发感染时显脓性。

3.B 超检查

B 超检查可见胰腺弥漫性均匀肿大,界限清晰,内有光点反射但较稀少,若炎症消退,上述变化持续 1~2 周即可恢复正常。

4.CT 检查

CT 扫描显示胰腺弥漫肿大,边缘不光滑,当胰腺出现坏死时可见胰腺上有低密度、不规则的透亮区。

(五)临床分型

1.水肿性胰腺炎(轻型)

水肿性胰腺炎主要表现为腹痛、恶心、呕吐、腹膜炎体征、血和尿淀粉酶增高,经治疗后短期内可好转,死亡率低。

2.出血坏死性胰腺炎(重型)

除上述症状、体征继续加重外,出血坏死性胰腺炎可有高热持续不退、黄疸加深、意识模糊和谵妄、高度腹胀、血性或脓性腹水、两侧腰部或脐下出现青紫瘀斑、胃肠出血、休克等。实验室检查:白细胞增多($>16\times10^9$/L),红细胞和红细胞比容降低,血糖升高(>11.1 mmol/L),血钙降低(<2.0 mmol/L),$PaO_2<8.0$ kPa(<60 mmHg),血尿素氮或肌酐增高,酸中毒等,甚至出现急性肾衰竭、弥散性血管内凝血、急性呼吸窘迫综合征等,病死率较高。

(六)治疗

1.非手术治疗

急性胰腺炎大多采用非手术治疗:①严密观察病情;②应用抑制或减少胰液分泌的药物;③解痉镇痛;④有效抗生素防治感染;⑤抗休克,纠正水、电解质平衡失调;⑥抗胰酶疗法;⑦腹腔灌洗;⑧激素和中医中药治疗。

2.手术治疗

目的:清除含有胰酶、毒性物质和坏死的组织。

指征:采用非手术疗法无效者、诊断未明确而疑有腹腔脏器穿孔或肠坏死者、合并胆管疾病并发胰腺感染者,应考虑手术探查。

手术方式:有灌洗引流、坏死组织清除和规则性胰腺切除术、胆管探查、T 形管引流和胃造瘘、空肠造瘘术等。

(七)护理措施

1.非手术期间的护理

(1)病情观察。严密观察患者意识情况,监测生命体征和腹部体征的变化,监测血气、凝血功能、血电解质变化,及早发现坏死性胰腺炎、休克和多器官衰竭。

(2)维持正常呼吸功能。给予高浓度氧气吸入,必要时给予呼吸机辅助呼吸。

(3)维护肾功能。详细记录每小时尿量、尿比重、出入水量。

(4)控制饮食、抑制胰腺分泌。对病情较轻者,可进少量清淡流质或半流质饮食,限制蛋白质摄入量,禁进脂肪。对病情较重或频繁呕吐者要禁食,行胃肠减压。遵医嘱给予抑制胰腺分泌的药物。

(5)预防感染。对病情重或胆源性胰腺炎患者给予抗生素,为预防真菌感染,应加用抗真菌药物。

(6)防治休克。维持水、电解质平衡,应早期迅速补充水、电解质和血浆、全血。患者还易发生低钾血症、低钙血症,在疾病早期应注意观察,及时矫正。

(7)心理护理。指导患者减轻疼痛的方法,解释各项治疗措施的意义。

2.术后护理

(1)术后各种引流管的护理。①熟练掌握各种管道的作用,将导管贴上标签后与引流装置正确连接,妥善固定,防止导管滑脱。②分别观察记录各引流管的引流液性状、颜色、量。③严格遵循无菌操作规程,定期更换引流装置。④保持引流通畅,防止导管扭曲,重型患者常有血块坏死、组织脱落,容易造成引流管阻塞。如有阻塞可用无菌温生理盐水冲洗。经常更换体位,以利引流。⑤冲洗液、灌洗液现用现配。⑥拔管护理:当患者体温正常并稳定 10 日左右,白细胞计数正常,腹腔引流液少于每日 5 mL,引流液淀粉酶测定正常后可考虑拔管。拔管后要注意拔管处伤口有无渗漏,如有渗液应及时更换敷料。拔管处伤口可在1周左右愈合。

(2)伤口护理。观察有无渗液、有无裂开,按时换药;并发胰外瘘时,要注意保持负压引流通畅,并用氧化锌糊剂保护瘘口周围皮肤。

(3)营养支持治疗与护理。根据患者营养评定状况,计算需要量,制订计划。第 1 阶段,即术前和术后早期,需抑制分泌功能,使胰腺处于休息状态,同时因胃肠道功能障碍,此时需完全胃肠外营养2~3周。第 2 阶段,即术后 3 周左右,病情稳定,肠道功能基本恢复,可通过空肠造瘘提供营养3~4周,称为全肠内营养。第 3 阶段,逐渐恢复经口进食,称为肠内营养。

(4)做好基础生活护理和心理护理。

(5)并发症的观察与护理。①胰腺脓肿及腹腔脓肿:术后 2 周的患者出现高热、腹部肿块,应考虑其可能。一般均为腹腔引流不畅,胰腺坏死组织及渗出液局部积聚、感染所致。非手术疗法无效时应手术引流。②胰瘘:如观察到腹腔引流有无色透明腹腔液经常外漏,其中淀粉酶含量高,为胰液外漏所致,合并感染时引流液可显脓性。多数可逐渐自行愈合。③肠瘘:主要表现为明显的腹膜刺激征,引流液中伴有粪渣。瘘管形成后用营养支持治疗,长期不愈者,应考虑手术治疗。④假性胰腺囊肿:多数需手术行囊肿切除或内引流手术,少数患者经非手术治疗 6 个月可自行吸收。⑤糖尿病:胰腺部分切除后,可引起内、外分泌缺失。注意观察血糖、尿糖的变化,根据化验报告补充胰岛素。⑥心理护理:由于病情重,术后引流管多,恢复时间长,患者易产生悲观、急躁情绪,因此,应关心、体贴、鼓励患者,帮助患者树立战胜疾病的信心,积极配合治疗。

(八)健康指导

(1)饮食应少量多餐,注意食用富有营养、易消化食物,避免暴饮暴食及酗酒。

(2)有胆管疾病、病毒感染者应积极治疗。

(3)告知患者会引发胰腺炎的药物种类,不得随意服药。

(4)有高糖血症者,应遵医嘱口服降糖药或注射胰岛素,定时查血糖、尿糖,将血糖控制在稳定水平,防治各种并发症。

(5)出院4~6周,避免过度疲劳。

(6)门诊应定期随访。

三、胰腺癌、壶腹部癌

胰腺癌是常见消化道肿瘤之一,以男性多见,40岁以上患者约占80%,癌肿发生在胰头部位占70%~80%,胰体尾癌约占12%。其转移途径有血行、淋巴途径转移和直接浸润,癌细胞还可沿胰周神经由内向外扩散。壶腹部癌是指胆总管末段壶腹部和十二指肠乳头的恶性肿瘤,在临床上与胰腺癌有不少共同点,统称为壶腹周围癌。

(一)临床表现

1.腹痛和上腹饱胀不适

初期仅表现为上腹部胀闷感及隐痛。随病情加重,疼痛逐渐剧烈,并可牵涉背部,胰头癌疼痛多位于上腹居中或右上腹部疼痛,胰体尾癌疼痛多在左上腹或左季肋部疼痛。晚期可向背部放射,少数患者以此为首发症状,当癌肿侵及腹膜后神经丛时,疼痛常剧烈难受,尤以夜间为甚,患者常取端坐位。

2.消化道症状

患者常有食欲缺乏、恶心、呕吐、厌食油腻和动物蛋白饮食、消化不良、腹泻或便秘、呕吐、黑便。

3.黄疸

胰腺癌侵及胆管时可出现黄疸,其特征是进行性加深并伴尿黄、大便呈陶土色及皮肤瘙痒。胰头癌因其靠近胆管,故黄疸发生较早,胰体尾癌距胆管较远,通常到晚期才发生黄疸。

4.乏力和消瘦

胰腺癌较早出现乏力及消瘦,常于短期内出现明显消瘦。

5.发热

少数患者可出现持续性或间歇性低热。

6.腹部肿块

患者主要表现为肝大、胆囊肿大,晚期患者可扪及胰腺肿大。

7.腹水

晚期患者可见腹腔积液。

(二)辅助检查

1.实验室检查

(1)免疫学检查。癌胚抗原、胰胚胎抗原、胰腺癌相关抗原、胰腺特异性抗原、糖类抗原19-9均增高。

（2）血清生化检查。早期可有血、尿淀粉酶增高,空腹血糖增高,糖耐量试验阳性;有黄疸时,血清胆红素增高,碱性磷酸酶升高,转氨酶轻度升高,尿胆红素阳性;无黄疸的胰体尾癌可见转肽酶升高。

2.影像学检查

主要影像学检查有超声检查、CT、经内镜逆行胰胆管造影、腹腔镜检查、X线钡餐检查。

（三）治疗

早期发现,早期诊断,早期手术治疗。手术切除是胰头癌最有效的治疗方法。胰腺癌无远处转移者,应争取手术切除,常用的手术方法有胰头十二指肠切除术。对不能切除的患者,应行内引流手术,即胆总管与空肠或十二指肠吻合。术后采用综合治疗包括化疗、免疫治疗和放疗及中医中药治疗。为控制晚期患者的疼痛,可采用剖腹或经皮行腹腔神经丛无水乙醇注射治疗。

（四）护理措施

1.手术前护理

（1）心理支持。每次检查及护理前给予解释,尊重患者心理调适的过程。

（2）血糖控制在稳定水平。检查患者血糖、尿糖,如有高血糖,应在严密监测血糖、尿糖的基础上调整胰岛素用量,将血糖控制在稳定水平。

（3）改善凝血功能。遵医嘱给予维生素 K。

（4）改善营养。术前应鼓励患者进富有营养的饮食,必要时给予胃肠外营养。

（5）术前一日常规皮肤准备,术前一晚灌肠。

2.手术后护理

（1）观察生命体征。由于胰头癌切除涉及的器官多、创伤重,术后要严密观察生命体征。

（2）防治感染。胰头十二指肠切除术手术大、范围广,消化道吻合多,感染机会多,故术后应遵医嘱静脉加用广谱抗生素。术后更换敷料时应严格遵循无菌操作规程。

（3）维持水、电解质和酸碱平衡。手术范围大、创伤大,术后引流管多,消化液及体液丢失,易导致脱水、低钾血症、低钙血症等,应准确记录出入量。按医嘱及时补充水和电解质,以维持其平衡。

（4）加强营养。术后给予静脉高营养,静脉输血、血浆、清蛋白及脂肪乳、氨基酸等。限制脂肪饮食,少量多餐。

（5）引流管护理。妥善固定引流管,保持引流通畅,并观察记录引流液的颜色、性质和量。患者无腹胀、无腹腔感染、无引流液时可去除引流管。

（6）术后出血的防治与护理。观察患者有无切口出血、胆管出血及应激性溃疡出血。

（7）低血糖监测。胰头十二指肠切除患者术后易发生低血糖,注意每日监测血糖、尿糖变化。

（8）胰瘘的预防与护理。胰瘘多发生在术后 5～7 日。

（9）胆瘘的预防与护理。多发生于术后 2～9 日,表现为右上腹痛、发热、腹腔引流液呈黄绿色,T 形管引流量突然减少,有局限性或弥漫性腹膜炎表现,严重者出现休克症状。术后应保持 T 形管引流畅通,将每日胆汁引流量做好记录,发现问题,及时与医师联系。

（10）化疗护理。适用于不能行根治性切除的胰腺癌、术后复发性胰腺癌和合并肝转移癌。

(11)心理护理。给予心理支持,促进早日痊愈。

(五)健康指导

(1)出院后对于胰腺功能不足、消化功能差的患者,除应用胰酶代替剂外,同时采用高蛋白、高糖、低脂肪饮食,给予脂溶性维生素。

(2)定期检测血糖、尿糖,发生糖尿病时给予药物治疗。

(3)3~6个月复查1次,如出现进行性消瘦、乏力、贫血、发热等症状,应回医院诊治。

第五节　胃、十二指肠损伤

一、概述

　　胃、十二指肠由于有肋弓保护且活动度较大,柔韧性较好,壁厚,钝挫伤时胃很少受累,只有胃膨胀时偶有发生胃损伤。上腹或下胸部的穿透伤则常导致胃损伤,多伴有肝、脾、横膈及胰等损伤。胃镜检查及吞入锐利异物或吞入酸、碱等腐蚀性毒物也可引起胃穿孔,但很少见。十二指肠损伤是上中腹部受到间接暴力或锐器的直接刺伤而引起的,缺乏典型的腹膜炎症状和体征,术前诊断困难,漏诊率高,多伴有腹部脏器合并伤,病死率高,术后并发症多,肠瘘发生率高。

二、护理评估

1.健康史

　　详细询问患者、现场目击者或陪同人员,以了解受伤的时间地点、环境、受伤的原因、外力的特点、大小和作用方向、坠跌高度;了解受伤前后饮食及排便情况、受伤时的体位、有无防御、伤后意识状态、症状、急救措施、运送方式、既往疾病及手术史。

2.临床表现

　　(1)胃损伤若未波及胃壁全层,可无明显症状。全层破裂,由于胃酸有很强的化学刺激性,可立即出现剧痛及腹膜刺激征。当破裂口接近贲门或食管时,可因空气进入纵隔而呈胸壁下气肿。较大的穿透性胃损伤时,可自腹壁流出食物残渣、胆汁和气体。

　　(2)十二指肠破裂后,因有胃液、胆汁及胰液进入腹腔,早期即可发生急性弥漫性腹膜炎,有剧烈的刀割样持续性腹痛伴恶心、呕吐,腹部检查可见有板状腹、腹膜刺激征症状。

3.辅助检查

　　(1)疑有胃损伤者,应置胃管,若自胃内吸出血性液或血性物者可确诊。

　　(2)腹腔穿刺术和腹腔灌洗术。腹腔穿刺抽出不凝血液、胆汁,灌洗吸出 10 mL 以上肉眼可辨的血性液体,即为阳性结果。

　　(3)X 线检查。腹部 X 线摄片可显示腹膜后组织积气、肾脏轮廓清晰、腰大肌阴影模糊不清等,有助于腹膜后十二指肠损伤的诊断。

　　(4)CT 检查。CT 可显示少量的腹膜后积气和渗至肠外的造影剂。

4.治疗原则

　　抗休克和及时、正确的手术处理是治疗的两大关键。

5.心理—社会状况

胃、十二指肠外伤性损伤多数在意外情况下发生,患者出现突发外伤后易出现紧张、痛苦、悲哀、恐惧等心理变化,担心手术能否成功及疾病预后。

三、常见护理诊断/问题

1.疼痛

与胃肠破裂、腹腔内积液、腹膜刺激征有关。

2.组织灌注量不足

与大量失血、失液,严重创伤,有效循环血量减少有关。

3.焦虑或恐惧

与经历意外及担心预后有关。

4.潜在并发症

出血、感染、肠瘘、低血容量性休克等。

四、护理目标

(1)患者疼痛减轻。

(2)患者血容量得以维持,各器官血供正常,功能完整。

(3)患者焦虑或恐惧减轻或消失。

(4)护士密切观察病情变化,如发现异常,及时报告医师,并配合处理。

五、护理措施

(一)一般护理

1.预防低血容量性休克

吸氧、保暖、建立静脉通道,遵医嘱输入温热生理盐水或乳酸盐林格液,抽血查全血细胞计数、血型和交叉配血。

2.密切观察病情变化

每15～30分钟应评估1次患者情况。评估内容包括意识状态、生命体征、肠鸣音、尿量、氧饱和度、有无呕吐、肌紧张和反跳痛等。观察胃管内引流物颜色、性质及量,若引流出血性液体,提示有胃、十二指肠破裂的可能。

3.术前准备

胃、十二指肠破裂大多需要手术处理,故患者入院后,在抢救休克的同时,尽快完成术前准备工作,如备皮、备血、插胃管及留置尿管、做好抗生素皮试等,一旦需要,可立即实施手术。

(二)心理护理

评估患者对损伤的情绪反应,鼓励他们说出自己内心的感受,帮助建立积极有效的应对措施。向患者介绍有关病情、损伤程度、手术方式及疾病预后,鼓励患者,告诉患者良好的心态、积极的配合有利于疾病早日康复。

(三)术后护理

1.体位

患者意识清楚、病情平稳,给予半坐卧位,有利于引流及呼吸。

2.禁食、胃肠减压

观察胃管内引流液颜色、性质及量,若引流出血性液体,提示有胃、十二指肠再出血的可能。十二指肠创口缝合后,胃肠减压管置于十二指肠腔内,使胃液、肠液、胰液得到充分引流,一定要妥善固定,避免脱出。一旦脱出,要在医师的指导下重新置管。

3.严密监测生命体征

术后15~30分钟监测生命体征,直至患者病情平稳。注意肾功能的改变,胃、十二指肠损伤后,特别有出血性休克时,肾脏会受到一定的损害,尤其是严重腹部外伤伴有重度休克者,有发生急性肾功能障碍的危险,所以,术后应密切注意尿量,争取保持尿量在每小时50 mL以上。

4.补液和营养支持

根据医嘱,合理补充水、电解质和维生素,必要时输新鲜血、血浆,维持水、电解质和酸碱平衡。给予肠内、外营养支持,促进合成代谢,提高机体防御能力。继续应用有效抗生素,控制腹腔内感染。

5.术后并发症的观察和护理

(1)出血。如胃管内24小时内引流出新鲜血液大于200 mL,提示吻合口出血,要立即配合医师给予胃管内注入凝血酶粉、冰盐水洗胃等止血措施。

(2)肠瘘。患者术后持续低热或高热不退,腹腔引流管中引流出黄绿色或褐色渣样物,有恶臭或引流出大量气体,提示肠瘘发生,要配合医师进行腹腔双套管冲洗,并做好相应护理。

(四)健康指导

(1)讲解术后饮食注意事项,当患者胃肠功能恢复,一般3~5日开始恢复饮食,由流质逐步恢复至半流质、普食,进食高蛋白、高能量、易消化饮食,以增强抵抗力,促进愈合。

(2)行全胃切除或胃大部分切除术的患者,因胃肠吸收功能下降,要及时补充微量元素和维生素等营养素,预防贫血、腹泻等并发症。

(3)避免工作过于劳累,注意劳逸结合。讲明饮酒、吸烟对胃、十二指肠疾病的危害性。

(4)避免长期大量服用非甾体抗炎药,如布洛芬等,以免引起胃肠道黏膜损伤。

第九章 心血管外科疾病的护理

第一节 原发性下肢静脉曲张

原发性下肢静脉曲张是指单纯下肢表浅静脉瓣膜关闭不全,使静脉内血液倒流,继而致病变静脉壁扩张、变性、出现不规则膨出和扭曲。以大隐静脉曲张多见,多发生于体力劳动强度大、从事持久站立工作或久坐久站的人群,左下肢多见,双下肢可先后发病。

一、病因

1.先天因素

静脉瓣膜缺陷和静脉壁薄弱是全身支持组织薄弱的一种表现,与遗传因素有关。有些患者下肢静脉瓣膜稀少,有的甚至完全缺如,致静脉血逆流。

2.后天因素

任何增加血柱重力因素和循环血量超负荷是造成下肢静脉曲张的后天因素。如长期站立工作、重体力劳动、慢性咳嗽、妊娠、习惯性便秘等,都可使静脉瓣膜承受过度压力而逐渐松弛、静脉瓣膜的正常关闭功能受到破坏,致血液倒流,静脉腔内压力持久升高而导致瓣膜相对关闭不全,血流由上而下、由深向浅倒流,导致下肢浅静脉呈曲张状态。

二、临床表现

1.症状

轻度下肢静脉曲张患者症状不明显,较重者或久站后感到下肢沉重、发胀,小腿酸痛、易疲劳,后期患者常感患肢酸困、胀痛和痒。

2.体征

小腿前内侧或小腿外侧浅静脉隆起、扩张,蜿蜒成团,似蚯蚓状,站立时更加明显;病程长者,皮肤发生营养障碍,出现色素沉着、脱屑、缺乏弹性、瘙痒和出现并发症。①曲张静脉破裂出血,多发生于踝部及足靴区,临床表现为皮下淤血或皮肤破溃时出血;②湿疹或溃疡,好发于足靴区,皮肤溃疡多合并感染,创面可经久不愈;③血栓性浅静脉炎,曲张静脉内血流缓慢,易致血栓形成,并伴有感染性静脉炎及曲张静脉周围炎,炎症消退后常遗留有硬结,并与皮肤粘连。

三、辅助检查

1.浅静脉及交通支瓣膜功能试验

患者仰卧,患肢抬高,使曲张静脉排空,在大腿根部扎止血带,以阻止大隐静脉血液,然后让患者站立,仔细观察大隐静脉充盈情况,如在未放开止血带前,止血带下方的静脉在30秒内已充盈,则表明交通静脉瓣膜关闭不全;如在30秒内不充盈,放松止血带后10秒内出现自上而下的静脉逆向充盈,表示交通支瓣膜功能良好,大隐静脉入股静脉处瓣膜功能不全;如上述试验在未放开止血带前,止血带下方的静脉在 30 秒内已充盈,释放止血带后充盈更加明显,提示大隐静脉入股静脉瓣膜和交通支瓣膜均功能不全。应用同样的原理在胭窝部扎止血带,也可检测小隐静脉瓣膜的功能。

2.深静脉通畅试验

先让患者站立,待下肢静脉充盈后,在大腿上 1/3 处扎止血带,以阻断大隐静脉,嘱患者用力踢腿或作下蹲站立运动连续十余次。此时,由于小腿肌泵的收缩,迫使浅静脉血液向深静脉回流,若静脉曲张消失或明显减轻,则表明深静脉通畅;如活动后浅静脉曲张更为明显,张力增高,甚至有胀痛,则表明深静脉不通畅。

3.交通静脉瓣膜功能试验

患者取仰卧位,抬高受检下肢,在大腿根部扎上止血带。然后从足趾向上至胭窝缠缚第 1 根弹力绷带,再自止血带处向下,扎上第 2 根弹力绷带。让患者站立,一边向下解开第 1 根弹力绷带,一边向下继续缠缚第 2 根弹力绷带,如果在两根绷带之间的间隙内出现曲张静脉,即意味该处有功能不全的交通静脉。

4.下肢静脉造影术

能够观察到深静脉是否通畅、静脉的形态改变和瓣膜的位置及形态。

5.无创性血管超声检查

超声多普勒血流仪能确定静脉反流的部位和程度,超声多普勒显像仪可观察瓣膜的关闭活动及其有无逆向血流。

四、治疗

(一)非手术治疗

适用于病变局限,症状较轻者;妊娠期间发病,分娩后症状有可能消失者;症状虽然明显,但不能耐受手术者。

1.促进下肢静脉回流

患肢穿弹力袜或使用弹力绷带压迫,使曲张的静脉处于萎瘪状态。此外,平时应避免久站久坐,休息或卧床时抬高患肢。

2.硬化剂注射和压迫疗法

适应于病变范围小且局限者,也可作为手术辅助疗法处理残留的静脉曲张。通常是在曲张静脉内注入硬化剂,如 5% 鱼肝油酸钠溶液 0.5 mL,随后立即用手指紧压 1 分钟,再用绷带加压包扎 3~6 周,利用硬化剂造成的静脉炎症而使其闭塞。其间避免久站,应鼓励行走。

3.处理并发症

(1)血栓性浅静脉炎:给予抗生素及局部热敷治疗。

(2)湿疹和溃疡:抬高患肢并给予创面湿敷。

(3)曲张静脉破裂出血:抬高患肢和局部加压包扎止血,必要时给予缝扎止血,待并发症改善后择期手术治疗。

(二)手术治疗

手术治疗适用于深静脉通畅而无手术禁忌证者,是治疗原发性下肢静脉曲张的根本方法。传统手术有高位结扎大隐静脉或小隐静脉;剥除大隐静脉或小隐静脉主干及曲张静脉;结扎功能不全的交通静脉。

五、护理评估

1.健康史

是否从事长期站立工作、有无重体力劳动、有无妊娠和慢性咳嗽及习惯性便秘病史等。

2.身体状况

下肢静脉曲张的程度,有无患肢酸胀和乏力;局部有无静脉炎、湿疹、溃疡、出血等改变;术后患肢远端皮肤的温度、色泽以及动脉搏动有无异常;局部切口有无红、肿、压痛等感染征象;能否早期离床活动及正常行走等。

3.心理—社会状况

下肢静脉曲张是否影响生活与工作;慢性溃疡、创面经久不愈是否造成患者的紧张和焦虑;患者对本病预防知识的了解程度。

六、常见护理诊断/问题

1.活动无耐力

与下肢静脉回流障碍致小腿酸痛、易疲劳有关。

2.皮肤完整性受损

与皮肤营养障碍和小腿曲张静脉破裂出血有关。

3.潜在并发症

深静脉血栓形成、小腿曲张静脉破裂出血。

七、护理措施

(一)术前护理

1.促进下肢静脉回流,改善活动能力

(1)穿弹力袜或使用弹性绷带。指导患者行走时穿弹力袜或使用弹性绷带,以促进静脉回流。

(2)保持合适体位。维持良好姿势,坐时双膝勿交叉过久,以免压迫腘静脉;休息或卧床时抬高患肢 30°～40°,有利于静脉和淋巴回流,以减轻患肢水肿。

(3)避免腹内压增高及静脉压增高的因素。保持大便通畅,肥胖者应有计划地减轻体重等,避免长时间站立。

2.预防或处理

创面感染时观察患肢远端皮肤的温度、颜色;观察是否有肿胀、渗出;局部有无红、肿、压痛等感染征象。做好皮肤湿疹和溃疡的治疗及换药,促进创面愈合,预防创面继发感染。

(二)术后护理

(1)病情观察。观察患者有无伤口及皮下渗血、伤口感染等情况,发现异常,及时通知医师。

(2)早期活动。患者卧床期间指导其做足部伸展和旋转运动;24 小时后鼓励患者下床活动,以促进下肢静脉血液回流,避免深静脉血栓形成。

(3)保护患肢活动时,避免外伤引起曲张静脉破裂出血。

(三)健康指导

1.去除影响下肢静脉回流的因素

避免使用过紧的腰带和紧身衣物;避免肥胖;平时注意保持良好的坐姿,避免久站和久坐;坐时避免双膝交叉过久。

2.休息与活动

休息时适当抬高患肢;指导患者进行适当的体育锻炼,增强血管壁弹性。

3.弹力治疗

非手术治疗患者坚持长期使用弹力袜或弹力绷带,手术治疗患者一般术后宜继续使用弹力袜或弹力绷带 1~3 个月。

第二节　深静脉血栓形成

深静脉血栓形成是指血液在深静脉内不正常凝结、阻塞管腔,导致静脉血液回流障碍。以左下肢多见。

一、病因

静脉壁损伤、血流缓慢和血液高凝状态是导致深静脉血栓形成的三大因素。

二、临床表现

下肢深静脉血栓形成最常见,上肢深静脉血栓形成和上、下腔静脉血栓形成则较少发生,主要表现均为血栓静脉远端回流障碍的症状。下肢深静脉血栓形成依据急性期血栓形成的解剖部位分型如下。

1.中央型

血栓发生于髂—股静脉,特征为起病急骤,髂窝和股三角区有疼痛和触痛,浅静脉扩张,整个患侧下肢肿胀明显,皮温及体温均升高。

2.周围型

包括股静脉和小腿深静脉血栓形成。前者主要特征为大腿肿痛;后者表现为突然出现的小腿剧痛,患足不能着地踏平,行走时症状加重。

3.混合型

即全下肢静脉血栓形成。发病急骤,表现为全下肢广泛肿胀、压痛和苍白(股白肿),疼痛剧烈,体温升高和脉率加速。如病情继续进展,可致动脉受压而致血供障碍,足背、胫后动脉搏动消失,皮肤呈青紫色(股青肿),有水疱,如不及时处理,可出现坏疽。

三、治疗

(一)非手术治疗

包括一般处理、溶栓、抗凝和祛聚疗法。

1.一般处理

卧床休息,抬高患肢,适当使用利尿剂以减轻肢体肿胀。离床活动时,应穿弹力袜或使用弹性绷带。

2.溶栓疗法

适用于病程不超过 72 小时者。常用药物为尿激酶,维持 7～10 日。

3.抗凝疗法

适用于范围较小的血栓。一般以肝素开始,继使用香豆素衍生物如华法林,至患者恢复正常生活,一般维持治疗 3～6 个月。

4.祛聚疗法

祛聚药物包括右旋糖酐、阿司匹林、丹参和双嘧达莫(潘生丁)等,既能扩充血容量、稀释血液、降低血液黏稠度,又能防止血小板凝聚。

(二)手术疗法

主要是采用 Fogarty 导管取栓术,术后辅用抗凝、祛聚疗法 2 个月。

四、护理评估

1.健康史

患者有无外伤、手术、妊娠分娩和感染史,有无长期卧床和输液史,有无肿瘤等。

2.身体状况

下肢发生胀痛的时间和部位;下肢肿胀和浅静脉扩张的程度。全身非手术治疗期间有无出血倾向及治疗效果;辅助检查显示有无血栓及血栓的部位、范围和形态等。术后患肢血管的通畅程度包括患肢远端皮肤温度、色泽、感觉和脉搏的变化。抗凝治疗期间有无出血倾向,如切口、穿刺点、鼻和牙龈有无异常出血及有无血尿、黑便。患者是否有计划地进行早期活动。

3.心理—社会状况

突发的下肢剧痛和肿胀有无引起患者的焦虑与恐惧,患者及其家属对预防本病发生的有关知识的了解程度。

五、常见护理诊断/问题

1.疼痛

与下肢深静脉血栓形成致血流不畅或手术创伤有关。

2.潜在并发症

肺动脉栓塞、出血等。

六、护理措施

(一)非手术治疗护理/术前护理

1.休息与缓解疼痛

急性期嘱患者应绝对卧床休息 10～14 日,床上活动时避免动作幅度过大;禁止按摩、热敷患肢,以防血栓脱落;患肢宜高于心脏平面 20～30 cm,可促进血液回流,防止静脉淤血,并可降低下肢静脉压,减轻水肿与疼痛。必要时遵医嘱给予镇痛药物。

2.病情观察

密切观察患肢疼痛的时间、部位、程度、动脉搏动以及皮肤温度、色泽和感觉;每日测量、比较并记录患肢不同平面的周径,注意固定测量部位,以便进行对比。

3.饮食护理

指导患者进食低脂、含丰富纤维素的食物,以保持大便通畅,避免因排便困难而引起腹内压增高,影响下肢静脉回流。

(二)手术后护理

1.病情观察

观察生命体征的变化;观察患肢远端皮肤的温度、色泽、感觉和脉搏强度,以判断血管通畅度、肿胀消退情况等。

2.体位

术后卧床休息,抬高患肢30°,鼓励患者尽早活动。恢复期患者逐渐增加活动量,促进下肢深静脉再通和侧支循环建立。

3.用药护理

遵医嘱应用抗凝、溶栓、祛聚、抗感染等药物对症治疗。药物治疗期间避免碰撞及跌倒,用软毛刷刷牙,观察有无出血倾向。

4.并发症的观察与护理

(1)出血抗凝疗法。最严重的并发症为出血,要观察有无出血倾向和切口渗血情况,根据每日测定的凝血酶原时间调节药物剂量,维持凝血酶原值在正常值的 $20\%\sim30\%$。如发现出血,应及时报告医师并协助处理,包括立即停用抗凝药,遵医嘱给予鱼精蛋白作为拮抗剂或静脉注射维生素 K_1,必要时可输新鲜血。

(2)肺动脉栓塞。若患者出现胸痛、呼吸困难、血压下降等异常情况,提示可能发生肺动脉栓塞,嘱患者立即平卧,避免深呼吸、咳嗽及剧烈翻动,同时给予高浓度氧气吸入,并报告医师,配合抢救。

(三)健康指导

1.保护患肢指导

患者正确使用弹力袜以减轻症状。避免久坐及长距离的行走,当患肢肿胀不适时及时卧床休息,并抬高患肢高于心脏水平 $20\sim30$ cm。

2.饮食指导

进食低脂、多纤维饮食,保持大便通畅,以免用力排便致腹压增高,影响下肢静脉回流;戒烟,防止烟草中尼古丁刺激引起血管收缩。

3.适当运动

鼓励患者加强日常锻炼,促进静脉回流,预防静脉血栓形成。避免在膝下垫硬枕及过度屈髋、用过紧的腰带和穿紧身衣物而影响静脉回流。

4.定期复诊

出院3~6个月后到门诊复查,告知患者若出现下肢肿胀、疼痛,平卧或抬高患肢仍不缓解时,应及时就诊。

第三节　血栓闭塞性脉管炎

血栓闭塞性脉管炎又称 Buerger 病,是一种累及四肢远端血管的慢性、非化脓性炎症,呈节段性和周期性发展的闭塞性疾病。好发于男性青壮年。

一、病因

1.外在因素

主要有吸烟、寒冷、潮湿、慢性损伤、病原体(如 HB 病毒、立克次体等)感染。其中,吸烟与本病的发生、发展关系最为密切。

2.内在因素

与自身免疫功能紊乱、性激素及前列腺素失调以及遗传基因异常有关。

二、临床表现

本病进展缓慢,常呈周期性发作。临床上按肢体缺血程度和表现,可分为以下 3 期。

第一期:局部缺血期,主要系动脉痉挛和狭窄所致,以功能性变化为主。患肢有发凉、麻木、酸胀和针刺等异常感觉,轻度间歇性跛行,短暂休息后可缓解。患肢皮肤温度稍低,色泽较苍白,足背或胫后动脉搏动减弱,可反复出现游走性浅静脉炎。

第二期:营养障碍期,动脉完全闭塞,仅靠侧支循环维持肢体血供,以器质性变化为主。患肢出现静息痛,夜间更剧烈。患肢皮肤温度显著降低,明显苍白或出现紫斑。皮肤干燥、无汗、趾(指)甲增厚变形。小腿肌肉萎缩,足背和(或)胫后动脉搏动消失。如做腰交感神经阻滞试验,仍可出现皮温升高,但不能达到正常水平。

第三期:组织坏死期,动脉完全闭塞,侧支循环不足以代偿下肢血供。患肢指(趾)端发黑、干瘪、溃疡或坏疽形成。疼痛剧烈、呈持续性,患者夜不能寐,日夜屈膝抚足而坐,或借助下垂肢体以减轻疼痛。肢体肿胀明显。若继发感染,干性坏疽转为湿性坏疽,患者可有高热、烦躁等脓毒症表现,病程长者会出现消瘦和贫血。

三、治疗

治疗原则是着重于防止病变发展,改善患肢血液供应,减轻患肢疼痛,促进溃疡愈合。

(一)非手术治疗

1.一般疗法

严禁吸烟;防止受冷、受潮和外伤,但不应使用热疗,以免因组织需氧量增加而加重症状;镇静、止痛;患肢锻炼,以促进侧支循环的建立。

2.药物治疗

(1)血管扩张剂及抑制血小板聚集的药物。①前列腺素 E_1(PGE_1),具有血管舒张和抑制血小板聚集的作用,对于缓解缺血性疼痛,改善患肢供血有一定的效果;②α受体阻滞剂和β受体激动剂,如妥拉唑啉;③硫酸镁溶液,有较好的扩血管作用;④右旋糖酐 40。

(2)中医中药。如毛冬青、复方丹参注射液等,有改善微循环、增加血供的作用。

(3)抗生素。并发溃疡感染者,可使用广谱抗生素。

3.高压氧疗法

通过提高血氧浓度,增加肢体血氧弥散,改善组织缺氧状况。

4.创面处理

对于干性坏疽创面,应在消毒后包扎创面,预防感染;感染创面可作湿敷处理;组织坏死已有明确界限者,需做截肢(指)术。

(二)手术治疗

目的是增加肢体血供和重建动脉血流通道,改善肢体缺血情况。

(1)腰交感神经切除术。适用于早期发病的患者,近期内可以解除皮肤血管痉挛,缓解疼痛,但远期疗效不确切。

(2)自体大隐静脉或人工血管旁路术。适用于动脉节段性闭塞,而远端存在流出道者。

(3)动、静脉转流术。此方法可缓解静息痛,但并不能降低截肢率。

(4)截肢(指)术。肢体远端坏死已有明确界限者,或严重感染引起毒血症者。

四、护理评估

1.健康史

有无吸烟嗜好、受寒及外伤史。

2.身体状况

患肢有无缺血表现;有无游走性静脉炎,足背、胫后动脉搏动情况;体检及辅助检查结果如何等。术后患肢远端皮肤的温度、色泽、感觉和动脉搏动的变化,有无切口渗血和渗液情况。

3.心理—社会状况

患者有无焦虑、悲观情绪,对生活和治疗有无信心。

五、常见护理诊断/问题

1.疼痛

与肢体组织缺血、组织坏死有关。

2.有皮肤完整性受损的危险

与肢端坏疽和脱落有关。

3.活动无耐力

与患肢远端供血不足有关。

4.潜在并发症

切口出血、栓塞、感染等。

六、护理措施

(一)非手术治疗护理/术前护理

1.疼痛护理

创造安静、舒适的住院环境,选择合适的体位;早期轻症患者可遵医嘱应用血管扩张剂,解除血管痉挛,促进侧支循环建立,改善肢体血供,缓解疼痛;疼痛剧烈的中、晚期患者可遵医嘱应用麻醉性镇痛药。

2.患肢护理

(1)注意保暖,勿使患肢暴露于寒冷的环境中,以免血管收缩;保暖可促进血管扩张,但应避免热疗,以免增加组织需氧量、加重肢体病变程度。

(2)保持足部清洁,皮肤瘙痒时,避免用手抓挠,以免造成开放性伤口或继发感染;如有皮肤溃疡或坏死,保持溃疡部位清洁,避免受压及刺激;加强创面换药,遵医嘱应用抗生素。

3.心理护理

注意心理疏导,医护人员应以极大的同情心关心和体贴患者,减轻因患肢疼痛和坏死所致的痛苦.使其情绪稳定,配合治疗及护理。

4.体位

告知患者睡觉或休息时取头高脚低位,避免长时间维持站位或坐位不变,坐位时避免双膝交叉,以防动、静脉受压,影响下肢血液循环。

5.功能锻炼

鼓励患者行走锻炼,指导进行伯格(Buerger)运动,促进侧支循环的建立,改善周围血液循环。Buerger 运动的方法如下:患者平卧,抬高患肢45°以上,维持2~3分钟;患肢在床边下垂2~5分钟,同时做足背屈、跖屈和旋转运动;然后取水平位休息5分钟。反复上述运动,每日数次。

6.饮食护理

以低热量、低糖及低脂食物为主,多进食新鲜蔬菜、水果等富含纤维素食物,可预防动脉粥样硬化;嘱其戒烟,消除烟碱对血管的收缩作用。

(二)术后护理

1.体位

四肢动脉重建术后,取平卧位,患肢安置于水平位置,避免关节过屈挤压、扭曲血管。卧床制动 2 周,自体血管移植者若愈合较好,卧床制动时间可适当缩短。

2.病情观察

(1)生命体征。密切观察患者生命体征变化,记录 24 小时尿量,维持体液平衡。

(2)患肢远端血运。①观察皮肤温度、色泽、感觉和脉搏强度,以判断血管通畅度;②患肢保暖,避免肢体暴露于寒冷环境中,以免血管收缩;③若动脉重建后,出现肢端肿胀、麻木、剧烈疼痛、皮肤发紫、皮温下降,及时报告医师,协助处理或做好再次手术的准备;④观察术后肢体肿胀情况,主要由组织间液增多及淋巴回流受阻所致,一般可在数周内消失。

3.引流管护理

引流管通常放置在血管鞘膜外,注意观察引流液的量、颜色及性状,保持引流管通畅,维持有效引流并准确记录。

4.功能锻炼

鼓励患者早期在床上进行肌肉收缩和舒张交替运动,促进血液回流和组织间液重吸收,也有利于减轻患肢肿胀、防止下肢深静脉血栓形成。

5.并发症的观察与护理

(1)出血。严密观察敷料有无渗血,如有渗出及时更换;若术后血压急剧下降,应警惕吻合口大出血,立即报告医师并做好再次手术准备。

(2)远端血管栓塞、移植血管闭塞。观察肢体远端血供情况,如皮肤温度、颜色,出现皮肤温度降低或发绀等情况,及时通知医师给予相应处理。

（3）感染。观察切口有无渗液，有无红、肿、热、痛等局部感染征象，有无畏寒、发热等全身感染征象，发现异常，及时通知医师。遵医嘱合理应用抗生素。

（4）吻合口假性动脉瘤。表现为局部疼痛，位置表浅者可触及动脉性搏动，造影显示动脉侧壁局限性突出于血管腔外的囊状瘤腔，一经确诊，及时予以手术治疗。

（三）健康指导

1.保护患肢

切勿赤足行走，避免外伤；选择宽松的棉质鞋袜并勤更换；旁路术后患者出院 6 个月内避免吻合口附近关节的过屈、过伸和扭伤，以防止移植物再闭塞或吻合口撕裂。

2.饮食指导

进食低热量、低糖、低胆固醇及低脂食物，预防动脉粥样硬化；多摄取维生素，以维持血管平滑肌的弹性；戒烟。

3.药物指导

旁路术后患者遵医嘱服用抗血小板聚集或抗凝、降血脂及降血压等药物，每 1～2 周复查凝血功能。

4.定期复诊

出院 3～6 个月后到门诊复查，以了解血管通畅情况。

第十章 泌尿外科疾病的护理

第一节 泌尿系统损伤

泌尿系统损伤包括肾、输尿管、膀胱及尿道的损伤,常是胸、腹、腰部或骨盆损伤的合并伤,其中以男性尿道损伤最多见,肾、膀胱损伤次之,输尿管损伤最少见。

一、肾损伤
肾的实质较脆弱,被膜薄且有张力,受到暴力打击时可发生肾损伤。

(一)病因
1.开放性损伤

刀刃、枪弹等锐器导致的损伤。

2.闭合性损伤

腰腹部受撞击、跌打、挤压或肋骨、椎骨横突骨折刺伤肾。

(二)病理及分类
根据损伤程度分为 4 种类型。

1.肾挫伤

肾挫伤最常见,肾实质轻微损伤,有淤血、血肿,肾被膜及肾盂黏膜完整,多能自行愈合。

2.肾部分裂伤

肾实质部分裂伤,伴肾被膜破裂或肾盂肾盏黏膜破裂,肾周围血肿或明显血尿。

3.肾全层裂伤

肾全层裂伤指肾实质、肾被膜、肾盂肾盏全部裂伤,有广泛肾周围血肿及严重血尿,尿外渗。

4.肾蒂损伤

肾蒂损伤最严重,肾蒂血管裂伤或撕裂致大出血,大多数病例常因来不及救治而死亡。

(三)临床表现
1.失血性休克

严重肾损伤及合并其他脏器损伤时,因创伤和失血发生休克,重则危及生命。

2.血尿

血尿是最常见症状,其严重程度与损伤程度有关,如肾挫伤轻微血尿,肾裂伤大量肉眼血尿。血尿也可与损伤程度不一致,如血块堵塞、输尿管断裂等原因,血尿则不明显或无血尿。

3.腰腹部疼痛

肾损伤后出现腰部、上腹或全腹痛。肾实质损伤多为钝痛;血块通过输尿管时为绞痛;血、尿外渗至腹膜,出现全腹痛。

4.腰腹部肿块

腰腹部肿块是肾周围血肿或尿外渗而形成不规则的弥散性肿块。

5.发热

尿外渗易继发感染并形成肾周脓肿,出现全身中毒症状。

(四)辅助检查

1.实验室检查

(1)血常规检查:红细胞计数减少,血红蛋白与红细胞比容持续降低。

(2)尿常规检查:镜下见大量红细胞。

2.影像学检查

按照病情严重程度,有选择性地应用以下检查:B超,了解肾损伤程度;CT,为首选检查,可显示肾实质裂伤、血肿及尿外渗范围。

(五)诊断

1.症状与体征

腰腹部或下胸部外伤史,伴随程度不等的血尿、腰腹部疼痛和不规则的腹部肿块,即可初步诊断肾损伤。

2.怀疑肾损伤者

依据血尿常规、B超、CT检查结果可明确诊断。

(六)治疗

1.急症处理

肾损伤合并休克者,紧急抢救同时做好术前准备。

2.非手术治疗

绝对卧床休息,严密观察生命体征、血尿变化,及时有效补充血容量,抗生素预防感染,使用止痛、镇静和止血药物等。

3.手术治疗

严重肾裂伤、肾蒂损伤及肾开放性损伤患者,应尽早施行手术。常见手术方式包括肾修补术、肾部分切除术、肾切除术。非手术治疗期间发生以下情况,也需施行手术治疗:①经抗休克治疗生命体征未见改善;②血尿逐渐加重,血红蛋白和红细胞比容继续降低;③腰、腹部肿块明显增大;④腹腔脏器损伤。

(七)护理评估

1.健康史

了解患者受伤时间及暴力的强度、性质、作用部位。

2.身体状况

(1)局部表现。肾损伤的表现、程度及分类,有无血尿、尿外渗。

(2)全身表现。重点评估生命体征和重要脏器功能,有无休克及休克的程度。

(3)辅助检查。血尿常规检查,B超、CT检查,有关手术耐受性检查。

3.心理—社会状况

评估患者是否对伤情的严重性和手术的危险性而产生焦虑、恐惧;评估患者家庭和社会的支持程度,尤其是经济支持能力。

(八)常见护理诊断/问题

1.疼痛

与肾实质损伤、血块阻塞输尿管有关。

2.组织灌注量的改变

与肾实质损伤、肾蒂损伤引起大出血有关。

3.有感染的危险

与肾周围血肿、组织坏死、尿外渗和引流无效有关。

4.恐惧、焦虑

与突然受伤、惧怕手术和担心预后不良有关。

5.自理缺陷

与长期卧床有关。

(九)护理目标

(1)患者疼痛减轻。

(2)患者能维持充足的循环血量。

(3)能有效地预防感染的发生,如发生感染能及时发现和控制。

(4)患者恐惧、焦虑程度减轻。

(5)患者卧床期间生活需要得到满足。

(十)护理措施

1.术前护理

(1)严密观察病情变化。主要监测生命体征的变化,每隔1～2小时测量1次,病情重者,缩短间隔观察时间,发生休克者,积极抗休克治疗。

(2)肾损伤非手术治疗的护理。休息:绝对卧床休息2～4周。早期活动可致再出血。病情观察:观察并测量腹部肿块大小的变化,肿块渐大,说明有进行性出血;观察血尿颜色,每隔2～4小时观察1次,颜色加重,提示出血加重;维持体液平衡:根据病情,补充血容量,维持足够尿量。对症治疗:疼痛明显者,镇静止痛,防止躁动加重出血;高热者,物理或药物降温。

(3)心理护理。肾损伤多为突发伤,患者承受严重心理应激,加之对血尿、绞痛的紧张、焦虑和恐惧,护士应详细解释病情及手术的重要性,安慰患者,消除顾虑,取得患者的配合。

(4)术前准备。凡有手术适应证者,做好各项术前准备工作,尽量不搬动患者,以免加重休克或损伤。

2.术后护理

(1)一般护理。术后病情平稳者,取半坐卧位。一般需卧床2～4周。术后一般禁食2～3日,肛门排气、肠蠕动恢复后开始进食。因术后卧床时间长,协助患者多饮水,勤翻身,鼓励床上功能性锻炼。

(2)预防感染的护理。早期合理应用广谱抗生素,严格无菌护理操作。保持导尿管通畅,避免受压、堵塞或扭曲,病情稳定后及时拔除导尿管。

(3)伤口及引流管护理。切口及时换药,保持敷料干燥清洁。妥善固定引流管,保持通畅,防止滑脱,严密观察引流物的颜色、性质、量及气味。肾周围放置的引流物,一般于术后 3～4 日拔除;肾造瘘管一般于手术 12 日以后拔出,拔管前先夹管 2～3 日,患者无腰痛、发热等不良反应即可拔管;肾造瘘管长期放置者,应定时更换,第一次换管时间为术后 3～4 周,以后 2～3 周换管 1 次。

(十一)护理评价

(1)患者疼痛是否减轻。

(2)患者是否能维持充足的循环血量。

(3)是否发生感染或感染发生后是否得到有效控制。

(4)患者恐惧、焦虑程度是否减轻。

(5)患者卧床期间生活需要是否得到满足。

(十二)健康指导

(1)教会长期带管患者自我护理。

(2)非手术治疗患者,绝对卧床休息,防止继发出血。

(3)患者出院后 3 个月内不宜参加重体力劳动。

(4)一侧肾切除后,注意保护健存肾,尽量不用对肾有害的药物。

二、输尿管损伤

输尿管位置深、管径小,周围有丰富的脂肪保护,一般不易损伤。临床上以医源性因素所致的损伤多见,近年来开展的输尿管镜取石术增加了输尿管损伤的概率。

(一)病因与分类

1.手术损伤

手术损伤多发生于后腹膜、盆腔手术,多为钳夹、结扎误伤。

2.器械损伤

器械损伤常为输尿管逆行造影或扩张时插入导管所致。

3.外伤性损伤

外伤性损伤多见于腹部贯通伤、输尿管挫伤或断裂。

4.放射性损伤

腹腔、盆腔放疗时,输尿管发生水肿、出血、坏死。

(二)病理生理

输尿管损伤的病理改变与病因有关。损伤方式不同,病理结果也不同。切断、断裂、撕裂伤者,发生尿外渗或尿性腹膜炎,感染后可致败血症;挫伤、粘连、钳夹、结扎可致管腔狭窄或堵塞,发生肾、输尿管积水,不及时解除梗阻会导致肾萎缩、肾衰竭。

(三)临床表现

1.症状

尿外渗时的腹膜炎表现;输尿管狭窄或梗阻时尿量减少、无尿。

2.体征

腰、腹部压痛或腹膜刺激征,肾区包块。

(四)辅助检查

1.实验室检查

输尿管挫伤可有镜下血尿,严重者则有肉眼血尿。

2.影像学检查

B超可发现腹膜腔积液和梗阻所致的肾积水。

(五)诊断

1.症状与体征

症状与体征有腹膜炎、尿量减少、血尿、无尿或漏尿。

2.怀疑输尿管损伤者

怀疑输尿管损伤者依据尿常规、B超检查结果可协助诊断。

(六)治疗

(1)输尿管挫伤或插管损伤不做特殊治疗。

(2)手术导致的输尿管损伤,应尽早发现,及时处理。酌情选择输尿管插管术、双J形输尿管支架引流、输尿管吻合修复术、输尿管膀胱吻合术等。

(3)输尿管损伤时间长的患者,行肾造瘘术,1~2个月后再行修复。

(七)护理评估

1.健康史

询问是否有腹腔或盆腔的手术史、外伤史,输尿管肾镜检查、插管史及取石、套石史等。

2.身体状况

(1)局部表现:有无尿性腹膜炎,有无血尿、尿量减少,有无腰、腹部压痛及腹膜刺激征。

(2)辅助检查:有无血尿及血尿程度,B超检查结果。

3.心理—社会状况

输尿管损伤多为医源性损伤,给患者和家属造成的心理伤害较大,术中必须仔细操作,避免误伤,一旦发生误伤,应积极处理。

(八)常见护理诊断/问题

1.腹痛

与尿外渗、尿性腹膜炎有关。

2.血尿

与输尿管黏膜损伤有关。

3.潜在并发症

感染。

(九)护理目标

(1)患者腹痛减轻或消失。

(2)患者尿化验正常。

(3)感染得到预防或控制。

(十)护理措施

(1)鼓励患者多饮水,预防性应用抗生素。

(2)保持引流通畅,双 J 形输尿管支架引流的患者,留管 7～10 日,经膀胱镜拔除;输尿管吻合修复术的患者,留置输尿管支架 3～4 周;腹腔内放置的引流物,一般于术后 3～5 日拔除。

(3)诊断不明时,慎用止痛药。

(十一)护理评价

(1)患者腹痛是否减轻或消失。

(2)患者尿化验是否恢复正常。

(3)感染是否得到预防或控制。

(十二)健康指导

(1)教会长期带管患者自我护理。

(2)指导患者定期复查。

(3)说明保留各种引流管的意义及注意事项。

三、膀胱损伤

膀胱充盈时膀胱壁变薄,伸展到下腹部,受到暴力作用时,易发生膀胱损伤。

(一)病因

1.开放性损伤

开放性损伤多为锐器所致,形成各种尿瘘。

2.闭合性损伤

膀胱充盈时受到暴力,如踢伤、击伤和跌伤导致的损伤,骨盆骨折断端也可刺破膀胱;难产时,胎头长久压迫致膀胱壁缺血坏死。

3.手术损伤

膀胱镜、尿道扩张等器械检查可造成膀胱损伤。盆腔、下腹部手术也可误伤膀胱。

(二)病理及分类

1.膀胱挫伤

膀胱挫伤为损伤达膀胱的黏膜或肌层,出血或形成血肿,有血尿。

2.膀胱破裂

膀胱破裂分为腹膜内型与腹膜外型。腹膜内型是指发生于膀胱后壁、顶部,充盈时受暴力打击致内压剧增,膀胱壁与腹膜同时破裂;腹膜外型是指发生于膀胱的腹膜外部位,多为骨盆骨折的断端刺破,尿外渗可致感染。

(三)临床表现

1.全身表现

骨盆骨折合并大出血,常有休克。

2.局部表现

(1)膀胱挫伤。表现为下腹不适,小量终末血尿,短期内症状可逐渐消失。

(2)膀胱破裂。分为腹膜内破裂和腹膜外破裂。①腹膜内破裂:弥散性腹膜刺激症状,如全腹压痛、肌紧张、移动性浊音等。②腹膜外破裂:下腹痛,血尿及排尿困难,不排尿,下腹膨胀、压痛及肌紧张;尿外渗和感染引起盆腔蜂窝组织炎时,患者可有全身中毒表现。

(四)辅助检查

1.实验室检查

骨盆骨折合并膀胱损伤时,血红蛋白、红细胞计数急剧下降。

2.其他检查

(1)导尿试验。如无尿道损伤,导尿管可顺利进入膀胱;若患者不能排尿,且导出尿液为血尿,应进一步了解是否有膀胱破裂。可保留导尿管以进行导尿试验,抽出量比注入量明显减少或明显增多时,表示有膀胱破裂。

(2)膀胱造影。经导尿管注入碘化钠或空气,行膀胱前后位及斜位 X 线摄片,确定膀胱有无破裂。

(3)膀胱镜检查。对膀胱瘘的诊断有帮助。但当膀胱内有活动性出血或不能容纳液体时,不可采用。

(五)诊断

1.临床表现

下腹部外伤、骨盆骨折后,出现腹痛、压痛、肌紧张等征象,除考虑腹内脏器损伤外,也应怀疑膀胱损伤。出现尿外渗、尿性腹膜炎或尿瘘时,诊断基本确定。

2.辅助检查

导尿试验、膀胱造影等有助于诊断。合并休克者,积极抗休克治疗。破裂者尽早使用抗生素。

(六)治疗

1.膀胱挫伤

膀胱挫伤无须手术。适当休息、充分饮水、抗炎、镇静等,短期内可痊愈。

2.腹膜外破裂

手术探查膀胱,修补缝合,并行耻骨上造瘘。

3.腹膜内破裂

手术修补破裂膀胱,引流膀胱前间隙。

(七)护理评估

1.健康史

评估下腹部外伤史,骨盆骨折史,盆腔、下腹部手术史,膀胱镜、尿道扩张检查史。

2.身体状况

(1)全身表现。是否合并骨盆骨折,有无休克。

(2)局部表现。膀胱损伤的病因、病理类型,有无腹膜炎,是否有血尿。

(3)辅助检查。导尿检查及试验结果,造影结果。

3.心理—社会状况

了解患者是否对伤情、手术风险产生恐惧或焦虑,家属的心理状态及对患者的支持程度,对术后的护理配合及有关康复知识的掌握程度。

(八)常见护理诊断/问题

1.组织灌注量不足

与出血、休克有关。

2.血尿

与膀胱损伤黏膜出血有关。

3.排尿异常

与膀胱破裂、排尿功能受损有关。

4.有感染的危险

与膀胱破裂、尿外渗及尿性腹膜炎有关。

(九)护理目标

(1)休克得到预防或纠正。

(2)患者的血尿减轻,直至消失。

(3)患者的排尿异常得到控制。

(4)感染得到预防或控制。

(十)护理措施

1.全身护理

合并骨盆骨折者,伤后2日内,严密观察生命体征,1～2小时观察1次;发生休克者,积极进行抗休克治疗。

2.症状护理

(1)膀胱挫伤。休息、抗炎、镇静等,短期内可痊愈。

(2)膀胱破裂。①观察腹部表现,判断有无再出血;②做好术前准备,向患者解释手术的重要性;③给予营养丰富易消化的食物,补液,保证抗生素输入,预防感染;④观察术后引流情况,记录24小时尿液的颜色、性状、量,每日2次擦拭尿道口,导尿管在术后8～10日拔除,置管时间长者,拔管前夹管1～2日,以训练膀胱排尿功能。

(十一)护理评价

(1)休克是否得到预防或纠正。

(2)患者的血尿是否减轻或消失。

(3)患者的排尿异常是否得到控制。

(4)感染是否得到预防或控制。

(十二)健康指导

(1)多饮水,每日饮水量2 000～3 000 mL。

(2)解释留置导尿管及其他引流管的意义,指导患者配合护理操作。

(3)解释训练膀胱排尿功能的意义。

四、尿道损伤

尿道损伤在泌尿系损伤中最常见。几乎全部发生于男性,尤其是壶腹部和膜部更易发生。早期处理不当可致狭窄、尿瘘。

(一)病因

1.开放性损伤

开放性损伤多为锐器所致,形成阴茎、阴囊、会阴的贯通。

2.闭合性损伤

壶腹部损伤多由骑跨式下跌,会阴部撞击硬物所致;膜部损伤常由骨盆骨折断端刺破或撕裂尿生殖膈所致。

(二)病理与分类

1.尿道挫伤

尿道黏膜损伤,出血和水肿。

2.尿道部分断裂

尿道壁发生部分断裂,尿道周围血肿和尿外渗。

3.尿道断裂

尿道全层完全断裂、分离,血肿和尿外渗显著,可发生尿潴留、尿道狭窄。

4.尿外渗

(1)壶腹部损伤。尿液、血液渗入会阴浅筋膜所包绕的会阴袋,会阴、阴茎、阴囊和下腹壁出现肿胀、淤血。

(2)膜部损伤。出血和尿液沿前列腺尖部外渗至耻骨后间隙和膀胱周围,如合并耻骨前列腺韧带撕裂,前列腺向后上方移位。

(三)临床表现

1.休克

合并骨盆骨折时,损伤、出血而导致休克。

2.尿道流血

壶腹部损伤可见尿道外口流血,膜部损伤仅有少量血液流出,但可有血尿。

3.腹部、会阴部疼痛

壶腹部损伤时会阴部肿胀、疼痛,排尿时加重。膜部损伤时下腹部疼痛,可伴压痛、肌紧张。

4.排尿困难

尿道挫伤、断裂后,由于疼痛、水肿,可发生排尿困难。尿道完全断裂时不能排尿,继发尿潴留。

(四)辅助检查

1.试插导尿管

严格无菌条件下试插导尿管,尿道仍然连续者,可顺利进入膀胱,否则插入困难。不可多次试插导尿管,以免加重损伤或引起不必要的感染。

2.X 线检查

怀疑骨盆骨折者,行骨盆前后位摄片。

(五)诊断

1.临床表现

伤处疼痛、尿道流血、排尿困难、局部血肿、瘀斑及尿外渗,均应考虑尿道损伤。

2.辅助检查

试插导尿管及 X 线检查有助于进一步明确损伤的部位及程度。

(六)治疗

1.紧急处理

骨盆骨折的患者应平卧,少搬动,合并休克时及时处理。暂不能行手术者,可行耻骨上膀胱穿刺,引流尿液。

2.非手术治疗

尿道挫伤、轻度裂伤,排尿困难或不能排尿,试插导尿管成功者,留置尿管1周,并用抗生素预防感染,采取止血措施。

3.手术治疗

(1)壶腹部断裂治疗。行尿道修补或断端吻合术,术后留置尿管2～3周。病情严重、暂时不可手术者,行耻骨上膀胱穿刺造瘘,3个月后再行尿道修补术。

(2)膜部断裂治疗。若病情允许,骨折稳定,可行尿道会师复位术,留置尿管3～4周;若合并休克,骨折不稳定,暂行耻骨上膀胱穿刺造瘘;3个月后,施行解除尿道狭窄的手术。

(3)并发症治疗。最常见并发症是尿道狭窄,多见于后尿道,应定期施行尿道扩张术;后期狭窄者,切除瘢痕组织,行尿道端吻合术,严重者行尿道成形术。

(七)护理评估

1.健康史

评估骑跨伤病史,骨盆外伤史,膀胱镜、尿道扩张检查及治疗史。

2.身体状况

(1)全身表现。是否合并骨盆骨折,有无休克。

(2)局部表现。尿道损伤的原因,有无尿道流血、会阴部剧烈疼痛,以及血肿、尿外渗,有无排尿困难或尿潴留。

(3)辅助检查。试插导尿管是否成功,X线检查结果。

3.心理—社会状况

评估患者对病情、手术效果是否产生恐惧或焦虑心理,对疾病严重性的认知情况,对术后的护理配合及有关康复知识的掌握程度,了解家庭支持程度。

(八)常见护理诊断/问题

1.组织灌注量不足

与伤后出血有关。

2.有尿道出血的可能

与尿道损伤有关。

3.排尿形态异常

与尿道断裂、移位、狭窄有关。

4.疼痛

与损伤、血肿、尿外渗有关。

5.潜在并发症

感染的危险、尿道狭窄等。

（九）护理目标

（1）患者组织灌注量恢复，休克得到预防或纠正。

（2）患者尿道流血减轻，直至消失。

（3）患者恢复正常排尿或尿液得到引流。

（4）患者的疼痛与不适减轻。

（5）感染得到预防或控制。

（十）护理措施

1.全身护理

合并骨盆骨折者需卧硬板床，减少搬动，积极抗休克。

2.非手术治疗的护理

维持输液，保证抗生素、止血剂的输入；加强营养，鼓励患者多饮水；镇静、止痛，保证休息。

3.手术护理

（1）切口护理。保持敷料干燥，渗出多时及时换药，防止大小便污染切口和敷料。

（2）留置导尿管及膀胱造瘘管的护理。①记录 24 小时尿量，观察引流液的颜色与性状；②保持各种引流管通畅，一旦阻塞，可用生理盐水冲洗；③留置尿管治疗的患者，选择合适的时间进行尿道扩张；④耻骨上膀胱穿刺造瘘患者，术后 2 周左右夹管观察，排尿顺利者拔管，瘘口覆盖无菌敷料，5～7 日可自行愈合。长期留管者，采取适时夹管、间歇引流方式，训练膀胱功能，防止膀胱肌无力。

（3）预防感染的护理。观察体温及白细胞变化；膀胱穿刺造瘘者，每日冲洗膀胱 1～2 次；观察尿外渗引流物的量、性状、颜色、气味，及时更换敷料。

（4）尿道扩张的护理。选择大小合适的尿道探子，定期扩张，严格无菌操作，动作轻柔。

（十一）护理评价

（1）患者组织灌注量是否恢复。

（2）患者尿道流血是否减轻，直至消失。

（3）患者是否恢复正常排尿。

（4）患者的疼痛与不适是否减轻。

（5）感染是否得到预防或控制。

（十二）健康指导

（1）解释留置尿管及膀胱造瘘的意义。

（2）解释尿道扩张的意义，指导患者配合。

（3）指导饮食，鼓励多饮水。

第二节　泌尿系统结石

结石是常见的泌尿外科疾病之一。男女比例约为 3：1，好发于 25～40 岁，复发率高。发病有地区性，我国南方多于北方。近年来，上尿路结石发病率明显提高，下尿路结石日趋减少。

一、肾、输尿管结石

肾和输尿管结石,又称上尿路结石。肾结石多原发,位于肾盂和肾盏。输尿管结石绝大多数来源于肾,多为单侧发病。

(一)病因

结石成因不完全清楚。研究认为,脱落细胞和坏死组织形成的核基质与高浓度的尿盐,以及尿中抑制晶体形成的物质的不足,是尿结石形成的主要原因。

1.流行病学因素

结石的形成与年龄、性别、职业、饮食成分和结构、摄水量、气候、代谢及遗传等因素有关。

2.全身因素

长期卧床、甲状腺功能亢进症(简称甲亢)、摄入过多的动物蛋白、维生素 D,以及维生素 C、维生素 B_6 摄入不足,与结石形成有关。

3.尿液因素

尿量减少、尿液浓缩;尿液中抑制晶体形成的物质不足;尿 pH 改变,盐类结晶;尿液中钙、草酸、尿酸物质排出过多。

4.局部因素

尿路狭窄、梗阻、感染及留置尿管常诱发结石。

(二)病理生理

1.直接损伤

结石损伤肾盂、输尿管黏膜,导致出血。

2.梗阻

结石位于输尿管 3 个狭窄处致尿路梗阻。

3.感染

梗阻基础上,细菌逆行蔓延,导致尿路感染。

4.癌变

肾盂内的结石长期慢性刺激可诱发肾癌。

(三)临床表现

结石主要表现是与活动有关的疼痛和血尿,少数患者长期无症状。

1.疼痛

较大的结石,引起腰腹部钝痛或隐痛,活动后加重;较小的结石,梗阻后出现绞痛,肾绞痛常突然发生,如刀割般,沿输尿管向下腹部、外阴部和大腿内侧放射,伴有面色苍白、出冷汗、恶心、呕吐、血压下降,呈阵发性发作。输尿管末端结石引起尿路刺激症状。尿内排出结石,对诊断有重要意义。

2.血尿

血尿常在活动或剧痛后出现镜下血尿或肉眼血尿。

3.脓尿

脓尿并发感染时可有高热、腰痛,易被误诊为肾盂肾炎。

4.其他

梗阻引起肾积水,可触及肿大的肾脏。上尿路完全梗阻可导致无尿,继发肾功能不全。

(四)辅助检查

1.实验室检查

(1)尿常规检查。可有红细胞、白细胞或结晶。

(2)肾功能、血生化,有条件者可化验尿石形成的相关因素。

2.影像学检查

(1)X线检查。95%以上的上尿路结石可在 X 线平片上显影。

(2)排泄性或逆行性尿路造影。对于确定结石的部位、有无梗阻及程度、对侧肾功能是否良好、鉴别钙化阴影等都有重要参考价值。

(3)B超检查。可探及密集光点或光团。

(五)诊断

1.临床表现

典型的肾绞痛、血尿,首先考虑上尿路结石,合并肾区压痛、肾肿大,则可能性更大。

2.检查结果

根据尿常规、X线平片可初步诊断,泌尿系统造影可确定结石。

(六)治疗

1.非手术治疗

非手术治疗适用于直径小于 0.6 cm 的光滑圆形结石,无尿路梗阻、感染,肾功能良好者。

(1)充分饮水,根据结石成分调节饮食。

(2)根据结石性质选用影响代谢药物。

(3)酌情选用抗生素,预防或控制尿路感染。

(4)对症治疗。肾绞痛者,单独或联合应用解痉剂,酌情选用阿托品、哌替啶、黄体酮等药物。

2.体外冲击波碎石术

体外冲击波碎石术适用于直径小于 2.5 cm 的单个结石,有效率约 90%。

3.手术治疗

不适于上述治疗者选用手术治疗。

(1)非开放手术。包括输尿管镜取石或碎石术、经皮肾镜取石或碎石术、腹腔镜输尿管取石术。

(2)开放手术。包括输尿管、肾盂、肾窦切开取石和肾部分、全部切除术。

4.中医中药

清热利湿,排石通淋。

(七)护理评估

1.健康史

评估年龄、性别、职业等个人生活史,泌尿系感染、梗阻或异物病史。

2.身体状况

(1)症状与体征。是否出现肾绞痛,疼痛性质、压痛部位,有无血尿、膀胱刺激征。

(2)辅助检查。尿常规、X线平片及造影。

3.心理—社会状况

了解患者及其家属对结石的危害、手术、治疗配合、康复知识、并发症的认知程度和心理承受能力。

(八)常见护理诊断/问题

1.疼痛

与结石导致的损伤、炎症及平滑肌痉挛有关。

2.血尿

与结石损伤肾及输尿管黏膜有关。

3.有感染的危险

与结石梗阻、尿液潴留有关。

4.知识缺乏

患者缺乏有关病因、预防复发的相关知识。

(九)护理目标

(1)患者的疼痛减轻。

(2)患者恢复正常排尿。

(3)感染得到预防或控制。

(4)患者能说出结石形成的原因、预防结石复发的方法。

(十)护理措施

1.非手术治疗的护理

(1)病情观察。排尿是否有结石排出,观察排出尿液的颜色。

(2)促进排石。鼓励患者多饮水;指导患者适当运动,如跳跃、跑步等。

(3)指导饮食、用药。根据结石成分指导饮食和用药,鼓励多食高纤维的食物,少食高动物蛋白、高脂肪、高糖食物。

(4)肾绞痛的护理。卧床休息,选用恰当的物理疗法,遵医嘱应用止痛药。

2.体外冲击波碎石术护理

(1)术前护理。①心理护理:解释治疗的原理、方法。②术前准备:术前3日忌食产气食物,术前1日服用缓泻剂,术晨禁饮食,术前排空膀胱。

(2)术后护理。①体位:术后患者无不适,可变换体位,适当活动,促进排石,巨大结石碎后,采用患侧侧卧位。②指导饮食:术后大量饮水,无药物反应即可进食,硬膜外麻醉者术后6小时进食。③疗效护理:术后绞痛者,解痉镇痛;观察记录排石情况,定时拍腹平片了解排石效果。

3.手术取石的护理

(1)术前护理。①心理护理:解释手术相关知识,安慰患者。②术前准备:皮肤准备,女性患者行会阴冲洗;输尿管结石术前X线平片定位,供手术参考。

（2）术后护理。①病情观察：观察和记录尿液颜色、性状、量，术后 12 小时尿中有鲜血且较浓，提示出血严重。②体位：术后 48 小时内，麻醉平稳后取半卧位，以利于呼吸及引流，肾实质切开者，卧床 2 周。③输液与饮食：输液利尿，达到冲洗尿路和改善肾功能的目的；肠蠕动恢复、肛门排气，即可进食。④换药及引流管护理：保持伤口敷料的清洁干燥，防止尿液浸湿；观察引流液的颜色、性状与量；正确安置引流袋，防止逆流；严格无菌条件下换管或冲洗；按时更换引流管，导尿管每周更换 1 次。

（十一）护理评价

（1）患者的疼痛是否减轻、消失。

（2）患者能否正常排尿。

（3）感染是否得到预防或控制。

（4）患者是否了解结石形成的原因、预防结石复发的方法。

（十二）健康指导

（1）宣传预防结石的知识。

（2）讲解术后饮水、适当活动、放置引流管的重要性。

（3）熟悉食物理化特性，根据结石成分指导饮食。

（4）熟悉药物特性，正确指导患者用药。

二、膀胱结石

膀胱结石常在膀胱内形成，也可来自肾。发病有地区性，多见于儿童及老年男性。

（一）病因

1.原发性结石

原发性结石与气候、饮水、营养不良和长期低蛋白饮食有关。

2.继发性结石

继发性结石与膀胱憩室、异物、出口梗阻有关，也可从肾、输尿管移行而来。

（二）病理生理

结石、梗阻、感染三者互为因果关系。与肾结石相同，膀胱结石可直接刺激黏膜引起损伤，也可阻塞尿道内口引起梗阻和感染，结石长期刺激可诱发癌变。

（三）临床表现

1.症状

典型表现是排尿突然中断，合并耻骨上剧烈疼痛，向阴茎头部、尿道远端放射。小儿常牵拉阴茎或变换体位后，疼痛缓解并继续排尿，伴随出现尿频、尿急和排尿终末疼痛及终末血尿。

2.体征

直肠指检或双合诊可触及较大结石。

（四）辅助检查

1.X 线检查

X 线检查可显示绝大多数膀胱内结石。

2.B 超检查

B 超检查可探及膀胱内结石声影，确定结石大小、形状、数目。

3.膀胱镜检查

X 线及 B 超检查不能确诊时首选膀胱镜。

(五)诊断

根据典型病史、症状、体征,双合诊检查、X 线及 B 超检查结果,一般确诊不难。膀胱镜不仅可以诊断,还可镜下取石。

(六)治疗

小的膀胱结石可经尿道自行排出。较大结石可行膀胱内碎石术,包括体外冲击波、液电冲击波、超声波碎石及碎石钳碎石、气压弹道碎石。无条件碎石者行膀胱切开取石术。

(七)护理评估

1.健康史

评估是否有上尿路结石病史,以及饮水、饮食习惯。

2.身体状况

(1)症状、体征。是否有排尿突然中断的表现,是否伴随膀胱刺激征、血尿。

(2)辅助检查。X 线、B 超、膀胱镜检查。

3.心理—社会状况

评估患者及其家属对结石、手术的危害及并发症的认知程度和心理承受能力,家庭和社会支持情况。

(八)常见护理诊断/问题

1.疼痛

与结石导致的损伤、炎症及括约肌痉挛有关。

2.血尿

与结石损伤膀胱黏膜有关。

3.排尿异常

与结石导致的梗阻、尿液潴留有关。

(九)护理目标

(1)患者的疼痛减轻。

(2)患者尿液正常。

(3)患者恢复正常排尿。

(十)护理措施

(1)鼓励患者多饮水,观察结石排出情况。

(2)酌情应用抗生素,有效解痉止痛。

(3)经尿道碎石、取石后,观察出血的颜色、性状与量。

(4)耻骨上膀胱切开取石术后,保持切口清洁干燥,按时换药。术后留置尿管 7~10 日,保持通畅,一旦堵塞,可用生理盐水冲洗。

(十一)护理评价

(1)患者疼痛是否减轻。

(2)患者尿液是否正常。

(3)患者能否正常排尿。

(十二)健康指导

(1)指导儿童多饮水、多食纤维含量高的食物。

(2)指导前列腺增生症患者尽早治疗。

三、尿道结石

尿道结石多由肾、输尿管或膀胱结石移行而来,常因阻塞尿道而就诊。多发生于1～10岁的儿童,约90%为男性。

(一)临床表现

1.症状

排尿时疼痛,前尿道结石疼痛局限在结石停留处,后尿道放射至阴茎头部或会阴部。结石阻塞尿道引起排尿困难,尿线变细、滴沥,甚至急性尿潴留。

2.体征

后尿道结石经直肠指检触及,前尿道结石直接沿尿道体表扪及。

(二)辅助检查

1.尿道探子

尿道探子经尿道探查时可有摩擦音及碰击感。

2.X线检查

X线检查可明确结石部位、大小及数目。

3.尿道造影

可明确结石与尿道的关系。

(三)诊断

根据肾、输尿管或膀胱结石病史及尿痛和排尿困难典型表现,辅助以尿道探子、X线检查结果,不难确诊。

(四)治疗

1.舟状窝结石

舟状窝结石直接用镊子取出或钳碎后取出,直径较大者,麻醉后切开尿道外口取出。

2.前尿道结石

前尿道结石可经尿道直接取出,若失败,可用金属探子将结石推回到尿道壶腹部后行尿道切开取石。

3.后尿道结石

金属探子将结石推回膀胱,再按膀胱结石处理。

(五)护理评估

1.健康史

评估是否有肾、输尿管、膀胱结石的病史。

2.身体状况

(1)症状与体征。是否有尿痛和排尿困难的典型表现,是否合并急性尿潴留。

(2)辅助检查。尿道探子、X线及造影检查结果。

3.心理—社会状况

评估患者及其家属对结石、手术的危害,对并发症的认知程度。

(六)常见护理诊断/问题

1.疼痛

与结石梗阻及尿道括约肌痉挛有关。

2.排尿异常

与结石梗阻、尿潴留及感染有关。

3.潜在并发症

急性尿潴留。

(七)护理目标

(1)患者疼痛减轻。

(2)患者恢复正常排尿。

(3)患者不发生并发症或及时解除症状。

(八)护理措施

(1)尿道取石后,观察尿道出血的颜色、性状与量。

(2)尿道切开取石后,保持切口清洁干燥,按时换药。术后留置尿管 2 周左右,防止粘连、狭窄。

(3)术后尿道狭窄者,配合医师进行尿道扩张。

(九)护理评价

(1)患者的疼痛是否减轻或消失。

(2)患者能否正常排尿。

(3)患者有无发生并发症或及时解除症状。

(十)健康指导

(1)及时有效治疗肾、输尿管、膀胱结石。

(2)指导患者定时复查和治疗。

第三节　泌尿系统感染

泌尿系统感染一般又称为尿路感染(urinary tract infections,UTI)。泌尿生殖系统感染主要是病原微生物侵入泌尿、生殖系统内繁殖而引起的炎症。尿路感染是常见的感染性疾病之一,目前是仅次于呼吸道感染的第二大感染性疾病。病原微生物大多为革兰阴性杆菌。由于解剖学上的特点,泌尿道与生殖道关系密切,且尿道外口与外界相通,两者易同时引起感染或相互传播。

一、病因

尿路感染的病原微生物主要是细菌,极少数为厌氧菌、真菌、支原体、病毒和滴虫等。诱发感染的因素主要有以下 4 个方面。

1.机体防御下降

局部抗感染能力及免疫功能下降都易诱发泌尿系统感染,如糖尿病、营养不良、肿瘤、妊娠及先天性免疫缺陷或长期应用免疫抑制剂治疗等。

2.尿路结石及梗阻因素

结石、梗阻、感染三者常相互促发,互为因果,如先天性泌尿生殖系统异常、结石导致尿液引流不畅,引起尿液滞留,降低尿路及生殖道上皮防御细菌的能力。

3.医源性因素

留置导尿管、造瘘管、尿道扩张、前列腺穿刺活检、膀胱镜检查等操作,都可能不同程度损害尿路上皮的完整性,易引入致病菌而诱发或扩散感染。

4.女性易感因素

女性尿道较短,容易招致上行感染,特别是经期、更年期、性交时更易发生。

二、发病机制

正常人的尿道口皮肤和黏膜有一些正常菌群停留。在致病菌未达到一定数量及毒力时,正常菌群对于致病菌起到抑制平衡的作用,而膀胱的排尿活动又可以将细菌冲刷出去,所以正常人对感染具有防御功能。尿路感染主要是尿路病原体和宿主之间相互作用的结果,尿路感染在一定程度上是由细菌的毒力、接种量和宿主的防御机制不完全造成的,这些因素在最终决定细菌定植水平及尿路损伤的程度方面也会起到一定作用。

三、感染途径

感染途径主要有 4 种,最常见为上行感染和血行感染。

1.上行感染

致病菌经尿道进入膀胱,还可沿输尿管腔内播散至肾,约占尿路感染的 95%,约 50% 下尿路感染病例会导致上尿路感染。病原菌也可沿男性生殖管道逆行感染引起细菌性前列腺炎、附睾睾丸炎。

2.血行感染

血行感染较为少见,在机体免疫功能低下或某些因素促发下,某些感染病灶,如皮肤疖、痈、扁桃体炎、龋齿等细菌直接由血行传播至泌尿生殖系统器官,常见为肾皮质感染。病原菌多为金黄色葡萄球菌、溶血性链球菌等革兰阳性菌。

3.淋巴感染

从邻近器官的病灶经淋巴管至泌尿生殖系统器官所致的感染,较少见,致病菌多为金黄色葡萄球菌。

4.直接感染

邻近器官的感染为直接蔓延所致或外来的感染,致病菌经肾区瘘管和异物的感染等。

四、临床表现

临床表现以尿路及受累的器官为基础,重者出现全身感染表现。膀胱刺激症状是最常见的表现。

1.症状

细菌性膀胱炎。

2.急性肾盂肾炎

急性肾盂肾炎可有高热、寒战等全身症状。甚至双侧腰痛,多呈胀痛。有尿频、尿急、尿痛等膀胱刺激症状,多伴有急性期患侧肾区压痛,疼痛往往较为明显,可出现肌紧张,为病原菌入侵膀胱后引起,常伴尿道炎症。

3.慢性肾盂肾炎

临床表现复杂,易反复发作。与急性肾盂肾炎相似,症状相对较轻,有时可表现为无症状性菌尿和脓尿。

五、辅助检查

(一)实验室检查

1.尿常规检查

尿常规包括尿生化检查和尿沉渣检查。尿中白细胞明显增多,出现白细胞管型提示肾盂肾炎。

2.尿培养

临床根据标本采集方式不同而应用不同的"有意义的细菌"计数,来表示尿路感染。同时治疗前的中段尿标本培养是诊断尿路感染最可靠的指标。

3.血液检查

上尿路感染多出现白细胞计数和中性粒细胞比例升高。

(二)影像学检查

影像学检查包括超声、尿路平片、静脉尿路造影、膀胱或尿道造影、CT、放射性核素和磁共振水成像(magnetic resonance hydrography,MRH)等。其中超声检查无创、简单,可作为首选,CT有助于确定感染诱因,尿路平片有助于发现结石。影像学检查在慢性泌尿系感染和久治不愈的患者中有重要意义。

六、诊断

泌尿系统非特异性感染需与泌尿系统结核相鉴别,尤其是反复出现尿路感染症状者。另外有尿路感染症状时应考虑妇科疾病等。

七、治疗

1.一般治疗

急性治疗期间注意休息、营养,避免性生活。给予饮食指导,嘱其多饮水,保持每日尿量在2 000 mL以上,有助于细菌的排出。

2.抗感染治疗

选用适当抗生素。单纯性尿路感染者应持续使用敏感抗生素至症状消失,尿常规检查恢复正常,尿细菌培养转阴。

3.对症治疗

使用解热镇痛药缓解高热、疼痛;使用碱性药物,如碳酸氢钠,以降低尿液酸性,缓解膀胱刺激症状。

4.纠正基础疾病

需积极纠正引起局部和全身免疫功能下降的疾病,如糖尿病、营养不良等。

5.去除诱发因素

非单纯性尿路感染需针对合并的危险因素采取相应治疗措施。

八、临床护理

(一)护理评估

1.健康史

了解患者基本情况包括:年龄、职业、生活环境、饮食饮水习惯等。

2.相关因素

了解患者的既往史和家族史,包括每日排尿的次数、尿量,询问尿频、尿急、尿痛的起始时间,有无发热、腰痛等伴随症状,有无导尿、尿路器械检查等明显诱因,有无泌尿系统畸形、前列腺增生、妇科炎症等相关疾病病史;询问患病以来的治疗经过,药物使用情况,包括药物的名称、剂量、用法、疗程及其疗效,有无发生不良反应。

3.心理—社会状况

本病起病急,易反复发作,伴有尿路刺激征、血尿、乏力等不适的症状,应评估患者有无紧张、焦虑等不良心理反应。

(二)常见护理诊断/问题

1.排尿异常

与尿频、尿急、尿痛有关。

2.体温过高

与疾病发生的炎症有关。

3.焦虑、恐惧

与患者疾病迁延不愈,担心预后有关。

4.舒适的改变

与疼痛有关。

5.睡眠形态紊乱

与焦虑、恐惧、疼痛不适、排尿异常等有关。

6.潜在并发症

精索静脉曲张、精索炎、前列腺炎、肾炎等。

(三)护理目标

(1)患者自述尿频、尿急、尿痛症状减轻。

(2)患者恢复正常的体温。

(3)患者了解相关疾病知识及预防知识。

(4)患者痛苦减轻,舒适度增加。

(5)患者睡眠情况得到改善。

(6)积极预防潜在并发症发生。

(四)护理措施

1.疼痛护理

向患者解释疼痛的原因、机制,讲解有关疾病发展及预后的相关知识,缓解其负面情绪及疼痛压力。遵医嘱使用止痛药物或进行封闭治疗。合理运用冷、热疗法减轻局部疼痛,分散患者注意力。尽可能满足患者对舒适的需求,如变换体位、减少压迫等。用物放于患者易取用处。

2.发热护理

遵医嘱应用药物进行降温,可用温水擦浴、冰袋降温及乙醇擦浴等。维持水、电解质平衡,必要时静脉补充液体、电解质等。增进舒适度,预防并发症,高热时绝对卧床休息,做好基础护理。

3.用药护理

联合用药时,注意药物配伍禁忌。遵医嘱正确选择抗生素,同时指导患者切勿擅自停药。

4.心理护理

关心、了解患者的感受,给予患者心理上的安慰和支持,针对患者个体情况进行针对性的心理护理。鼓励患者积极参与感兴趣的活动,学会自我放松法,保持乐观情绪,同时做好家属的工作,争取家属的支持和配合,鼓励家属及朋友给予患者心理上的支持。

(五)健康指导

1.疾病预防指导

多饮水、勤排尿是预防尿路感染最简便而有效的措施。另外,保持规律生活,避免劳累,注意个人卫生,尤其女性在月经期、妊娠期、产褥期时更需注意。学会正确清洁外阴部的方法。与性生活有关的反复发作者,应注意性生活后立即排尿。

2.疾病知识指导

告知患者疾病的病因、疾病特点和治愈标准,使其理解多饮水、保持个人卫生的重要性,确保其出院后仍能严格遵从。教会患者识别尿路感染的临床表现,一旦发生,需尽快到医院诊治。

3.用药指导

嘱患者按时、按量、按疗程服药,勿擅自停药并遵医嘱定期随访。

第十一章 神经外科疾病的护理

第一节 面肌痉挛

面肌痉挛是指以一侧面神经支配的肌群不自主地、阵发性、无痛性抽搐为特征的慢性疾病。抽搐多起于眼轮匝肌,临床表现为从一侧眼轮匝肌很少的收缩开始,缓慢由上向下扩展到半侧面肌,严重者可累及颈肩部肌群。抽搐为阵发性、不自主痉挛,不能控制,情绪紧张、过度疲劳可诱发或加重病情。开始抽搐较轻,持续仅几秒,之后抽搐逐渐延长至几分钟,频率增多,严重者致同侧眼不能睁开,口角向同侧歪斜,严重影响身心健康。女性患者多见,左侧多见,通常在青少年时期出现,神经外科常用手术方法为显微血管减压术。

一、护理措施

(一)术前护理

1.心理护理

嘱患者充分休息,减轻心理负担,消除心理焦虑,并向患者介绍疾病知识、治疗方法及术后患者的康复情况,以及术后可能出现的不适和应对方法,使患者对手术做好充分的准备。

2.饮食护理

营养均衡,可进食高蛋白、低脂肪、易消化的食物。

3.术前常规护理

选择性备皮(术侧耳后向上、向下、向后各备皮约 5 cm,尤适用于长发女性,可以很好地降低外貌改变造成的不良心理应激)、配血、灌肠、禁食、禁水。

(二)术后护理

(1)密切观察生命体征、意识、瞳孔变化。

(2)观察有无继发性出血。

(3)保持呼吸道通畅,如有恶心、呕吐,去枕头偏向一侧,及时清除分泌物,避免吸入性肺炎。

(4)饮食:麻醉清醒 4 小时后且不伴恶心、呕吐,由护士亲自喂第一口水,观察有无呛咳,防止误吸。术后第一日可进流食,逐渐过渡至正常饮食。鼓励营养均衡,并适当摄取汤类食物,多饮水,以缓解低颅内压症状。

(5)体位:去枕平卧 4～6 小时,如患者无头晕、恶心、呕吐等不适主诉,在主管医师协助下给患者垫薄软枕或毛巾垫。如术后出现头晕、恶心等明显低颅内压症状,要遵医嘱去枕平卧 1～2 日。术后 2～3 日可缓慢坐起,如头晕不适,立即平卧,反复锻炼至症状消失,在他人搀扶下可下床活动,注意避免跌倒。

(6)观察有无颅内感染、切口感染。观察伤口敷料,每日监测体温 4 次,了解有无头痛、恶心等不适主诉。

(7)手术效果观察。评估术后抽搐时间、强度、频率。部分患者术后面肌痉挛会立即消失，部分患者需要给予受损的神经营养支持，一段时间后可消失。

(8)对患者进行健康指导，告知完全恢复需要 3 个月时间，加强护患配合。

(9)术后并发症护理。①低颅内压反应：术中为充分暴露手术视野，需放出部分脑脊液，所以导致低颅内压。术后根据情况去枕平卧 1～3 日，如恶心、呕吐，则头偏向一侧，防止误吸。每日补液 1 500～2 000 mL，并鼓励患者多进水、汤类食物，促进脑脊液分泌。鼓励床上活动下肢，防止静脉血栓形成。②脑神经受累：手术中脑神经根受损可致面部感觉麻木，不完全面瘫。不完全面瘫者注意口腔和眼部卫生，给眼睑闭合不全者涂抹抗生素软膏；饭后及时清理口腔，遵医嘱给予营养神经药物，并做好细致解释和健康指导。③听力下降：术中损伤相邻的听神经，导致同侧听力减退或耳聋。密切观察，耐心倾听不适主诉，及时发现异常。遵医嘱使用营养神经药物，并注意避免使用损害听力的药物，保持安静，避免噪声。

(三)健康指导

(1)避免患者出现情绪激动，去除不安、恐惧、愤怒、忧虑等不利因素，使患者保持心情舒畅。

(2)饮食清淡，多吃含水分、纤维素多的食物；多食蔬菜、水果。忌烟、酒及辛辣刺激性强的食物。

(3)定期复查病情。

二、主要护理问题

(1)知识缺乏。缺乏面肌痉挛相关疾病知识。

(2)自我形象紊乱。与不自主抽搐有关。

(3)有出血的可能。与手术有关。

(4)有体液不足的危险。与体液丢失过多有关。

(5)有感染的危险。与手术创伤有关。

第二节　颅脑损伤

颅脑损伤在战时和平时都比较常见，占全身各部位伤的 10%～20%，仅次于四肢损伤，居第 2 位，但颅脑损伤造成的病死率则居第 1 位。重型颅脑伤患者病死率高达 60%。颅脑火器伤的阵亡率占全部阵亡率的 40%～50%，居各部位伤的首位。及早诊治和加强护理是提高颅脑伤救治效果的关键。

一、颅脑损伤的分类

(一)开放性颅脑损伤

1.火器性颅脑损伤

头皮伤、颅脑非穿透伤、颅脑穿透伤(盲管伤、贯通伤、切线伤)。

2.非火器性颅脑损伤

锐器伤、钝器伤(头皮开放伤、颅骨开放伤、颅脑开放伤)。

(二)闭合性颅脑损伤

1.头皮伤

头皮挫伤、头皮血肿(头皮下血肿、帽状腱膜下血肿、骨膜下血肿)。

2.颅骨骨折

颅盖骨骨折(线形骨折、凹陷性骨折、粉碎性骨折)、颅底骨骨折(颅前窝、颅中窝、颅后窝骨折)。

3.脑损伤

原发性脑损伤(脑震荡、脑挫裂伤、脑干伤)、继发性脑损伤(颅内血肿、硬膜外血肿、硬膜下血肿、脑内血肿、多发性血肿)、脑疝。

二、头皮损伤

(一)头皮的解剖特点

(1)头皮分为5层：表皮层、皮下层、帽状腱膜层、帽状腱膜下层及颅骨外膜层。①表皮层：含有汗腺、皮脂腺和毛囊，并长满头发，易藏污纳垢，易造成创口感染。②皮下层：具大量纵形纤维隔，紧密牵拉皮层与帽状腱膜层，使头皮缺乏收缩能力。③帽状腱膜层：坚韧，并有一定张力，断裂时可使创口移开。④帽状腱膜下层：疏松结缔组织，没有间隔，损伤时头皮撕脱，出血易感染，沿血管侵犯颅内。⑤颅骨外膜层：在骨缝处与骨缝相连，并嵌入缝内。

(2)头皮血供丰富，伤口愈合及抗感染能力较强，但伤时出血多，皮肤收缩力差，不易自止，出血过多时易发生出血性休克，儿童更应提高警惕。

(二)临床表现

1.擦伤

擦伤是表皮层的损伤，仅为表皮受损脱落，有少量渗血或渗液，疼痛明显。

2.挫伤

除表皮局限擦伤外，损伤延及皮下层，可见皮下血肿、肿胀或有淤血，并发血肿。

3.裂伤

头皮组织断裂，帽状腱膜完整者，皮肤裂口小而浅；帽状腱膜损伤者，裂口可深达骨膜，多伴有挫伤。

4.头皮血肿

头皮血肿分为3种。①皮下血肿：一般局限于头皮伤部，质地硬，波动感不明显。②帽状腱膜下血肿：可以蔓延至整个头部，不受颅缝限制，有波动感，严重出血时可致休克。③骨膜下血肿：血肿边缘不超过颅缝，张力大，有波动感，常伴有颅骨骨折。

5.撕脱伤

大片头皮自帽状腱膜下撕脱，头皮自帽状腱膜下部分甚至整个头皮连同额肌、颞肌、骨膜一并撕脱，多为头皮强烈暴力牵拉所致。此撕脱伤伤情重，可因大量出血而发生休克。可发生缺血、感染、坏死，后果严重。

（三）治疗原则

（1）头皮损伤，出血不易自止，极小的裂伤仍多需缝合。

（2）头皮表皮层损伤易隐匿细菌，清创要彻底。

（3）头皮血肿：除非过大，一般加压包扎，自行吸收；血肿巨大、长时间不吸收者，可在严密消毒下做穿刺，吸除血液并加压包扎，一旦感染，应切开引流。

（4）大片缺损者：①可酌情采用成形手术修复；②止痛、止血、加压包扎；③必要时给予输血、补液、抗休克；④防治感染。

三、颅骨骨折

颅骨骨折分为颅盖骨骨折和颅底骨骨折。其分界线为眉间、眶上缘、颧弓、外耳孔、上项线及枕外隆凸。分界线以上为颅盖，以下为颅底。颅骨骨折常反映脑损伤的部位和程度。按解剖分类可分为颅盖骨骨折、颅底骨骨折和颅缝分离。按骨折形态分为线性骨折、粉碎性骨折、凹陷性骨折和洞形骨折。

（一）颅盖骨骨折

1.临床表现

（1）线形骨折。骨折线长短不一，单发或多发，需 X 线明确诊断，无并发损害时，常无特殊临床表现。

（2）凹陷性骨折。颅骨内板或全颅板陷入颅内，成人者凹陷性骨折片周围有环形骨折线，中心向颅内陷入。

（3）粉碎性骨折。两条以上骨折线及骨折线相互交叉，将颅骨分裂为数块。

2.治疗原则

（1）骨折本身无须特殊处理。

（2）发生于婴幼儿，其骨板薄而有弹性，无骨折线，在生长发育过程中可自行复位。

（3）一般凹陷性骨折均需手术治疗，而骨片无错位或无凹陷者无须手术。

（二）颅底骨骨折

单纯颅底骨骨折比较少见，常由颅盖骨骨折延续而引起。颅底骨骨折的诊断主要依靠临床表现。根据解剖部位分为颅前窝骨折、颅中窝骨折和颅后窝骨折。

1.临床表现

（1）颅前窝骨折。眼睑青紫肿胀，呈"熊猫眼"，可有脑脊液鼻漏，常伴有额叶损伤和第Ⅰ、第Ⅱ对脑神经损伤。

（2）颅中窝骨折。颞肌下出血、压痛、耳道流血，可有脑脊液耳漏或脑脊液鼻漏，常伴有颞叶损伤和第Ⅲ～第Ⅶ对脑神经损伤。

（3）颅后窝骨折。乳突皮下出血，咽后壁黏膜下出血，常伴有脑干损伤和第Ⅸ～第Ⅻ对脑神经损伤。

2.治疗

（1）脑脊液漏，一般在伤后 3～7 日自行停止。若 2 周后仍不停止或伴颅内积气经久不消失，应行硬膜修补术。脑脊液漏患者注意事项：严禁堵塞，冲洗鼻腔、外耳道；避免擤鼻等动作，以防逆行感染；保持鼻部与耳部清洁卫生；应用适量抗生素预防感染；禁忌腰椎穿刺。

（2）颅底骨骨折本身无须特殊处理，重点是预防感染。

（3）口鼻大出血者，应及时行气管切开，置入带气囊的气管导管。鼻出血可行鼻腔填塞暂时压迫止血，有条件时可行急症颈内、外动脉血管造影及血管内栓塞治疗，闭塞破裂血管。

（4）脑神经损伤。视神经管骨折压迫视神经时，应争取在伤后 5 日内开颅行视神经管减压术；大部分脑神经损伤为神经挫伤，属于部分性损伤，应用促神经功能恢复药物，如 B 族维生素、地巴唑、神经节苷脂等，配合针灸理疗，可以逐步恢复。完全性神经断裂恢复困难，常留有神经功能缺损症状。严重面神经损伤时，可暂时缝合眼睑，以防止角膜溃疡发生。吞咽困难及饮水呛咳者，置鼻饲管，长期不恢复时可做胃造瘘。

3.治愈标准

（1）软组织肿胀、淤血消退。

（2）脑脊液漏已愈，无颅内感染征象。

（3）脑局灶症状和颅神经功能障碍基本消失。

四、脑损伤

（一）脑震荡

头部伤后，脑功能发生的短暂性障碍，称为脑震荡。

1.临床表现

（1）意识障碍。一般不超过 30 分钟。

（2）近事遗忘。清醒后不能叙述受伤经过，伤前不久之事也失去记忆，但往事仍能清楚回忆。

（3）全身症状。醒后有头痛、耳鸣、失眠、健忘等症状，多于数日逐渐消失。

（4）生命体征。无明显改变。

（5）神经系统检查。无阳性体征，腰穿脑脊液正常。

2.治疗

（1）多数经过严格休息 7～14 日即可恢复正常工作，可完全康复，无须特殊治疗处理。

（2）对症治疗。诉头痛者，可给予罗痛定、去痛片等。有恶心、呕吐者，可给予异丙嗪，每次 12.5 mg，每日 3 次；维生素 C 10 mg，每日 3 次。心情烦躁、忧虑失眠者可服镇静剂，如阿普唑仑，每次 0.4 mg，每日 3 次。

（二）脑挫裂伤

脑挫裂伤为脑实质损伤，发生在着力部位称冲击伤，发生在对冲部位称对冲伤，两者可单独发生，也可同时存在。肉眼可见脑组织点状、片状出血及脑组织挫裂等。显微镜下皮层失去正常结构，神经元轴突碎裂，胶质细胞变性坏死及有点状或片状出血灶等。脑挫裂伤昏迷时间不超过 12 小时，有轻度生命体征改变和神经系统阳性体征而无脑受压症状者，属中度脑损伤。广泛脑挫裂伤昏迷时间超过 12 小时，有较明显生命体征改变或脑受压症状者属重型脑损伤。

1.临床表现

（1）意识障碍。持续时间较长，甚至持续昏迷。

（2）生命体征改变。轻、中度局灶性脑挫裂伤患者生命体征基本平稳，重度脑挫裂伤患者可发生明显的生命体征改变；急性颅内压增高的典型生命体征变化特点是"两慢一高"，即呼吸慢、脉搏慢、血压升高。

(3)定位症状。伤灶位于脑功能区会出现偏瘫、失语及感觉障碍等。

(4)精神症状。多见于双侧额颞叶挫裂伤,表现为情绪不稳定、烦躁、易怒、骂人或淡漠、痴呆等。

(5)癫痫发作。多见于运动区挫裂伤。

(6)脑膜刺激征。蛛网膜下腔出血所致,表现为颈项强直、克尼格征阳性,腰椎穿刺为血性脑脊液。

(7)颅内压增高症状。意识恢复后仍有头痛、恶心、呕吐及定向力障碍等。

(8)CT扫描。挫裂伤区呈点状、片状高密度区,常伴有脑水肿或脑肿胀、脑池和脑室受压、变形、移位等。

2.治疗

(1)保持呼吸道通畅,防治呼吸道感染。

(2)严密观察意识、瞳孔、颅内压、生命体征的变化,有条件时对重症患者进行监护。

(3)伤后早期行CT扫描,病情严重时应行动态CT扫描。

(4)头部抬高15°~30°。

(5)维持水、电解质平衡。

(6)给予脱水利尿剂,常用的药物包括20%甘露醇、呋塞米、人体清蛋白。用法:20%甘露醇每次0.5~1.0 g/kg,静脉滴注每日2~3次;呋塞米每次20~40 mg,静脉注射每日2~3次;人体清蛋白每次5~10 g,静脉滴注每日1~2次。

(7)应用抗自由基及钙通道阻滞剂,如大剂量维生素C每日10~20 mg,25%硫酸镁每日10~20 mL,尼莫地平每日10~20 mg等。

(8)防治癫痫,应用地西泮、苯妥英钠、苯巴比妥等药物。

(9)脑细胞活化剂,主要包括腺苷三磷酸、辅酶A、脑活素及胞二磷胆碱。

(10)亚低温疗法,对于严重挫裂伤、脑水肿、脑肿胀患者宜采用正规亚低温疗法,使体温维持在32~34℃,持续1周左右。在降温治疗过程中,可给予适量冬眠药物和肌肉松弛剂。

(11)病情平稳后及时腰椎穿刺,放出蛛网膜下腔积血,必要时椎管内注入氧气。

3.治愈标准

(1)意识清楚,症状基本消失,颅内压正常。

(2)无神经功能缺失征象,能正常生活和从事工作。

4.好转标准

(1)意识清醒,但言语或智能仍较差。

(2)尚存在某些神经损害,如部分性瘫痪症状和体征,或尚存在某些精神症状。

(3)生活基本自理或部分自理。

(三)脑干损伤

脑干损伤是指中脑、脑桥、延髓部分的挫裂伤。脑干伤分原发性和继发性两种。原发性脑干伤是指外力直接损伤脑干,伤后立即发生,常为脑干与天幕裂孔疝或斜坡相撞,或脑干移位、扭转、牵拉造成的损伤,也可能是直接贯通伤所致。继发性脑干伤是指伤后由继发性颅内血肿或脑水肿引起的颅内压增高致脑疝形成,压迫脑干,临床主要表现为长时间昏迷和双侧锥体束征阳性。伤后立即出现明显脑干损伤症状或脑疝晚期、脑干损伤严重者,属于特重型脑损伤。

1.临床表现

(1)意识障碍。通常表现为伤后立即昏迷,昏迷持续时间长短不一,可长达数月或数年,甚至呈植物生存状态。

(2)眼球和瞳孔变化。可表现为瞳孔大小不一,形态多变且不规则,眼球偏斜或眼球分离。

(3)生命体征改变。伤后出现呼吸循环功能紊乱或呼吸循环衰竭,中枢性高热或体温不升。

(4)双侧锥体束征阳性。表现为双侧肌张力增高,腱反射亢进及病理征阳性,严重者呈弛缓状态。

(5)出现去皮质或去大脑强直。

(6)各部分脑干损伤可出现以下不同特点。中脑损伤见瞳孔大小、形态多变且不规则,对光反射减弱或消失,眼球固定、四肢肌张力增高。损伤在红核以上呈上肢屈曲、下肢伸直的去皮层强直。脑桥损伤见双瞳孔极度缩小、对光反射消失,眼球同向偏斜或眼球不在同一轴线上,损伤累及红核和前庭核间,则四肢张力均增高,呈伸直的去脑强直痉挛。延髓损伤突出表现为呼吸循环功能障碍,如呼吸不规则、潮式呼吸或呼吸停止;血压下降、心律不齐或心搏骤停。

(7)CT 扫描。基底池、环池、四叠体池、四脑室受压变小或闭塞,可见脑干点状、片状密度增高区。

(8)MRI 扫描。可见脑干肿胀、点状或片状出血等改变。

2.治疗

(1)严密观察意识、生命体征及瞳孔变化,有条件时在重症监护病房监护。

(2)保持呼吸道通畅,尽早行气管插管或气管切开。气管切开指征包括:有颌面部伤、颅底骨折、合并上消化道出血、脑脊液漏较多;合并有严重胸部伤,尤其是多发性肋骨骨折和反常呼吸;昏迷较深,术后短时间内不能清醒;有慢性呼吸道疾患,呼吸道分泌物多不易咳出;术前有呕吐物或血液等气管内反流误吸。

(3)下列情况下应行人工控制呼吸:$PaO_2 < 8.0$ kPa;$PaCO_2 > 6.0$ kPa;无自主呼吸或呼吸节律不规则,呼吸频率慢(< 10 次/分)或呼吸浅快(> 40 次/分);弥漫性脑损伤,颅内压> 5.33 kPa,呈去大脑或去皮质强直。

(4)维持水、电解质平衡,适当控制输入液体量和速度,防止高血糖,尽量少用含糖液体并加用胰岛素。

(5)脱水利尿、激素治疗、抗自由基和钙超载等处理方法同脑挫裂伤。

(6)预防消化道出血,早期行胃肠道减压,应用洛赛克、雷尼替丁等药物。

(7)亚低温治疗,体温宜控制在 32~34 ℃,维持 3~10 日,应用亚低温治疗时应该使用适量镇静剂和肌松剂。

(8)预防肺部并发症。雾化吸入,注意翻身、拍背及吸痰,加强气管切开后的呼吸道护理,应用生理盐水、庆大霉素和糜蛋白酶等气管冲洗液定时适量冲洗,也可根据痰细菌培养和药敏试验配制气管冲洗液。根据痰细菌培养和药敏试验选用敏感抗生素治疗。

(9)中枢性高热处理。使用冰袋、冰帽降温;50％乙醇擦浴;退热剂;复方阿司匹林及消炎痛等;冬眠合剂;冬眠灵 25 mg＋非那根 25 mg,肌内注射每 6～8 小时 1 次;采用全身冰毯机降温,通常能收到肯定的退热效果。

(10)长期昏迷处理,目前常用的催醒和神经营养药物包括脑复新、脑复康、脑活素、胞二磷胆碱及纳洛酮等。通常同时使用 2 种以上药物。另外,高压氧是促进患者苏醒的行之有效的措施,一旦生命体征稳定,应该尽早采用高压氧治疗,疗程一般为 30 日。

3.治愈标准

同脑挫裂伤。

4.好转标准

(1)意识清醒,可存有智力障碍。

(2)尚遗有某些脑损害征象。

(3)生活尚不能自理。

(四)颅内血肿

颅脑损伤致颅内出血,使血液在颅腔内聚集到一定体积称为颅内血肿。一般幕上血肿量在20 mL以上,幕下血肿量在10 mL以上,即可引起急性脑受压症状。颅内血肿引起脑受压的程度主要与血肿量、出血速度及出血部位有关。

1.分类

根据血肿在颅腔内的解剖部位可分为以下几种。

(1)硬脑膜外血肿。血肿位于颅骨与硬脑膜之间,出血来源包括脑膜中动脉、板障血管、静脉窦及蛛网膜颗粒等,以脑膜中动脉出血最常见,多为加速伤,常伴有颅盖骨骨折。可出现中间清醒期。

(2)硬脑膜下血肿。硬脑膜与蛛网膜之间的血肿,出血来源于脑挫裂伤血管破裂、皮质血管、桥静脉、静脉窦撕裂,多为减速伤,血肿常发生于对冲部位。通常伴有脑挫裂伤。

(3)脑内血肿。脑伤后在脑实质内形成的血肿,常与对冲性脑挫裂伤和急性硬膜下血肿并存。多为减速伤,血肿常发生在对冲部位,均伴有不同程度脑挫裂伤。脑内血肿是一种较为常见的致命的、却又是可逆的继发性病变,血肿压迫脑组织,引起颅内占位和颅内高压,若得不到及时处理,可导致脑疝,危及生命。

(4)多发性血肿。颅内同一部位或不同部位形成 2 个或 2 个以上的血肿。

(5)颅后窝血肿。由于颅后窝代偿容积很小,易发生危及生命的枕骨大孔疝。

(6)迟发性外伤性颅内血肿。伤后首次 CT 扫描未发现血肿,再次 CT 扫描出现的颅内血肿,随着 CT 扫描的普及,迟发性外伤性颅内血肿检出率明显增加。

根据血肿在伤后形成的时间可分为:特急性颅内血肿,伤后 3 小时形成;急性颅内血肿,伤后3 小时至 3 日形成;亚急性颅内血肿,伤后 3 日至 3 周形成;慢性颅内血肿,伤后 3 周以上形成。

2.临床表现

(1)了解伤后意识障碍变化情况,昏迷程度和时间,有无中间清醒或好转期。

(2)颅内压增高症状。头痛、恶心、呕吐、视乳头水肿等;生命体征变化,典型患者出现"二慢一高",即脉搏慢、呼吸慢、血压升高;意识障碍进行性加重。

(3)局灶症状。可出现偏瘫、失语、局灶性癫痫等,通常在伤后逐渐出现,与脑挫裂伤后立即出现上述症状有所区别。

(4)脑疝症状。一侧瞳孔散大,直接、间接对光反射消失,对侧偏瘫,腱反射亢进及病理征阳性等,通常提示小脑幕切迹疝;双侧瞳孔散大,光反射消失及双侧锥体束征阳性,提示双侧小脑幕切迹疝晚期,病情危重;突然出现病理性呼吸困难,很快出现呼吸、心搏停止,提示枕骨大孔疝。

3.诊断

(1)了解病史,详细了解受伤时间、原因,以及头部着力部位等。

(2)了解伤后意识变化情况,是否有中间清醒期。

(3)症状。头痛、呕吐,典型"二慢一高"。

(4)局灶症状。可出现偏瘫、失语、局灶性癫痫等。通常在伤后逐渐出现,与脑挫裂伤后立即出现上述症状有所区别。

(5)X线检查。颅骨平片为常规检查,颅骨骨折对诊断颅内血肿有较大的参考价值。CT扫描是诊断颅内血肿的首要措施,它具有准确率高、速度快及无损伤等优点,已成为颅脑损伤诊断的常规方法,对于选择治疗方案有重要意义。急性硬脑膜外血肿主要表现为颅骨下方梭形高密度影,常伴有颅骨骨折或颅内积气;急性硬膜下血肿常表现为颅骨下方新月形高密度影,伴有点状或片状脑挫裂伤灶;急性脑内血肿表现为脑高密度区,周围常伴有点状、片状高密度出血灶及低密度水肿区;亚急性颅内血肿常表现为等密度或混合密度影;慢性颅内血肿通常表现为低密度影。

(6)MRI扫描。对于急性颅内血肿诊断价值不如CT扫描。对亚急性和慢性颅内血肿特别是高密度血肿诊断价值较大。

4.治疗

(1)非手术治疗。适应证主要包括无意识进行性恶化;无新的神经系统阳性体征出现或原有神经系统阳性体征无进行性加重;无进行性加重的颅内压增高;CT扫描显示除颞区外大脑凸面血肿量<30 mL,无明显占位效应(中线结构移位<5 mm),环池和侧裂池>4 mm,颅后窝血肿量<10 mL;颅腔容积压力反应良好。非手术治疗基本同脑挫裂伤,但需要特别注意观察患者意识、瞳孔和生命体征变化,动态作头颅CT扫描观察。若病情恶化或血肿增大,应立即行手术治疗。

(2)手术治疗。适应证主要包括有明显临床症状和体征的颅内血肿;CT扫描提示明显脑受压的颅内血肿;幕上血肿量>30 mL,颞区血肿>20 mL,幕下血肿>10 mL;患者意识障碍进行性加重或出现再昏迷;颅内血肿诊断一旦明确,应尽快手术,解除脑受压,并彻底止血;脑水肿严重者,可同时进行减压手术或去除骨瓣。

五、颅脑损伤的分型

目前国际上通用的是格拉斯哥昏迷量表(Glasgow coma scale,GCS)评分方法。这是1974年英国格拉斯哥市一些学者设计的一种脑外伤昏迷评分法,经改进后被推广,现成为国际上公认的评判脑外伤严重程度的准绳,它统一了对脑外伤严重程度的目标标准(表11-1)。根据 GCS 对昏迷患者检查睁眼、言语和运动反应进行综合评分。正常总分为 15 分,病情越重,积分越低,最低为 3 分。总分越低,表明意识障碍越重,伤情越重。总分在 8 分以下,表明已处于昏迷阶段。

表 11-1　脑外伤严重程度目标标准

项目	记分	项目	记分	项目	记分
睁眼反应		言语反应		运动反应	
正常睁眼	4	回答正确	5	按吩咐动作	6
呼唤睁眼	3	回答错乱	4	刺痛时能定位	5
刺痛时睁眼	2	词句不清	3	刺痛时躲避	4
无反应	1	只能发音	2	刺痛时肢体屈曲	3
		无反应	1	刺痛时肢体伸直	2
				无反应	1

我国的颅脑损伤分型大致划分为轻型、中型、重型(其中包括特重型)。轻型 13～15 分,意识障碍时间在 30 分钟内;中型 9～12 分,意识模糊至浅昏迷状态,意识障碍时间在 12 小时以内;重型 5～8 分,意识呈昏迷状态,意识障碍时间大于 12 小时;特重型 3～5 分,伤后持续深昏迷。

1.轻型(单纯脑震荡)

(1)原发意识障碍时间在 30 分钟以内。

(2)只有轻度头痛、头晕等自觉症状。

(3)神经系统和脑脊液检查无明显改变。

(4)可无或有颅骨骨折。

2.中型(轻的脑挫裂伤)

(1)原发意识障碍时间不超过 12 小时。

(2)生命体征可有轻度改变。

(3)有轻度神经系统阳性体征,可有或无颅骨骨折。

3.重型(广泛脑挫伤和颅内血肿)

(1)昏迷时间在 12 小时以上,意识障碍逐渐加重或有再昏迷的表现。

(2)生命体征有明显变化,即出现急性颅内压增高症状。

(3)有明显神经系统阳性体征。

(4)可有广泛颅骨骨折。

4.特重型(有严重脑干损伤和脑干衰竭现象)

(1)伤后持续深昏迷。

(2)生命体征严重紊乱或呼吸已停止。

(3)出现去大脑强直、双侧瞳孔散大等体征。

六、重型颅脑损伤的急救和治疗原则

(一)急救

及时有效的急救,不仅可使当时的某些致命威胁得到缓解,而且是抢救颅脑损伤患者取得效果的关键。急救处置需视患者所在地点、所需救治器材及伤情而定。

1.维持呼吸道通畅

如患者受伤即来就诊或在现场急救,在重点了解受伤过程后,即刻观察呼吸情况,清除呼吸道梗阻,使呼吸道畅通,对颅脑伤严重者,在救治时应早做气管切开。

2.抗休克

在清理呼吸道的同时,测量脉搏和血压,观察有无休克情况,如出现休克,应立即检查头部有无创伤、胸腹脏器及四肢有无大出血,及时静脉补液。

3.止血

对活动性出血能及时止血者,如头皮软组织出血,表浅可见,可即刻钳夹缝扎。

4.早期诊断治疗

患者昏迷加深,脉搏慢而有力,血压升高,则提示有颅内压增高,应尽早脱水治疗,限制摄入液量每日 1 500~2 000 mL,以葡萄糖液和半张(0.5%)盐水为主,不可过多,以免脑水肿加重。有 CT 的医院对患者宜行 CT 扫描,以确定有无颅内血肿,如有颅内血肿,应尽早手术治疗。

5.正确及时记录

正确记录内容包括受伤经过、初步检查所见、急救处理及伤员的意识、瞳孔、生命体征、肢体活动等,为进一步抢救治疗提供依据。意识状态记录包括以下几点。①清醒:回答问题正确,判断力和定向力正确。②模糊:意识朦胧,可回答简单问话但不一定确切,判断力和定向力差。③浅昏迷:意识丧失,对痛刺激尚有反应,角膜反射、吞咽反射和病理反射均存在。④深昏迷:对痛的刺激已无反应,生理反射和病理反射均消失,可出现去大脑强直、尿潴留或充溢性尿失禁。

如发现伤者由清醒转为嗜睡或躁动不安,或有进行性意识障碍加重,应考虑可能有颅内血肿形成,要及时采取措施。

(二)治疗原则

1.第 1 阶段

(1)急救必须争分夺秒。

(2)解除呼吸道梗阻。

(3)及早清创,紧急开颅清除血肿。

(4)及早防治急性脑水肿。

（5）及时纠正水、电解质平衡紊乱，防治感染。

2.第2阶段

第2阶段即过渡期，经过血肿清除、减压术与脱水疗法等治疗，脑部伤情初步趋向稳定，在这个阶段多数患者可能仍处于昏迷状态。

（1）加强支持疗法，如鼻饲营养（包括多种维生素及高蛋白食品）；酌情使用促进神经营养与代谢的药物，如脑活素及中医中药等。

（2）积极防治并发症，如肺炎、胃肠道出血、水与电解质平衡失调、肾衰竭等。

（3）在过渡期患者出现谵妄、躁动，精神症状明显者，酌情使用冬眠、镇静药，保持患者安静。

3.第3阶段

第3阶段即恢复阶段，患者可能遗留精神障碍、神经功能缺损，如失语、瘫痪等，或处于长期昏睡状态，可采用体疗、理疗、新针、中西医药等综合治疗，以促进康复。

七、重型颅脑损伤的护理

（一）卧位

依患者伤情取不同卧位。

（1）低颅压患者适合取平卧位，如头高位时则可使头痛加重。

（2）颅内压增高时，宜取头高位，以利颈静脉回流，减轻颅内压。

（3）脑脊液漏时，取平卧位或头高位。

（4）重伤昏迷患者取平卧、侧卧与侧俯卧位，以利口腔与呼吸道分泌物向外引流，保持呼吸道通畅。

（5）休克时取平卧或头低卧位，时间不宜过长，避免增加颅内淤血。

（二）营养的维持与补液

重型颅脑损伤的患者由于创伤修复、感染和高热等原因，机体消耗量增加，维持营养及水、电解质平衡极为重要。

（1）伤后3日内一般予以禁食，每日静脉输液量1 500～2 000 mL，不宜过多、过快，以免加重脑水肿与肺水肿。

（2）应用脱水剂甘露醇时应快速输入。

（3）出血性休克的患者宜先输血。严重脑水肿患者先用脱水剂后酌情输液，补液需缓慢，限制入液量，以免脑水肿加重。

（4）脑损伤患者输浓缩人血清蛋白与血浆，既能增高血浆蛋白，也有利于减轻脑水肿。

（5）长期昏迷，营养与水分摄入不足，可输入氨基酸、脂肪乳剂，间断小量输血。

（6）准确记录出入量。

（7）颅脑伤可致消化吸收功能减退，肠鸣音恢复后，可用鼻饲给予高蛋白、高热量、高维生素和易于消化的流食，常用混合奶（每1 000 mL所含热量约4.6 kJ）或要素饮食，用输液泵维持。

（8）患者吞咽反射恢复后，即可试行喂食，开始少量饮水，确定吞咽功能正常后，可喂少量流质饮食,逐渐增加,使胃肠功能逐渐适应,防止发生消化不良或腹泻。

(三)呼吸系统护理

(1)保持呼吸道通畅,防止缺氧、窒息及预防肺部感染。

(2)氧疗。术后(或入监护室后)常规持续吸氧 3～7 日,中等浓度吸氧(氧流量 2～4 L/min)。

(3)观察呼吸音和呼吸频率、节律并准确描述记录。

(4)深昏迷或长期昏迷,舌后坠影响呼吸道通畅者,早期行气管切开术。

(5)做好切开后护理,监护室做好空气消毒隔离,保持一定温度和湿度(温度 22～25 ℃,相对湿度约 60%)。

(6)吸痰要及时,按无菌操作,吸痰要充分和有效,动作要轻,防止损伤支气管黏膜,一次性吸痰管可防止交叉感染。一人一盘,每吸一次都要戴无菌手套,气管内滴入稀释的糜蛋白酶＋生理盐水＋庆大霉素,有利于黏稠痰液的排出。

(7)做好给氧,辅助呼吸。呼吸异常时,可给氧或进行辅助呼吸,呼吸频率每分钟少于 9 次或超过 30 次,血气分析氧分压过低,二氧化碳分压过高,呼吸无力及呼吸不整等都是呼吸异常的征象。通过吸氧及氧浓度调整,使 PaO_2 维持在 1.3 kPa 以上,$PaCO_2$ 保持在 3.3～4.0 kPa。代谢性酸中毒者静脉补充碳酸氢钠,代谢性碱中毒者可静脉输入生理盐水给予纠正。

(四)颅内伤情监护

监护重点是防治继发病理变化,在颅内血肿清除后脑水肿是颅脑损伤后最突出的继发变化,在伤后 48～72 小时达到高峰,采用甘露醇或呋塞米＋血清蛋白,每 6 小时 1 次交替使用。

1.意识的判断

(1)清醒:回答问题正确,判断力和定向力正确。

(2)模糊:意识朦胧,可回答简单问话,但不一定确切,判断力和定向力差,患者呈嗜睡状。

(3)浅昏迷:意识丧失,对痛刺激尚有反应,角膜反射、吞咽反射和病理反射均存在。

(4)深昏迷:对痛的刺激已无反应,生理反射和病理反射均消失,可出现去大脑强直、尿潴留或充溢性失禁。如发现伤员由清醒转为嗜睡或躁动不安,或有进行性意识障碍,可考虑有颅内压增高表现,可能有颅内血肿形成,要及时采取措施。尽早行 CT 扫描确定有无颅内血肿,对判断原发损伤的程度和继发性损伤的发生、发展均是最可靠的指标。避免过度刺激和连续护理操作,以免引起颅内压持续升高。

2.严密观察瞳孔(大小、对称、对光反射)变化

病情变化往往可在瞳孔细微变化中发现,如瞳孔对称性缩小并有颈项强直、头剧痛等脑膜刺激征,常为伤后出现的蛛网膜下腔出血,可做腰椎穿刺放出 1～2 mL 脑脊液证实。如双侧瞳孔针尖样缩小、光反射迟钝,伴有中枢性高热、深昏迷,则多为脑桥损害。如瞳孔光反射消失、眼球固定,伴深昏迷和颈项强直,多为原发性脑干伤。伤后伤侧瞳孔先短暂缩小,继之散大,伴对侧肢体运动障碍,则往往提示伤侧颅内血肿。如一侧瞳孔进行性散大、光反射逐渐消失,伴意识障碍加重、生命体征紊乱和对侧肢体瘫痪,是脑疝的典型改变。如瞳孔对称性扩大、对光反射消失,则伤员已濒危。

3.生命体征对颅内继发伤的反映

颅脑损伤对呼吸功能会产生不同的影响。①脑损伤直接导致中枢性呼吸障碍。②间接影

响呼吸道发生支气管黏膜下水肿出血。意识障碍者,呼吸道分泌物不能主动排出,咳嗽和吞咽功能降低,引起呼吸道梗阻性通气障碍。③可引起肺部充血、淤血、水肿和神经源性肺水肿致换气障碍,伤后脑细胞脆弱,血氧供给不足将加重脑细胞损害。呼吸功能障碍是颅脑外伤最常见的死亡原因,加强呼吸功能的监护对脑保护是至关重要的。

4.护理操作时避免引起颅内压变化

头部抬高30°,保持中位,避免前屈、过伸、侧转(均影响脑部静脉回流),避免胸腹腔压升高,如咳嗽、吸痰、抽搐(胸腹腔内压增高可致脑血流量增高)。

5.掌握和准确执行脱水治疗

颅脑外伤的病员在抢救治疗中,常用的脱水剂有甘露醇。该药静脉快速注射后,血中浓度迅速增高,产生一时性血中高渗压,将组织间隙中水分吸入血管中,由于脱水剂在体内不易代谢,仍以原形经肾脏排泄而利尿,且能使组织脱水。颅脑外伤使用脱水剂后,可明显降低颅内压力,一般注射后10分钟可产生利尿作用,2～3小时在血中达到高峰,维持4～6小时。甘露醇脱水静脉滴注时要求15～30分钟内滴完,必要时进行静脉推注,及时、准确收集、记录尿量。

(五)消化系统护理

重型颅脑损伤对消化系统的影响,一般认为可能有两个方面:一是交感神经麻痹使胃肠血管扩张、淤血,同时迷走神经兴奋使胃酸分泌增加,损害胃黏膜屏障,使黏膜缺血,局部糜烂;二是重型颅脑损伤均有不同程度缺氧,胃肠道黏膜也受累,缺氧、水肿,影响胃肠道正常消化功能。对消化道功能的监护主要是观察和防治胃肠道出血和腹泻,尤其是亚低温状态下,伤员胃肠道蠕动恢复慢。伤后几日内应放置胃管,待肠鸣音恢复后给予胃肠道营养。

重型颅脑损伤,特别是丘脑下部损伤的患者,可并发神经源性应激性胃肠道出血。出血之前患者多有呼吸异常、缺氧或并发肺炎、呃逆,随之出现咖啡色胃液及柏油样便,多次大量柏油样便,可导致休克和衰竭。在处理上,要改善缺氧,稳定生命体征,记录出血情况,禁食,药物止血,如给予甲氰咪胍、止血敏、止血芳酸、云南白药等。必要时胃内注入少量去甲肾上腺素稀释液,对止血有帮助。同时采取抗休克措施、输血或血浆,注意水、电解质平衡,对于便秘3日以上者可给予缓泻剂、润肠剂或开塞露,必要时戴手套掏出干结大便块。

(六)五官护理

(1)注意保护角膜,由于外伤造成眼睑闭合不全,故要防止角膜干燥坏死。一般可戴眼罩,眼部涂眼药膏,必要时暂时缝合上下眼睑。

(2)发生脑脊液漏及耳漏时,宜将鼻、耳血迹擦尽,禁用水冲洗,禁用纱条、棉球填塞。患者取半卧位或平卧位多能自愈。

(3)及时做好口腔护理,清除鼻咽与口腔内分泌物与血液。用3%过氧化氢或生理盐水或0.1%呋喃西林清洗口腔每日4次。长期应用多种抗生素者,可并发口腔霉菌,发现后宜用制霉菌素液每日清洗3～4次。

(七)皮肤护理

昏迷及长期卧床,尤其是衰竭患者易发生压疮,预防要点如下。

(1)勤翻身,每2小时至少翻身1次,避免皮肤连续受压,可采用气垫床、海绵垫床。

(2)保持皮肤清洁干燥、床单平整,被大小便浸湿后随时更换。

(3)交接班时,要检查患者皮肤,如发现皮肤发红,只要避免再受压即可消退。

(4)昏迷患者如需应用热水袋,一定按常规温度 50 ℃,避免烫伤。

(八)泌尿系统护理

(1)留置导尿,每日冲洗膀胱 1~2 次,每周更换导尿管。

(2)注意会阴部护理,防止泌尿系统感染,观察有无尿液含血。重型颅脑伤者每日记尿量。

(九)血糖监测

高血糖在脑损伤 24 小时后发生较为常见,它可进一步破坏脑细胞功能,因此,对高血糖的监测防治也是必须的。监测方法应每日采血查血糖,应用床边血糖监测仪和尿糖试纸监测血糖和尿糖每日 4 次,脑外伤术后预防性应用胰岛素 12~24 U 静脉滴注,每日 1 次。

护理要点:①正确掌握血糖、尿糖测量方法;②掌握胰岛素静脉滴注的浓度,每 500 mL 液体中不超过 12 U,滴速每分钟<60 滴。

(十)伤口观察与护理

(1)开放伤或开颅术后,观察敷料有无血性浸透情况,及时更换,头下垫无菌巾。

(2)注意是否有脑脊液漏。

(3)避免患侧伤口受压。

(十一)躁动护理

颅脑伤急性期因颅内出血、血肿形成、颅内压急剧增高,常引起躁动。此外,缺氧、休克兴奋期、尿潴留、膀胱过度膨胀、脑外伤恢复期也可有躁动。对于躁动患者,应适当将其四肢加以约束,防止自伤、坠床,分析躁动原因并针对原因加以处理。

(十二)高热护理

当颅脑损伤患者出现高热时,急性期体温可在 38~39 ℃,经过 5~7 日逐渐下降。

(1)如体温持续不退或下降后又高热,要考虑伤口、颅内、肺部或泌尿系统并发感染。

(2)颅内出血,尤其脑室出血也常引起高热。

(3)丘脑下部损伤发生的高热可以持续较长时间,体温可高至 41 ℃以上,部分患者因高热不退而死亡。

高热处理:①一般头部枕冰袋或冰帽,酌用冬眠药;②小儿及老年人应着重预防肺部并发症;③长期高热要注意补液;④冬眠低温是治疗重型颅脑伤、防治脑水肿的措施,也用于高热时;⑤目前我们采用亚低温,使患者体温降至 34 ℃左右,一般 3~5 日可自然复温;⑥冰袋降温时要外加包布,避免发生局部冻伤;⑦在降温时,需注意区别药物的作用与伤情变化引起的昏迷。

(十三)癫痫护理

颅骨凹陷性骨折、急性脑水肿、蛛网膜下腔出血、颅内血肿、颅内压增高、高热等均可引起癫痫发作,应注意以下几点。

(1)防止误吸与窒息,由专人守护,将患者头转向一侧,上下牙之间加牙垫防舌咬伤。

(2)自动呼吸停止时,应立即行辅助呼吸。

(3)大发作频繁,连续不止,称为癫痫持续状态,可造成脑缺氧而加重脑损伤,一旦发现,应及时通知医师做有效处理。

(4)详细记录癫痫发作的形式与频度及用药剂量。

(5)癫痫持续状态用药,常用地西泮、冬眠药、苯妥英钠。

(6)癫痫发作和发作后不安的患者,要倍加防范,避免坠床而发生意外。

(十四)亚低温治疗的护理

亚低温治疗重型颅脑伤是近几年临床开展的有效新方法。动物实验研究和临床应用结果都表明,亚低温对脑缺血和脑外伤具有肯定的治疗效果,但亚低温保护的确切机制尚不十分清楚,可能包括以下几个方面。

(1)降低脑组织氧耗量,减少脑组织乳酸堆积。

(2)保护血脑屏障,减轻脑水肿。

(3)抑制内源性毒性产物对脑细胞的损害作用。

(4)减少钙离子内流,阻断钙对神经元的毒性作用。

(5)减少脑细胞结构蛋白破坏,促进脑细胞结构和功能修复。

(6)减轻弥漫性轴索损伤,弥漫性轴索损伤是颅脑伤死残的主要病理基础,尤其是脑干网状上行激活系统轴索损伤是长期昏迷的确切因素。

亚低温能显著地控制脑水肿,降低颅内压,减少脑组织细胞耗能,减轻神经毒性产物过度释放等。目前临床常用半导体冰毯制冷与药物降温相结合的方法,一般使患者肛温维持在30～34 ℃,持续3～10日。

亚低温治疗状态下护理要点如下。①生命体征监测:亚低温状态下会引起血压降低和心率缓慢,护理工作中应该严密观察伤员心率、心律、血压等,尤其是儿童和老年患者及心脏病、高血压伤员应该予以重视,采用床边监护仪连续监测。②降温毯置于患者躯干部,背部和臀部皮肤温度较低,血液循环减慢,容易发生压疮,每小时翻身1次,避免长时间压迫,血运减慢而发生压疮。③防治肺部感染。亚低温状态下,患者自身抵抗力降低,气管切开后较易发生肺部感染。加强翻身、叩背、吸痰,呼吸道冲洗时将冲洗液吸净是关键护理措施。

(十五)精神与心理护理

不论伤情轻重,患者都可能对脑损伤存在一定的忧虑,担心今后的工作能否适应、生活是否受影响。护士对患者从机体的代偿功能和可逆性方面多做解释,给患者安慰和鼓励,以增强自信心。对饮食、看书、学习等不宜过分限制,早期锻炼有利康复。因器质性损伤引起失语、瘫痪者,宜早期进行训练与功能锻炼。

(十六)康复催醒治疗的护理

目前认为,颅脑伤患者伤后持续昏迷1个月以上为长期昏迷。长期昏迷催醒治疗应包括:预防各种并发症、使用催醒药物,减少或停用苯妥英钠和巴比妥类药物,交通性脑积水行外科治疗等。

高压氧是目前用于长期昏迷患者催醒的行之有效的方法之一。颅脑伤昏迷患者一旦伤情平稳,应尽早接受高压氧治疗,疗程通常为30日。对于高热、高血压、心脏病和活动性出血的昏迷患者应该慎用此类治疗,以防发生意外。

长期昏迷的正规康复治疗包括早期和后期康复治疗。早期康复治疗是指患者在伤后住院期间由医护人员进行的康复治疗;后期康复治疗是指患者出院后转至康复中心,在康复体疗、心理等方面的医护人员指导下进行的康复训练和治疗。康复治疗的原则包括以下几点。

（1）从简单基本功能训练开始，循序渐进。

（2）放大效应。如收录机音量适当放大，选用大屏幕电视机、放大康复训练器材和生活用具，选择患者喜爱的影音资料等。

（3）反馈效应。在整个康复训练过程中，医护人员要经常给患者鼓励、称赞和指导性批评。有条件时将患者整个康复治疗过程进行录像并定期放给患者看，使其感受到康复的过程中，神经功能较前逐渐恢复，从而增强自信心。

（4）替代方法。若患者不能行走，则教会患者如何使用各种辅助工具行走。

（5）重复训练。在相当长的康复训练过程中，既要让患者反复训练以促进运动功能重建，又要不断改进训练方法和器材，才能不使患者产生厌倦情绪。迄今已经有大量随机双盲前瞻性临床观察结果表明，正规康复治疗对重型颅脑伤患者运动神经功能的恢复，相较于未接受正规康复治疗患者明显。早期（＜35 日）较晚期（＞35 日）开始正规康复治疗的患者神经功能恢复快1倍以上。对正规康复治疗伤后7日内开始与7日以上开始者进行评分，前者明显高于后者。一般情况下，早期康复治疗疗程1～3个月，重残颅脑伤患者需要1～2年。

目前，临床治疗颅脑伤患者智能障碍的主要药物包括三大类：儿茶酚胺类、胆碱能类和智能增强剂。神经节苷脂和促甲状腺释放激素对颅脑伤患者智能的恢复也有促进作用。

颅脑伤患者伤后智力障碍的主要临床表现为记忆力障碍、语言障碍和计数能力障碍。记忆力障碍主要包括视觉记忆力障碍、听觉记忆力障碍、空间记忆力障碍和颞叶定向障碍，语言障碍主要包括阅读理解障碍、失认症、失写症、语言理解障碍、发音和拼音障碍等。近年来采用智力训练和药物结合的方式治疗颅脑伤患者智力障碍已受到人们的重视。智力康复训练加药物治疗有助于颅脑伤患者的智力恢复。然而，智力康复训练应与体能康复训练同期进行。目前智力康复训练主要包括仪器工具训练、反复操作程度训练及帮助记忆力的技巧训练等。

康复期伤病员需加强心理护理。对于轻型伤员应鼓励尽早自理生活，防止过度依赖医务人员。要鼓励他们树立战胜伤病的信心，消除对"脑外伤后综合征"的顾虑。脑外伤后综合征是指脑外伤后患者所出现的临床精神神经症，主要包括头痛、眩晕、记忆力减退、软弱无力、四肢麻木、恶心、复视和听力障碍等。应该向伤员做适当解释，让伤员知道有些症状属于功能性的，可以恢复。对于遗留神经功能残疾伤员的今后生活、工作问题，偏瘫失语的锻炼等问题，应该积极向伤员及家属提出合理建议和提供正确指导，帮助伤员恢复，鼓励伤员面对现实，树立争取完全康复的信心。

第三节　慢性硬膜下血肿

一、疾病概述

慢性硬膜下血肿是指脑外伤后3周以上出现临床症状者，血肿位于硬脑膜和蛛网膜之间，具有包膜，是小儿和老年颅内血肿中最常见的一种，约占颅内血肿的10％，占硬膜下血肿的25％。目前认为，慢性硬膜下血肿是因轻微颅脑外伤造成桥静脉撕裂，血液缓慢渗入硬脑膜下腔而成。血肿以单侧多见,双侧者占 20%～25%。男性患者明显多于女性,男女之比为 5∶1,当病程长、头颅外伤史不明确时,常被误诊为脑瘤、脑血管病、帕金森综合征等。如诊断不及时,治疗不当,可造成严重后果。临床表现是以颅内高压为主的一组症状。

(一)病因与发病机制

头部外伤是慢性硬膜下血肿最常见的致病原因,50%～84% 的患者有明确的头部外伤史。但如果头部外伤轻微,外伤距发病时间较长,一般容易被患者及其家属忽略,部分患者在被追问病史时才发现。老年人由于脑组织萎缩,硬脑膜与皮质之间的空隙增大,当头部受到突然加速或减速运动时,可引起桥静脉的撕裂或造成皮质与硬脑膜间小交通静脉的损伤渗血。也可由静脉窦、蛛网膜颗粒或硬膜下积液受损出血引起。非损伤性硬膜下血肿非常少见,在慢性硬膜下血肿的患者中约 12.8% 的患者伴有高血压。因此,高血压、动脉硬化可能是容易出血的原因之一。

此外,一些患有硬膜下血肿的老年患者,常有慢性乙醇中毒病史,长期饮酒可造成肝功能损伤,导致凝血机制障碍,酗酒后又易造成颅脑损伤。还有 12%～38% 与应用抗凝治疗有关,如长期服用阿司匹林、双嘧达莫等。

慢性硬膜下血肿的出血来源多为桥静脉或皮质小静脉,血液流至硬脑膜下腔后逐渐凝固,2 周左右血肿开始液化,蛋白分解。以后血肿腔逐渐增大,引起颅内压增高,进一步对脑组织造成压迫,使脑循环受阻、脑萎缩及变性。促使血肿不断扩大的原因有以下几种。①血肿被膜反复出血:手术时可见血肿有被膜形成,外壁较厚,有时可达数毫米,并富有血管,与硬脑膜粘连紧密,内膜甚薄,与蛛网膜易分离。血肿外壁上的小血管不断破裂出血,是血肿体积不断增大的原因。②血管活性物质的释放:研究表明,血肿的外被膜(血肿被膜的硬脑膜层)不断释放出组织纤溶酶原激活物到血肿腔内,作用于纤溶酶原,使其转化为纤溶酶,促使纤溶活性增加,造成溶血和小血管的再出血,从而使血肿体积不断增大。

(二)病理

慢性硬膜下血肿,多位于顶部,一般较大,血肿可覆盖在大脑半球表面的大部分,即额、顶、颞叶的外侧面。血肿的包膜多在发病后 5～7 日初步形成,到 2～3 周基本完成,为一层黄褐色或灰色的结缔组织包膜,靠蛛网膜侧包膜较薄,血管少,与蛛网膜粘连,可轻易剥离;靠近硬脑膜一侧的包膜较厚,与硬脑膜粘连较紧,该包膜在显微镜下有浆细胞、淋巴细胞和吞噬细胞,有丰富的新生毛细血管,也有血浆渗出,有时见到毛细血管破裂的新鲜出血。血肿内容早期为黑褐色半固体黏稠物,晚期为黄色或酱油色液体。已往多数学者认为,脑轻微损伤后出血缓慢,量少,血肿内血液分解渗透压较高,脑脊液和周围脑组织水分不断渗入血肿壁,使血肿逐渐增大,但这种说法已被否定。目前大多认为,包膜的外层有新生而粗大的毛细血管,血浆由管壁渗出,或毛细血管破裂出血到囊腔内,而使血肿体积不断增大。晚期逐渐出现颅内高压及局灶症状。

(三)临床表现

多数患者在外伤后较长时间有轻微头痛、头晕等一般症状,也有部分患者伤后长时间无症状,部分患者外伤史不详。多于 2 个月后逐渐出现恶心、呕吐、视物模糊、肢体无力、精神失常等全脑症状和局灶症状。症状大体可归纳为以下几类。

1.颅内高压症状

症状起初为轻微的头痛,当血肿逐渐增大时方出现明显的颅内压增高的症状,如头痛、恶心、呕吐、复视、视盘水肿等。临床上常以颅内压增高为主要症状。老年人因为脑萎缩,颅内压增高症状出现较晚或不明显。婴幼儿患者,颅内压增高则表现为前囟饱满、头颅增大,可被误诊为先天性脑积水。

2.精神症状

老年人以精神障碍较为突出,常表现为表情淡漠、反应迟钝、记忆力减退、寡言少语、理解力差、进行性痴呆、淡漠、嗜睡、精神失常。痴呆多见于年龄较大者。

3.局灶性症状

患者可出现脑神经受损症状,如动眼神经、展神经及面神经损伤的症状;可出现帕金森综合征,如表现出震颤、动作缓慢、肌力减退而肌张力增高;也可出现步态不稳及神经功能障碍,如偏瘫、失语、同向偏盲、偏身感觉障碍等,但一般较轻。部分患者可出现局灶性癫痫。

(四)辅助检查

1.腰椎穿刺

除腰椎穿刺脑脊液压力增高外,常规检查可完全正常,病程越长,血肿包膜越厚,脑脊液化验变化越不明显。

2.颅骨平片

颅骨平片可显示脑回压迹,蝶鞍扩大,骨质吸收,患病多年者局部骨板变薄、外突,血肿壁可有圆弧形钙化。婴幼儿可有前囟扩大、颅缝分离和头颅增大等。

3.头部CT扫描

头部CT扫描是目前诊断慢性硬膜下血肿的最有效方法,早期(伤后3周至1个月)血肿呈高、低混合密度,新月形或半月形肿块,高密度系点片状新鲜出血,部分可见液平面;中期(1~2个月)血肿双凸形低密度;后期(2个月以上)呈低密度区,主要表现为颅骨内板与脑表面之间出现新月形、双凸形、单凸形的低密度、高密度或混杂密度区,患侧脑室受压,中线移位,额角向下移位,枕角向内上移位。慢性硬膜下血肿有17%~25%表现为等密度,诊断较难。增强扫描更能清楚显示血肿内缘与脑组织交界面呈条状密度增高带,可见血肿包膜强化影,血肿区内无脑沟、脑回。

4.MRI检查

慢性硬膜下血肿有时在CT上呈等密度而显影不清,但在MRI上却相当清晰,既可定性,又可定位,对CT难以诊断的等密度慢性硬膜下血肿,其诊断准确率高达100%。早期在T_1、T_2加权像上均为高信号,后期血肿在T_1加权像上为高于脑脊液的低信号,T_2加权像上为高信号。例如,发病3周左右的硬膜下血肿,在CT上可能呈等密度,在T_1加权像上积血因T_1值短于脑脊液而呈高信号,在T_2加权像上因长T_2而呈高信号。冠状面在显示占位效应方面更明显优于CT。

5.其他检查

发射计算机断层显像(emission computed tomography,ECT)扫描,显示脑表面的新月形低密度区;脑电图显示局限性病灶;脑超声波检查可显示中线波移位。婴幼儿可行前囟穿刺。

(五)诊断与鉴别诊断

1.诊断

(1)轻度头部外伤 3 周以后,逐渐出现头痛、头晕、视盘水肿、偏瘫、癫痫等症状。

(2)腰椎穿刺脑脊液压力高,常规变化不明显。

(3)脑血管造影可见颅内板下方新月形"无血管区"。

(4)CT 扫描可确定诊断。

(5)婴幼儿在前囟外角进行穿刺,可明确诊断。

2.鉴别诊断

(1)外伤性硬膜下积液。又称外伤性硬膜下水瘤,系外伤后大量脑脊液积聚硬脑膜下,临床表现与硬膜下血肿相似,半数病例位于双额区,常深入纵裂前部,占位表现较硬膜下血肿轻。在 CT 上显示为新月形低密度影,CT 值在 7 HU 左右,近脑脊液密度。无论急性或慢性硬膜下积液,在 MRI 上均成新月形长 T_1 与长 T_2,信号强度接近脑脊液。慢性硬膜下血肿在 CT 上早期为高、低混合密度,部分可见液面;中、晚期呈低密度区。其在 MRI 上可有明显信号变化。

(2)脑蛛网膜囊肿。多位于颅中窝、外侧裂表面,临床表现与慢性硬膜下血肿相似,脑血管造影为脑底或脑表面无血管区,CT 扫描也为密度减低区,但其形状呈方形或不规则,这点可与慢性硬膜下血肿相区别。

(3)其他。脑肿瘤、先天性脑积水,临床上往往与慢性硬膜下血肿难以区别,但行 CT 扫描及 MRI,多可明确诊断。

(六)治疗

1.非手术疗法

对个别轻度病例或缓慢性进行性颅内高压,可试用中药或大量脱水药物治疗,但疗效尚需长期观察。未经治疗的慢性硬膜下血肿患者由于高颅压脑疝而死亡,自然吸收的慢性硬膜下血肿少见。

2.手术治疗

手术治疗是公认的最有效的治疗方法。大多数患者需要手术治疗,部分非手术治疗效果不满意,病情继续发展的可行手术治疗,手术治疗包括以下几种。

(1)血肿引流。近年来盛行的方法,在血肿较厚部位钻孔引流并冲洗血肿后,置入一引流管与脑表面平行,行闭式引流 48~72 小时,此种方法多能顺利治愈,而且简单,损伤小,治愈率高,故多列为首选。近年来因 YL-1 型硬通道微刺针微创穿刺引流术简便易行,在临床广泛应用,根据头部 CT 检查定位,选择最后层面中心作为穿刺点。对于 CT 显示血肿腔内有明显分隔者,可采用颅骨钻孔神经内镜辅助血肿清除术。

(2)血肿切除。适应证:①血肿引流不能治愈者;②血肿内容为大量凝血块;③血肿壁厚,引流后脑不膨起者。此种方法损伤较大,采用骨瓣开颅,连同血肿囊壁一并切除。

(3)前囟穿刺。适用于婴幼儿血肿,可在两侧前囟外角反复多次穿刺,多数患者可治愈。

二、护理

(一)入院护理

1.急诊入院常规护理

(1)立即通知医师接诊,为患者测量体温、脉搏、呼吸、血压;观察患者的意识、瞳孔变化及肢体活动等情况,如有异常,及时通知医师。

(2)了解患者既往史,以及有无家族史、过敏史、吸烟史等。

(3)根据医嘱正确采集标本,进行相关检查。了解相关化验、检查报告的情况,如有异常,及时与医师沟通。

(4)了解患者的心理状态,向患者讲解疾病的相关知识,增强患者的治疗信心,减轻焦虑、恐惧心理。

(5)待患者病情稳定后向患者介绍病房环境(医师办公室、护士站、卫生间、换药室、配餐室的位置)、护理用具的使用方法(床单位、呼叫器等)、物品的放置、作息时间及餐卡的办理等;介绍科主任、护士长、负责医师及责任护士。病房应保持安静、舒适,减少人员流动,患者应避免外界刺激和情绪激动。

2.安全防护教育

常规安全防护教育。对于有癫痫发作史的患者,应保持病室内环境安静,减少人员探视,室内光线柔和,避免强光刺激。病室内的热水壶、锐器等危险物品应远离患者,避免癫痫发作时伤及他人或患者自伤。若出现癫痫发作前兆,应立即卧床休息。癫痫发作时,在患者紧闭口唇之前,立即把缠有纱布的压舌板、勺子或牙刷把等垫在上、下牙齿之间,防止患者咬伤自己的舌头。松开衣领,头偏向一侧,保持呼吸道通畅,通知医师。发作期间口中不可塞任何东西,不可强行灌药,防止窒息。不可暴力制动,以防止肌肉拉伤、关节脱臼或骨折,并加床挡保护,避免坠床摔伤。有癫痫病史的患者,必须长期坚持服药,不可增减、漏服和停服药物。癫痫发作后,要及时清除患者口腔分泌物,保持呼吸道通畅,并检查患者有无肢体损伤,保证患者良好的休息。

(二)手术当日护理

1.送手术前

(1)为患者测量体温、脉搏、呼吸、血压及体重;如有发热、血压过高、女性月经来潮等情况,应及时报告医师。

(2)告知患者手术的时间,术前禁饮食等准备事项。

(3)修剪指(趾)甲、剃胡须,勿化妆及涂染指(趾)甲等。协助患者取下义齿、项链、耳钉、手链、发夹等物品,并交给家属妥善保管。

(4)根据医嘱正确进行药敏试验、备血(复查血型)、术区皮肤准备(剃除全部头发及颈部毛发,保留眉毛)后,更换清洁病员服,术区皮肤异常,及时通知医师。

(5)遵医嘱术前用药。

(6)携带病历、相关影像资料等物品,平车护送患者进入手术室。

2.术后回病房

(1)每15～30分钟巡视1次患者,注意观察患者的生命体征、意识、瞳孔、肢体活动等,如异常,及时通知医师。

(2)注意观察切口敷料有无渗血。

(3)密切观察引流液的颜色、性状、量等情况并记录,妥善固定引流管,引流袋置于头旁枕上或枕边,高度与头部创腔保持一致,保持引流管引流通畅;活动时注意引流管不要扭曲、受压,防止脱管。

(4)术后6小时内给予去枕平卧位,头偏向一侧,防止呕吐物误吸引起窒息;头部放置引流管的患者6小时后需平卧位,以利于引流;麻醉清醒的患者可以协助床上活动,保证患者的舒适度。

(5)若患者出现不能耐受的头痛,及时通知医师,遵医嘱给予止痛药物,并密切观察患者的生命体征、意识、瞳孔等变化。

(6)术后6小时如无恶心、呕吐等麻醉反应,可遵医嘱进食;对于意识障碍的患者可遵医嘱鼻饲管注食。

(7)对于未留置导尿的患者,指导其床上大小便,24小时内每4~6小时嘱患者排尿1次。避免手术、麻醉刺激、疼痛等原因造成术后的尿潴留。若术后8小时仍未排尿且有下腹胀痛感、隆起,可行诱导排尿、针刺或导尿等方法。

(8)麻醉清醒可以语言沟通的患者,向其讲解疾病术后的相关知识,增强患者恢复健康的信心,利于早日康复。带有气管插管或语言障碍的患者,可进行肢体语言和书面卡片的沟通,疏导患者紧张、恐惧的情绪。

(9)结合患者的个体情况,每1~2小时协助患者翻身,保护受压部位皮肤;如局部皮肤有压红,可缩短翻身间隔的时间,受压部位应予软枕垫高减压。

(三)术后护理

1.术后第1~3日

(1)每1~2小时巡视患者,注意观察患者的生命体征、意识、瞳孔、肢体活动等,如发现有头痛、恶心、呕吐等颅内压增高症状,应及时通知医师。

(2)注意观察切口敷料有无渗血。

(3)密切观察引流液的颜色、性状、量等情况并记录,妥善固定引流管,保持引流管引流通畅,勿打折、扭曲、受压,防止脱管,不可随意调整引流袋的高度。

(4)加强对呼吸道的管理,鼓励患者深呼吸及有效咳嗽、咳痰,如痰液黏稠不易咳出,可遵医嘱予雾化吸入,必要时吸痰。

(5)结合患者的个体情况,每1~2小时协助患者翻身,保护受压部位皮肤,如局部皮肤有压红,可缩短翻身的间隔时间,受压部位应予软枕垫高减压。

(6)指导肢体和语言功能锻炼。

2.术后第4日至出院日

(1)每1~2小时巡视患者,注意观察患者的生命体征、意识、瞳孔、肢体活动等,如发现异常,及时通知医师。

(2)拔除引流管后注意观察切口敷料有无渗血、渗液及皮下积液等,如有异常,及时通知医师。

(3)加强呼吸道的管理,鼓励深呼吸及有效咳嗽。

(4)指导患者注意休息,引流管拔除后指导患者床头摇高,逐渐坐起,再过渡到床边、病室、病区,活动时以不疲劳为宜。

(5)指导患者进行肢体和语言功能锻炼。

(四)出院指导

(1)家属应陪伴在患者身边,减轻患者的恐惧心理。

(2)给予患者高热量、高蛋白、高维生素、易消化吸收的饮食。

(3)患者出院后定期复查血压,遵医嘱用药,保持情绪稳定,保持大便通畅,坚持功能锻炼。

(4)1个月后进行门诊影像学复查。

第四节　颅内压增高

颅内压增高是颅内任何一种主要内容物(血液、脑脊液、脑组织)容积增加或者有占位性病变时,其所增加的容积超过代偿限度所致。正常人侧卧位时,测定颅内压为 $0.8\sim1.8$ kPa($6\sim13.5$ mmHg),大于 2.0 kPa(15 mmHg)为颅内压增高,$2.0\sim2.6$ kPa($15\sim20$ mmHg)为轻度增高,$2.6\sim5.3$ kPa($20\sim40$ mmHg)为中度增高,大于 5.3 kPa(40 mmHg)为重度增高。

一、病因与发病机制

引起颅内压增高的疾病很多,影响颅内压增高的主要因素如下。

1.脑脊液增多

(1)分泌过多,如脉络丛乳头状瘤。

(2)吸收减少,如交通性脑积水,蛛网膜下腔出血后引起蛛网膜粘连。

(3)循环交通受阻,如脑室及脑中线部位的肿瘤引起的梗阻性脑积水或先天性脑畸形。

2.脑血液增多

(1)脑外伤后 24 小时内的脑血管扩张、充血,以及呼吸道梗阻、呼吸中枢衰竭引起的二氧化碳蓄积,高碳酸血症和丘脑下部、鞍区或脑干部位手术,使自主神经中枢或血管运动中枢受刺激,引起脑血管扩张充血。

(2)颅内静脉回流受阻。

(3)出血。

3.脑容积增加

正常情况下,颅内容积除颅内容物体积外有 $8\%\sim10\%$ 的缓冲体积,即代偿容积,所以颅内容积很大,但代偿调节作用很小。如脑水肿可引起脑容积增加,是引发颅内压增高的重要原因之一。常见脑水肿分类:①血管源性脑水肿,多见于颅脑损伤、脑肿瘤、脑手术后;②细胞毒性脑水肿,多见于低氧血症、高碳酸血症、脑缺血和缺氧;③渗透性脑水肿,常见于严重电解质紊乱(Na^+丢失)导致的渗透压降低、水中毒。

4.颅内占位病变

病变常见于颅内血肿、颅内肿瘤、脑脓肿和脑寄生虫等。

二、临床表现

(一)头痛

头痛是颅内压增高最常见的症状,有时是唯一的症状。可呈持续性或间歇性发作,当用力、咳嗽、负重,早晨清醒时和较剧烈活动时加重,其原因是颅内压增高使脑膜、血管或神经受挤压、牵扯或炎症变化的刺激。急性和重度的颅内压增高可引起剧烈的头痛,并常伴喷射性呕吐。

(二)恶心、呕吐

多数颅内压增高患者伴有恶心、不思饮食,重度颅内压增高可引起喷射性呕吐,呕吐之后头痛随之缓解,小儿较成人多见,其原因是迷走神经中枢和神经受刺激所致。

(三)视力障碍和眼底变化

长期颅内压增高,使视神经受压,眼底静脉回流受阻,引起视神经萎缩,造成视力下降、视物模糊和复视,视盘水肿,严重者出现失明和眼底出血。头痛、恶心呕吐、视盘水肿为颅内压增高的三大主要症状。

(四)意识障碍

意识障碍是反映脑受压的可靠及敏感指标,当大脑皮质、脑干网状结构广泛受压和损害时即可出现意识障碍。颅内压增高早期,患者可出现烦躁、嗜睡和定向障碍等意识不清的表现,晚期则出现朦胧和昏迷;末期出现深昏迷。梗阻性脑积水引起的颅内压增高一般无意识障碍。

(五)瞳孔变化

颅内压不断增高而引起脑移位,中脑和脑干移位压迫和牵拉动眼神经,可引起瞳孔对光反射迟钝。瞳孔不圆,瞳孔忽大忽小,一侧瞳孔逐渐散大,光反射消失;末期出现双侧瞳孔散大、固定。

(六)生命体征变化

颅内压增高早期一般不会出现生命体征变化,急性或重度的颅内压增高可引起血压增高,脉压增大,呼吸、脉搏减慢综合征,随时有呼吸骤停及生命危险。常见于急性脑损伤患者,而脑肿瘤患者则很少出现血压升高。

(七)癫痫发作

约 20% 的颅内压增高患者发生癫痫,为局限性癫痫小发作,如口角及单侧上、下肢抽搐;也可为癫痫大发作,大发作时可引起呼吸道梗阻,加重脑缺氧、脑水肿而加剧颅内压增高。

(八)颅内高压危象(脑疝形成)

1.颞叶钩回疝

由幕上肿瘤、水肿、血肿引起急剧的颅内压增高,挤压颞叶向小脑幕裂孔或下方移位,同时压迫动眼神经、大脑后动脉和中脑,使脑干移位,产生剧烈的头痛、呕吐,血压升高,呼吸、脉搏减慢、不规则,很快进入昏迷,一侧瞳孔散大,光反射消失,对侧肢体偏瘫,去大脑强直。此时如未进行及时的降颅压处理则会出现呼吸停止,双侧瞳孔散大、固定,血压下降,心搏停止。

2.枕骨大孔疝

枕骨大孔疝又称小脑扁桃体疝,主要是幕下肿瘤、血肿、水肿致颅内压力增高,挤压小脑扁桃体进入压力偏低的枕骨大孔,压迫延脑和颈1～2颈髓,患者出现剧烈头痛、呕吐、呼吸不规则、血压升高、心搏缓慢,随之很快出现昏迷、瞳孔缩小或散大、固定、呼吸停止。

三、护理

1.护理目标

(1)了解引起颅内压增高的原因,及时对症处理。

(2)通过监测及早发现病情变化,避免意识障碍发生。

(3)颅内压得到控制,脑疝危象得以解除。

(4)患者主诉头痛减轻,自觉舒适,头脑清醒,睡眠改善。

(5)体液恢复平衡,尿比重在正常范围,无脱水症状和体征。

2.护理措施

(1)每小时观察1次意识、瞳孔变化。如出现意识不清及瞳孔改变,预示颅内压力增高,需及时报告医师进行降颅内压处理。

(2)观察头痛的程度、有无伴随呕吐,对剧烈头痛的患者,应及时对症降颅压处理。

(3)监测血压、脉搏、呼吸,每1～2小时1次,观察有无呼吸、脉搏慢,血压高,即"两慢一高"征。

(4)保持呼吸道通畅。呼吸道梗阻时,患者呼吸困难,可致胸腔内压力增高、$PaCO_2$ 增高,致脑血管扩张、脑血流量增多,进而使颅内压增高。护理时应及时清除呼吸道分泌物和呕吐物。抬高床头15°～30°,持续或间断吸氧,改善脑缺氧,减轻脑水肿。

(5)脱水治疗的护理。应用高渗性脱水剂,使脑组织间的水分通过渗透作用进入血液循环,再由肾脏排出,可达到降低颅内压的目的。常用20％甘露醇250 mL,15～30分钟滴完,每日2～4次;呋塞米20～40 mg,静脉或肌内注射,每日2～4次。脱水治疗期间,应准确记录24小时出入液量,观察尿液的量、颜色,监测尿素氮和肌酐含量,注意有无水、电解质紊乱和肝、肾功能损害。脱水药物应严格按医嘱执行,并根据病情及时调整脱水药物的用量。

(6)激素治疗的护理。肾上腺皮质激素通过稳定血脑屏障,预防和缓解脑水肿,改善患者症状。常用地塞米松5～10 mg静脉注射或氢化可的松100 mg静脉注射,每日1～2次;激素有引起消化道应激性溃疡出血、增加感染机会等不良反应,故用药的同时应加强观察,预防感染,避免发生并发症。

(7)颅内压监护。颅内压监护有植入法和导管法两种。植入法:将微型传感器植入颅内,传感器直接与颅内组织(硬脑膜外、硬脑膜下、蛛网膜下隙、脑实质等)接触而测压。导管法:以引流出的脑脊液或生理盐水充填导管,将传感器(体外传感器)与导管相连接,借导管内的液体与传感器接触而测压。两种方法的测压原理均是利用压力传感器将压力转换为与颅内压力成正比的电信号,再经信号处理装置将信号放大后记录下来。植入法中的硬脑膜外法及导管法中的脑室法优点较多,使用较广泛。颅内压监护的注意事项:监护的零点参照点一般位于外耳道的位置,患者需平卧或头抬高10°～15°;监护前注意记录仪与传感器的零点校正,并注意大气压改变而引起的"零点飘移";脑室法时在脑脊液引流期间每4～6小时关闭引流管测压,了解颅内压真实情况;避免非颅内情况而引起的颅内压增高,如出现呼吸不畅、躁动、高热或体位不舒适、尿潴留,应及时对症处理;监护过程严格无菌操作,监护时间以72～96小时为宜,防止颅内感染。颅内压监护的优点:颅内压增高早期,由于颅内容积代偿作用,患者无明显颅内压增高的临床表现,而颅内压监护时可发现颅内压升高和基线不平稳;较重的颅内压升高(ICP＞40 mmHg)时,颅内压监护基线水平与临床症状出现及其严重程度一致;有些患者临床症状好转,但颅内压逐渐上升,预示迟发性(继发性)颅内血肿的形成;根据颅内压监护使用脱水剂,可以避免盲目地使用脱水剂,减少脱水剂的用量,减少急性肾衰竭及电解质紊乱等并发症的发生。

(8)降低耗氧量。对严重脑挫裂伤、轴索损伤、脑干损伤的患者进行头部降温,降低脑耗氧量。有条件者进行冬眠低温治疗。①冬眠低温的目的:降低脑耗氧量,维持脑血流和脑细胞能量代谢,减轻乳酸堆积,降低颅内压;保护血脑屏障功能,抑制白三烯 B_4 生成及内源性有害因子的生成,减轻脑水肿反应;调节脑损伤后钙调蛋白酶Ⅱ活性和蛋白激酶活性,保护脑功能;当体温降至 30 ℃时,脑的耗氧量约为正常的 55%,颅内压力较降温前低 56%。②降温方法:根据医嘱首先给予足量冬眠药物,如冬眠Ⅰ号合剂(包括氯丙嗪、异丙嗪及哌替啶)或冬眠Ⅱ号合剂(哌替啶、异丙嗪、双氢麦角碱),待自主神经充分阻滞,御寒反应消失,进入昏睡状态后,方可加用物理降温措施。物理降温方法可采用头部戴冰帽,在颈动脉、腋动脉、肱动脉、股动脉等主干动脉表浅部放置冰袋,此外还可采用降低室温、减少被盖、体表覆盖冰毯等方法。降温速度以每小时下降 1 ℃为宜,肛温降至 33～34 ℃、腋温降至 31～33 ℃较为理想。体温过低易诱发心律失常、低血压、凝血障碍等并发症;体温>35 ℃,则疗效不佳。③缓慢复温:冬眠低温治疗一般为 3～5 日,复温应先停物理降温,再逐步减少药物剂量或延长相同剂量的药物维持时间,直至停用;加盖被毯,必要时用热水袋复温,严防烫伤;复温不可过快,以免出现颅内压"反跳"、体温过高或中毒等。④预防并发症:定时翻身拍背、吸痰、雾化吸入,防止肺部感染;低温使心排血量减少,冬眠药物使外周血管阻力降低,在搬动患者或为其翻身时,动作应轻稳,以防发生直立性低血压;观察皮肤及肢体末端,冰袋外加用布套,并定时更换部位,定时局部按摩,以防冻伤。

(9)防止颅内压骤然升高。查明患者烦躁不安的原因,对症处理,必要时给予镇静剂,避免患者剧烈咳嗽和用力排便;控制液体摄入量,成人每日补液量<2 000 mL,输液速度应控制在30～40 滴/分;保持病室安静,避免情绪紧张,以免血压骤升而增加颅内压。

第五节　脑出血

脑出血是指原发于脑实质内的出血,主要发生于高血压和动脉硬化的患者。脑出血多发生于 55 岁以上的老年人,多数患者有高血压病史。常在情绪激动或活动用力时突然发病,出现头痛、呕吐、偏瘫及不同程度昏迷等。

一、护理措施
(一)术前护理
(1)密切监测病情变化,包括意识、瞳孔、生命体征及肢体活动情况,定时监测呼吸、体温、脉搏、血压等,发现异常(瞳孔不等大、呼吸不规则、血压高、脉搏缓慢),及时报告医师,立即抢救。

(2)绝对卧床休息,取头高位 15°～30°,头置冰袋可控制脑水肿,降低颅内压,利于静脉回流。吸氧可改善脑缺氧,减轻脑水肿。翻身时动作要轻,尽量减少搬动,加床档以防坠床。

(3)意识清楚的患者谢绝探视,以免情绪激动。

(4)脑出血昏迷的患者 24～48 小时禁食,以防止呕吐物反流至气管而造成窒息或吸入性肺炎,以后按医嘱进行鼻饲。

(5)加强排泄护理。若患者有尿潴留或不能自行排尿,应进行导尿,并留置尿管,定时更换尿袋,注意无菌操作,每日冲洗会阴 1～2 次;便秘时定期给予通便药或食用一些粗纤维的食物,嘱患者排便时勿用力过猛,以防再出血。

(6)遵医嘱静脉快速输注脱水药物,降低颅内压,适当使用降压药,使血压保持在正常水平,防止高血压引起再出血。

(7)预防并发症。①加强皮肤护理,每日擦浴1~2次;定时翻身,每2小时翻身1次;床铺干净平整;对骨隆突处的皮肤要经常检查和按摩,防止发生压力性损伤。②加强呼吸道管理,保持口腔清洁,口腔护理每日1~2次;患者有咳痰困难时,要勤吸痰,保持呼吸道通畅;若患者呕吐,应使其头偏向一侧,以防发生误吸。③急性期应保持偏瘫肢体的生理功能位。恢复期应鼓励患者早期进行被动活动和按摩,每日2~3次,防止瘫痪肢体的挛缩畸形和关节的强直疼痛,以促进神经功能的恢复,对失语患者应进行语言方面的锻炼。

(二)术后护理

1.卧位

患者清醒后抬高床头15°~30°,以利于静脉回流,减轻脑水肿,降低颅内压。

2.病情观察

严密监测生命体征,特别是意识及瞳孔的变化。术后24小时内易再次脑出血,如患者意识障碍继续加重,同时脉搏缓慢、血压升高,要考虑再次脑出血可能,应及时通知医师。

3.应用脱水剂的注意事项

临床常用的脱水剂是20%甘露醇,静脉滴注时注意速度,一般20%甘露醇250 mL应在20~30分钟输完,防止药液渗漏于血管外,造成皮下组织坏死;不可与其他药液混用;血压过低时禁止使用。

4.血肿腔引流的护理

注意引流液量的变化,若引流量突然增多,应考虑再次脑出血。

5.保持出入量平衡

术后注意补液速度不宜过快,根据出量补充入量,以免入量过多,加重脑水肿。

6.功能锻炼

术后患者常出现偏瘫和失语,加强患者的肢体功能锻炼和语言训练。协助患者进行肢体的被动活动,进行肌肉按摩,防止肌肉萎缩。

(三)健康指导

1.清醒患者

(1)避免情绪激动,去除不安、恐惧、愤怒、忧虑等不利因素,保持心情舒畅。

(2)饮食清淡,多吃含水分、含纤维素多的食物;多食蔬菜、水果。忌烟、酒及辛辣、刺激性强的食物。

(3)定期测量血压,复查病情,及时治疗可能并存的动脉粥样硬化、高脂血症、冠心病等。

(4)康复活动。应规律生活,避免劳累、熬夜、暴饮暴食等不利因素,保持心情舒畅,注意劳逸结合。坚持适当锻炼。康复训练过程艰苦而漫长(一般为1~3年,长者需终生训练),需要信心、耐心、恒心,在康复医师指导下,循序渐进、持之以恒。

2.昏迷患者

(1)保持皮肤清洁、干燥,每日床上擦浴,定时翻身,防止压力性损伤形成。

(2)每日坚持被动活动,保持肢体功能位置。

(3)防止气管切开患者出现呼吸道感染。

(4)不能经口进食者,应注意营养液的温度、保质期,以及每日的出入量是否平衡。

(5)保持大小便通畅。

(6)定期高压氧治疗。

二、主要护理问题

(1)疼痛。与颅内血肿压迫有关。

(2)生活自理能力缺陷。与长期卧床有关。

(3)脑组织灌注异常。与术后脑水肿有关。

(4)有皮肤完整性受损的危险。与昏迷、术后长期卧床有关。

(5)躯体移动障碍。与出血所致的脑损伤有关。

(6)清理呼吸道无效。与长期卧床所致的机体抵抗力下降有关。

(7)有受伤的危险。与术后癫痫发作有关。

第六节　脑疝

当颅腔内某分腔有占位性病变时,该分腔的压力大于邻近分腔,脑组织由高压力区向低压力区移位,导致脑组织、血管及脑神经等重要结构受压或移位,产生相应的临床症状和体征,称为脑疝。

根据移位的脑组织及其通过的硬脑膜间隙和孔道,可将脑疝分为以下常见的 3 类。①小脑幕切迹疝:又称颞叶疝,为颞叶的海马回、钩回通过小脑幕切迹被推移至幕下。②枕骨大孔疝:又称小脑扁桃体疝,为小脑扁桃体及延髓经枕骨大孔被推挤向椎管内。③大脑镰下疝:又称扣带回疝,一侧半球的扣带回经镰下孔被挤入对侧分腔(图 11-1)。

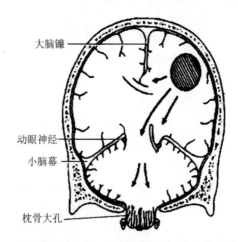

图 11-1　大脑镰下疝(上)、小脑幕切迹疝(中)、枕骨大孔疝(下)

脑疝是颅内压增高的危象和引起死亡的主要原因,常见的有小脑幕切迹疝和枕骨大孔疝。

一、病因与发病机制

(1)外伤所致的各种颅内血肿,如硬膜外血肿、硬膜下血肿及脑内血肿。

(2)颅内脓肿。

(3)颅内肿瘤,尤其是颅后窝、中线部位及大脑半球的肿瘤。

（4）颅内寄生虫病及各种肉芽肿性病变。

（5）医源性因素。对于颅内压增高患者，进行不适当的操作，如腰椎穿刺，放脑脊液过多、过快，使各分腔间的压力差增大，则可促使脑疝形成。

发生脑疝时，移位的脑组织在小脑幕切迹或枕骨大孔处挤压脑干，使脑干受压、移位，导致其实质内血管受到牵拉。严重时基底动脉进入脑干的中央支可被拉断而致脑干内部出血，出血常为斑片状，有时出血可沿神经纤维走行方向达内囊水平。同侧的大脑脚受到挤压会造成病变对侧偏瘫，同侧动眼神经受到挤压可产生动眼神经麻痹症状。钩回、海马回移位可将大脑后动脉挤压于小脑幕切迹缘上，致枕叶皮质缺血坏死。移位的脑组织可致小脑幕切迹裂孔及枕骨大孔堵塞，使脑脊液循环通路受阻，颅内压增高进一步加重，形成恶性循环，使病情迅速恶化。

二、临床表现

1.小脑幕切迹疝

（1）颅内压增高。剧烈头痛，进行性加重，伴躁动不安、频繁呕吐。

（2）进行性意识障碍。由于阻断了脑干内网状结构上行激活系统的通路，随脑疝的进展，患者出现嗜睡、浅昏迷、深昏迷。

（3）瞳孔改变。脑疝初期，患侧动眼神经受刺激，导致患侧瞳孔变小、对光反射迟钝；随病情进展，患侧动眼神经麻痹，患侧瞳孔逐渐散大，直接和间接对光反射均消失，并伴上睑下垂及眼球外斜；晚期，对侧动眼神经因脑干移位也受到推挤时，则出现双侧瞳孔散大、对光反射消失，患者多处于濒死状态（图 11-2）。

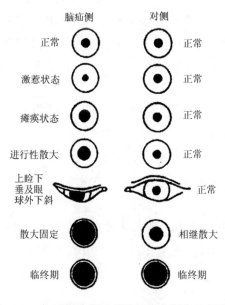

图 11-2　一侧颞叶钩回疝引起的典型瞳孔变化

（4）运动障碍。钩回直接压迫大脑脚，锥体束受累后，病变对侧肢体肌力减弱或麻痹，病理征阳性（图 11-3）。脑疝进展时可致双侧肢体自主活动消失，严重时可出现去皮质强直状，这是脑干严重受损的信号。

（5）生命体征变化。若脑疝不能及时解除，病情进一步发展，则患者出现深昏迷，双侧瞳孔散大、固定，血压骤降，脉搏快弱，呼吸浅而不规则，呼吸、心搏相继停止而死亡。

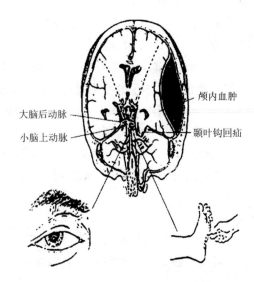

大脑后动脉
小脑上动脉
颅内血肿
颞叶钩回疝

图 11-3　脑疝与临床病症的关系

注　动眼神经受压导致同侧瞳孔散大,上睑下垂及眼外肌瘫痪;锥体束受压导致对侧肢体瘫痪,肌张力增加,腱反射活跃,病理反射阳性。

2.枕骨大孔疝

枕骨大孔疝是小脑扁桃体及延髓经枕骨大孔被挤向椎管中,又称小脑扁桃体疝。由于颅后窝容积较小,对颅内高压的代偿能力也小,病情变化更快。患者常有进行性颅内压增高的临床表现:头痛剧烈、呕吐频繁、颈项强直或强迫头位;生命体征紊乱出现较早,意识障碍、瞳孔改变出现较晚。因脑干缺氧,瞳孔可忽大忽小。由于位于延髓的呼吸中枢受损严重,患者早期即可突发呼吸骤停而死亡。

三、治疗

关键在于及时发现和处理。

1.非手术治疗

患者一旦出现典型的脑疝症状,应立即给予脱水治疗,以缓解病情,争取时间。

2.手术治疗

确诊后,尽快手术,去除病因,如清除颅内血肿或切除脑肿瘤等;若难以确诊或虽确诊,但病变无法切除者,可通过脑脊液分流术、侧脑室外引流术或病变侧颞肌下、枕肌下减压术等降低颅内压。

四、急救护理

(1)快速静脉输入甘露醇、山梨醇、呋塞米等强效脱水剂,并观察脱水效果。

(2)保持呼吸道通畅,吸氧。

(3)准备气管插管盘及呼吸机,对呼吸功能障碍者,行人工辅助呼吸。

(4)密切观察呼吸、心搏、瞳孔的变化。

(5)紧急做好术前特殊检查及术前准备。

第十二章　骨外科疾病的护理

第一节　骨与关节感染

一、化脓性骨髓炎

化脓性骨髓炎是骨膜、骨密质、骨松质及骨髓受到化脓性细菌感染而引起的炎症，是一种常见病，好发于儿童，有急性和慢性之分。

(一)急性骨髓炎

急性骨髓炎是由化脓性致病菌引起的骨膜、骨、骨髓的急性化脓性感染，好发于儿童。最常见的致病菌是金黄色葡萄球菌，其次为乙型溶血性链球菌。其感染途径有：身体其他部位的化脓性病灶中的细菌经血液循环播散至骨骼，称为急性血源性骨髓炎；开放性骨折伤口发生感染，致病菌直接侵入骨髓，称为外源性急性骨髓炎。以急性血源性骨髓炎最常见。

1.护理评估

(1)健康史。①病因：急性骨髓炎发病前大多有身体其他部位的原发性感染病灶，如痈、扁桃体炎、咽喉炎等。当原发性病灶处理不当或不及时，机体抵抗力下降时，化脓性致病菌即可侵入血液循环引发本病。②病理：骨质破坏、坏死和骨修复反应同时并存是其特点。早期以骨质破坏和坏死为主，晚期以新生骨形成为主。长管状骨的干骺端是骨髓炎的好发部位，因该部位血供丰富且血流缓慢，大量致病菌随血流侵入骨组织后首先滞留于此，生长繁殖产生毒素，引起炎性反应，导致骨组织发生坏死，进而形成局限性骨脓肿。脓肿形成后的张力可使脓液沿哈佛管蔓延进入骨膜下间隙，将骨膜掀起，形成骨膜下脓肿，致外层骨密质失去骨膜血供而缺血坏死，脓液穿破骨膜流向软组织筋膜间隙则形成深部脓肿。脓肿也可穿破皮肤排出体外，形成窦道。脓液尚可进入骨髓腔，破坏骨髓组织、骨松质及内层骨密质的血液供应，形成大片死骨。在死骨形成的同时，病灶周围的骨膜因炎性充血和脓液刺激而产生新骨，包围在骨干外周，成为"骨性包壳"，将死骨、脓液和炎性肉芽组织包裹，形成感染的骨性无效腔，此时病程转为慢性骨髓炎。

(2)身体状况。①症状：起病急骤，有寒战、高热，体温可在39℃以上，脉搏加快，患肢有持续性、进行性加重的疼痛。儿童可表现为烦躁不安、呕吐与惊厥，重者可发生昏迷及感染性休克。②体征：患肢主动与被动活动受限。局部皮肤温度升高、发红、肿胀，干骺端有局限性深压痛。数日后若肿胀、疼痛加剧，提示该处形成骨膜下脓肿。当脓肿穿破骨膜，形成软组织深部脓肿时，骨髓腔内压力减低，疼痛反而减轻，但局部皮肤红、肿、热、压痛更为明显。当脓肿穿破皮肤，脓液排出体外时，疼痛可进一步减轻或消失，体温也逐渐下降，随后局部逐渐瘢痕愈合，或形成窦道经久不愈转为慢性骨髓炎。发病1～2周，由于骨骼破坏，有发生病理性骨折的可能。③辅助检查。实验室检查:白细胞计数和中性粒细胞比例增高;红细胞沉降率加快;血细菌培养可为阳性。影像学检查:早期 X 线检查无特殊表现,发病 2 周后,可见干骺区散在性虫蛀样破坏,并向髓腔扩散,可有死骨形成。CT 检查可较早发现骨膜下脓肿;发病 48 小时后,核素骨显像可有阳性结果;MRI 检查对早期诊断有重要意义,可在病变早期发现小于 1 cm 的骨骺内脓肿。局部分层穿刺可抽取脓液,进行涂片检查、细菌培养及药敏试验,有助于明确诊断。

(3)心理—社会状况。急性骨髓炎患者大多起病较急,病情重,患者及其家属常有焦虑、恐惧等心理反应,缺乏有关疾病的知识和认知,故应了解他们的心理状况,评估患者对疾病、拟治疗方案和预后的认识,以及患者对医院环境的适应情况。

(4)治疗与效果。早期诊断、早期治疗对及时控制感染、防止死骨形成及转为慢性骨髓炎具有重要意义。可局部理疗热敷,全身性使用抗生素,必要时手术钻孔开窗减压。

2.常见护理诊断/问题

(1)体温过高。与急性感染有关。

(2)疼痛。与局部炎症有关。

(3)自理缺陷。与肢体肿胀、疼痛及功能障碍有关。

(4)皮肤完整性受损。与脓肿穿透皮肤,形成窦道有关。

(5)营养失调:摄入量低于机体需要量。与体温过高、能量消耗增加有关。

(6)有外伤的危险。与发生病理性骨折有关。

(7)焦虑。与起病突然、疼痛、担心功能障碍等有关。

3.护理目标

(1)维持体温正常。

(2)减轻疼痛。

(3)协助患者做好生活护理。

(4)保持引流通畅,促进窦道愈合。

(5)维持营养及体液平衡,满足机体需要量。

(6)避免病理性骨折发生。

(7)患者焦虑心情缓解或消失。

4.护理措施

(1)病情观察。①急性骨髓炎易出现脓毒症和感染性休克,对危重患者应密切注意意识、体温、心率、呼吸、脉搏、血压、尿量等生命体征变化;②注意病变局部炎症变化,明显加重或有骨膜下积脓时应及时钻孔或开窗引流;③注意邻近关节有无红、肿、热、痛、积液或其他感染扩散的迹象出现;④大剂量联合应用抗生素时应注意药物的配伍禁忌、药物的浓度和静脉滴注的速度,以及药物的不良反应。

(2)对症护理。①患者应卧床休息,鼓励多饮水,给予高能量、高蛋白、高维生素的流质或半流质饮食;②发热患者给予补液,维持水、电解质和酸碱平衡;③高热患者及时应用物理方法或药物降温;④疼痛患者遵医嘱给予药物止痛;⑤遵照医嘱合理使用抗生素;⑥给予心理支持,减轻患者的焦虑。

(3)局部护理。①抬高患肢以利静脉回流,减轻肿胀和疼痛;②限制患肢活动,局部用石膏托或皮牵引妥善固定,以减轻疼痛和预防病理性骨折;③保护患肢,尽量减少物理刺激,搬运时动作要轻,以免诱发病理性骨折。

(4)术后护理。①密切观察生命体征变化;②做好引流管持续冲洗及负压引流,保持引流通畅,冲洗期间,密切观察并记录冲洗液的量,引流物的颜色、量及性状等;③及时更换敷料,促进切口或创面愈合;④练习肌肉的等长收缩,预防肢体畸形。

5.护理评价

(1)体温是否维持在正常范围,疼痛是否减轻,感染是否得到控制。

(2)营养状况是否良好,水、电解质及酸碱平衡是否正常。

(3)骨质是否完好,有无病理性骨折发生。

(4)引流是否通畅,手术切口或创面是否得到修复。

(5)患肢功能是否正常。

(6)基本生活需要是否得到满足。

(7)焦虑、恐惧程度是否减轻。

6.健康指导

(1)向患者及其家属解释长期彻底治疗的必要性,并强调出院后继续服用抗生素的重要性,保证出院后继续抗感染治疗。

(2)指导伤口的护理及饮食调节,注意高蛋白、高热量、高维生素、易消化食物的摄入,以增强机体免疫力,促进伤口愈合。

(3)指导患者有计划地进行功能锻炼,日常活动时注意预防意外伤害及病理性骨折的发生。

(二)慢性骨髓炎

1.护理评估

(1)健康史。①病因:慢性骨髓炎大多数由急性骨髓炎治疗不及时、不彻底发展而来,少数患者因致病菌毒性低,发病时即表现为慢性骨髓炎。②病理:急性骨髓炎感染期可因血运障碍、有死骨形成,同时骨膜受炎症刺激又生成大量新骨,将死骨、脓液及坏死组织完全包围形成无效腔,从而使感染局限和慢性化。无效腔内的死骨、脓液和坏死组织可陆续经窦道排出。由于炎症的反复刺激,窦道周围组织呈瘢痕增生,局部血液循环障碍,使窦道经久不愈。有时小块死骨自行吸收、消散或经窦道排出后,窦道可暂时闭合;但若慢性炎症未彻底控制,当机体抵抗力下降或局部受伤时,急性炎症可再次发作,常有多次反复。窦道口周围皮肤长期受炎性分泌物的刺激可发生癌变。

(2)身体状况。①症状和体征:静止期可无症状,患肢局部增粗、变形。幼年发作者,由于骨骺破坏,生长发育受影响,肢体呈现短缩或内、外翻畸形。周围皮肤薄,色泽较暗,稍有损伤即易形成慢性溃疡。患处常可见到窦道,窦道口肉芽组织增生,常有少量臭味脓液断续流出,有时有死骨排出。死骨排净后,窦道可暂时闭合,周围皮肤有紫褐色样色素沉着或湿疹样皮炎。急性发作时,局部皮肤有红、肿、热及明显压痛,原已闭合的窦道口开放,排出大量脓液和死骨。全身可出现衰弱、贫血等慢性中毒表现。②辅助检查。X线检查:可见骨骼失去正常形态,骨膜下有新生骨形成,骨质硬化,骨髓腔不规则,大小不等的死骨形成,周围有空隙。CT及 MRI 检查:可显示出脓腔与小型死骨。窦道造影:有窦道的患者可经窦道插管注入造影剂以显示脓腔。

(3)心理—社会状况。慢性骨髓炎患者因病程长,反复发作,加上疼痛,行动不便或遗留有残疾等而感到失望、悲观,故应评估患者及其家属对疾病的认识及对患者的支持程度。

(4)治疗与效果。以手术治疗为主。原则是清除死骨、炎性肉芽组织和消灭无效腔。手术方法较多,常用的术式是病灶清除术及无效腔灭除术,可根据病情加以选择。急性发作期和手术前后可酌情使用抗生素。

2.常见护理诊断/问题

(1)营养失调:摄入量低于机体需要量。与慢性消耗有关。

(2)体温过高。与炎症急性发作有关。

(3)皮肤完整性受损。与炎症、窦道、溃疡有关。

(4)有失用综合征的危险。与炎症反复发作、活动受限、患肢功能障碍有关。

(5)有外伤的危险。与骨质破坏、疏松容易发生病理性骨折有关。

(6)焦虑。与炎症迁延不愈、引起功能障碍有关。

(7)知识缺乏。对疾病的治疗、预后及自我康复的锻炼方法缺乏相应的知识。

3.护理目标

(1)支持疗法,纠正患者营养状况。

(2)维持正常体温。

(3)保持窦道及周围皮肤清洁,促进创面愈合。

(4)协助患者活动,防止肌肉萎缩。

(5)避免患处产生应力,防止病理性骨折。

(6)心理安慰,消除患者焦虑。

(7)使患者了解疾病的有关知识,掌握自我康复锻炼的方法。

4.护理措施

(1)改善营养状况,鼓励患者进食高蛋白、高热量、高维生素饮食,如牛奶、鸡蛋、肉类等。

(2)合理应用抗生素,注意浓度和滴注速度,观察用药后的不良反应,及时做窦道分泌物培养、血培养及药敏试验,选用有效的抗生素。

(3)患者应卧床休息,抬高患肢,肢体置于功能位,限制活动,以减轻疼痛,防止关节畸形病理性骨折,必须移动患肢时,应给予协助,避免患处产生应力。

(4)术前护理。①解释病情:讲明手术的目的、方式及术后注意事项,使患者配合好手术治疗。②常规皮肤准备:窦道口周围皮肤要保持清洁,手术区备皮要彻底。

（5）术后护理。①患者采取患肢抬高的卧位。②术后注意伤口的护理，及时更换敷料。③做好伤口药物灌注、冲洗、负压引流，并注意观察引流液的量、颜色、性质等。④保持引流通畅，防止引流液逆流，这是保证手术成功的关键。多采取输液器滴入冲洗液和负压引流。术后24小时内，渗血较多，应快速滴入冲洗液，以免血块堵塞冲洗管。冲洗液一般选用细菌敏感的抗生素配制而成，每日用量依病情而定。⑤伤口行药物灌注，持续冲洗时间根据无效腔的大小而异，一般为2～4周。当体温正常，伤口无炎症现象，引流出的液体清晰时应考虑拔管。先拔除滴入管，引流管继续引流1～2日再拔除。

5.护理评价

（1）患者营养状况是否良好。

（2）体温是否维持正常。

（3）局部皮肤创面、窦道及手术切口是否愈合良好。

（4）患肢功能是否得到完全恢复。

（5）有无病理性骨折发生。

（6）患者是否对慢性骨髓炎的有关知识有所了解。

（7）焦虑情绪是否消除。

6.健康指导

（1）加强患肢功能锻炼，最大限度地恢复肢体功能。

（2）提醒患者加强自我保护意识，避免康复期意外伤害及病理性骨折。

（3）定期复查，病情变化时及时就诊。

二、化脓性关节炎

关节的化脓性感染称为化脓性关节炎，好发于髋关节和膝关节，常为单发，多见于小儿，尤其是营养不良的小儿更易发病，男性多于女性。

（一）护理评估

1.健康史

化脓性关节炎患者在发病前大多有身体其他部位的化脓性感染病史，或者有骨关节损伤史，尤其是开放性损伤，或者因某些治疗（如局部封闭疗法）进行关节穿刺时无菌操作不当而引发此病。

（1）病因。多由身体其他部位或邻近关节部位化脓性病灶的细菌，通过血液循环播散或直接蔓延至关节腔。此外，开放性关节损伤后继发感染也是致病因素之一。约85%的致病菌为金黄色葡萄球菌，其次分别为白色葡萄球菌、肺炎链球菌及大肠埃希菌等。

（2）病理。根据病变的发展过程一般可分为3个阶段。

浆液性渗出期：滑膜呈炎性充血、水肿，关节腔有白细胞浸润及浆液渗出物，内含大量白细胞。此期关节软骨尚未被破坏，其病理改变呈可逆性，若能及时、正确治疗，渗出物可完全消散、吸收，关节功能可完全恢复正常。

浆液纤维素性渗出期：随炎症逐渐加重，渗出物增多、浑浊，内含大量白细胞及纤维蛋白。白细胞释放溶酶体类物质破坏软骨基质；纤维蛋白的沉积造成关节粘连和软骨破坏，此期治疗后关节功能不能完全恢复,可遗留不同程度的关节功能障碍。

脓性渗出期:关节腔内的渗出液转为脓性,炎症侵入软骨下骨质,滑膜和关节软骨被破坏。关节囊和关节周围组织发生蜂窝织炎,最终导致关节重度粘连和挛缩,甚至呈纤维化或骨性强直,即使治愈也将遗留重度关节功能障碍。

2.身体状况

(1)症状。起病急骤,全身不适,乏力,食欲不振,寒战、高热,体温可在39℃以上。可出现谵妄与昏迷,小儿多见惊厥。病变关节处疼痛剧烈。

(2)体征。病变关节功能障碍,浅表关节可见红、肿、热、痛及关节积液表现,浮髌试验可为阳性。关节常自发处于半屈曲位,以松弛关节囊,增大关节腔的容量,缓解疼痛。深部关节,如髋关节,因周围肌肉、皮下组织较厚,局部红、肿、热不明显,关节常处于屈曲、外展、外旋位。患者可因疼痛拒绝对患肢进行检查。

(3)辅助检查。①实验室检查:血白细胞计数和中性粒细胞计数比例增高。红细胞沉降率增快,关节腔穿刺可抽出渗出液,浆液性渗出较清亮,纤维蛋白性渗出较浑浊,黄白色的混浊液体为脓液,镜下可见大量脓细胞。抽出液细菌培养可获阳性结果,寒战、高热时抽血培养也可检出致病菌。②X线检查:早期可见关节周围软组织肿胀、关节间隙增宽,继之见骨质疏松,后期关节间隙变窄或消失,关节面毛糙,可见骨质破坏或增生,甚至出现关节挛缩畸形或骨性强直。

3.心理—社会状况

化脓性关节炎病情急重,有遗留残疾的可能,患者及其家属往往感到焦虑、恐惧,故应了解患者及其家属对本病治疗、护理及预后的了解及认知程度,评估其心理承受能力及对医院环境的适应情况。

4.治疗与效果

早期诊断、早期治疗,可避免遗留严重并发症。其治疗原则为:①早期、联合、足量、全身性应用抗生素,可结合关节腔内穿刺给药;②表浅关节如膝关节可穿刺置管冲洗引流;③关节腔内有脓性渗出时应适当牵引、固定及适度舒张运动,防止发生关节粘连或挛缩而影响功能;④必要时手术治疗,常用术式为关节引流术和关节矫形术。

(二)常见护理诊断/问题

(1)疼痛。与炎症有关。

(2)体温过高。与局部感染或有细菌、毒素进入血液有关。

(3)有关节功能丧失的危险。与关节粘连、骨性强直有关。

(4)自理缺陷。与关节肿胀、疼痛有关。

(5)焦虑。与疼痛、担心遗留关节功能障碍等有关。

(6)知识缺乏。缺乏对本病治疗、护理及预后的有关知识。

(三)护理目标

(1)疼痛与不适得到缓解。

(2)体温维持在正常范围。

(3)最大限度地恢复肢体功能。

（4）根据自理缺陷程度,协助患者做好生活护理。

（5）心理支持,消除患者焦虑情绪。

（6）使患者获得对本病治疗、护理及预后的有关知识。

（四）护理措施

（1）卧床休息。急性期患者应适当抬高患肢,保持患肢于功能位,以减轻疼痛,并可预防关节畸形及病理性脱位。

（2）功能锻炼。为防止肌肉萎缩或减轻关节内的粘连,急性期患肢可做等长收缩和舒张运动,炎症消退后关节未明显破坏者,可进行关节伸屈功能锻炼。

（3）注意牵引或石膏固定的护理。

（4）关节内置管冲洗引流时,应记录每日的冲洗量、引流量,引流液的色泽及浑浊程度。

（5）遵医嘱合理使用抗生素。

（6）给予患者心理安慰,协助其做好生活护理,并向其宣教有关本病治疗、护理及预后的知识。

（五）护理评价

（1）疼痛是否缓解。

（2）体温是否正常。

（3）关节功能是否恢复,有无关节畸形。

（4）基本生活需求是否得到满足。

（5）焦虑是否得到缓解或消除。

（6）患者是否获得了有关本病的相关知识。

（六）健康指导

（1）鼓励患者出院后坚持关节功能锻炼,最大限度地恢复关节功能。

（2）指导患者合理进行关节功能锻炼,避免关节损伤及遗留功能障碍。

（3）康复期内提高自我保护意识,防止意外伤害。

第二节　四肢骨折

一、概述

四肢骨折包括上肢骨折、下肢骨折,常见的有锁骨骨折、肱骨干骨折、肱骨髁上骨折、尺桡骨骨折、股骨颈骨折、股骨干骨折、胫腓骨骨折等。

（一）护理评估

1.术前评估

（1）健康史。①一般情况:患者的年龄、职业特点、运动爱好、日常饮食结构、有无酗酒等。②受伤情况:了解患者受伤的原因、部位和时间,受伤时的体位和环境,外力作用的方式、方向和性质,伤后患者功能障碍及伤情发展情况,急救处理经过等。③既往史:重点了解与骨折愈合有关的因素,如患者有无骨质疏松、骨折、骨肿瘤病史或手术史。④服药史:患者近期有无服用激素类药物及药物过敏史等。

(2)身体状况。①全身表现:评估患者有无威胁生命的严重并发症,观察意识和生命体征,观察有无低血容量性休克的症状。②局部表现:评估患者骨折部位活动及关节活动范围,有无骨折局部特有特征和一般表现;皮肤是否完整,开放性损伤的范围、程度和污染情况;有无其他并发症。

(3)心理—社会状况。患者的心理状态取决于损伤的范围和程度。多发性损伤患者多住院和手术治疗,由此形成的压力影响患者和家庭成员的心理状态和相互关系,故应评估患者及其家属的心理状态、家庭经济情况及社会支持系统。

(4)辅助检查。评估患者的影像学和实验室检查结果,以帮助判断病情和预后。

2.术后评估

(1)固定情况。评估切开复位固定术是否维持有效状态。

(2)并发症。评估术后是否出现并发症。

(3)康复程度。患者是否按照计划进行功能锻炼,功能恢复情况及有无活动功能障碍引起的并发症。

(4)心理状态和认知程度。评估患者对康复训练和早期活动是否配合,对出院后的继续治疗是否了解。

(二)常见护理诊断/问题

(1)有周围神经、血管功能障碍的危险:与骨和软组织创伤、石膏固定不当有关。

(2)疼痛:与骨折、软组织损伤、肌痉挛和水肿有关。

(3)有感染的危险:与组织损伤、开放性骨折、牵引或应用外固定架有关。

(4)潜在并发症:休克、肌萎缩、关节僵硬、骨筋膜室综合征、深静脉血栓形成等。

(三)护理目标

(1)维持正常的组织灌注,皮肤温度和颜色保持正常,末梢动脉搏动有力。

(2)患者疼痛逐渐减轻直至消失,感觉舒适。

(3)患者未发生骨或软组织感染等并发症。

(4)患者能独立行走或借助助行器行走,能自我护理并掌握功能锻炼和康复知识。

(四)护理措施

1.现场急救

(1)抢救生命。骨折患者,尤其是严重骨折者,往往合并其他组织和器官的损伤。应检查患者全身情况,首先处理休克、昏迷、呼吸困难、窒息或大出血等可能威胁患者生命的紧急情况。

(2)包扎止血。绝大多数伤口出血可用加压包扎止血。大出血时可用止血带止血,最好使用充气止血带,并应记录所用压力和时间。止血带应每40~60分钟放松1次,放松时间以局部血流恢复、组织略有新鲜渗血为宜。若骨折端已戳出伤口并已污染,又未压迫重要血管或神经,则不应现场复位,以免将污染物带到伤口深处。若在包扎时骨折端自行滑入伤口内,应做好记录,以便入院后清创时进一步处理。

(3)妥善固定。凡疑有骨折者均应按骨折处理。对闭合性骨折者在急救时不必脱去患肢的衣裤和鞋袜,肿胀严重者可用剪刀剪开衣袖和裤脚。骨折有明显畸形,并有穿破软组织或损伤附近重要血管、神经的危险时,可适当牵引患肢,使之变直后再行固定。

(4)迅速转运。患者经初步处理后,应尽快转运至就近医院进行治疗。

2.一般护理

(1)疼痛护理。根据疼痛原因进行对症处理。由创伤骨折引起的疼痛,现场急救中给予临时固定可缓解疼痛。由伤口感染引起,应及时清创并应用抗生素治疗。疼痛较轻时可鼓励患者听音乐或看电视转移注意力。疼痛严重时遵医嘱给予止痛药。

(2)患肢缺血护理。骨折局部内出血、包扎过紧、不正确使用止血带或患肢严重肿胀等原因均可导致患肢血液循环障碍。应严密观察肢端有无剧痛、麻木、皮温降低、皮肤苍白或青紫、脉搏减弱或消失等血液灌注不足的表现,一旦出现,应对症处理。

(3)并发症的观察和预防。观察患者意识和生命体征、患肢远端感觉、运动和末梢血液循环等,若发现骨折早期和晚期并发症,应及时报告医师,采取相应处理措施。

(4)心理护理。向患者及其家属解释骨折的愈合是一个循序渐进的过程,充分固定能为骨折断端连接提供良好的条件,正确的功能锻炼可以促进断端生长愈合和患肢功能恢复。对骨折可能遗留残疾的患者,应鼓励患者表达自己的思想,减轻患者及其家属的心理负担。

(5)生活护理。指导患者在患肢固定期间进行力所能及的活动,为其提供必要的帮助,如协助进食、进水和翻身等。

(6)加强营养。指导患者进食高蛋白、高维生素、高热量的食物,多饮水。

(五)护理评价

(1)是否主诉骨折部位疼痛减轻或消失,感觉舒适。

(2)肢端是否维持正常的组织灌注,皮肤温度和颜色是否正常,末梢动脉搏动是否有力。

(3)出现并发症时是否被及时发现和处理。

(六)健康指导

1.安全指导

指导患者及其家属评估家庭环境的安全,妥善放置可能影响患者活动的障碍物,如散放的家具。指导患者安全使用步行辅助器械或轮椅。行走练习时需有人陪伴,以防跌倒。

2.功能锻炼

告知患者出院后坚持功能锻炼的意义和方法。指导家属如何协助患者完成各种活动。

3.复查

告知患者若骨折远端肢体肿胀或疼痛明显加重,肢体感觉麻木、肢端发凉,夹板、石膏或外固定器松动等,立即到医院复查并评估功能恢复情况。

二、锁骨骨折

锁骨是上肢与躯干的连接和支撑装置,呈“S”形。中外 1/3 是锁骨的力学薄弱部,骨折时容易受损。锁骨后方有锁骨下血管、臂丛神经,骨折可损伤这些血管、神经。

(一)病因与发病机制

锁骨骨折多数病例由间接暴力引起,多见于侧方摔倒时,肩、手或肘部着地,力传导至锁骨,发生斜形或横形骨折。直接暴力可由胸上方撞击锁骨,导致粉碎性骨折,较少见。骨折后若移位明显,可引起臂丛神经及锁骨下血管的损伤。

(二)临床表现

锁骨骨折后,出现肿胀、瘀斑和局部压痛,为减少肩部活动导致的疼痛,患者常用健手托住肘部,头部偏向患侧,以减轻胸锁乳突肌牵拉骨折近端而导致的疼痛。查体时,常有局限性压痛和骨摩擦感。

(三)实验室及其他检查

上胸部的正位和 45°斜位 X 线检查可发现骨折移位情况。CT 扫描可检查锁骨外端关节面。

(四)诊断

根据物理学检查和临床症状,可对锁骨骨折作出诊断。在无移位或儿童的青枝骨折时,单靠物理检查有时难以作出正确诊断,需经 X 线或 CT 进一步检查。

(五)治疗

1.非手术治疗

儿童的青枝骨折及成人的无移位骨折可不做特殊治疗,采用三角巾悬吊患肢3～6 周。成人有移位的中段骨折,采用手法复位后横形"8"字绷带固定 6～8 周。

2.手术治疗

当骨折移位明显,手法复位困难,有骨片刺入深部组织时,手法复位可能造成严重后果,手法复位失败、对肩部活动要求高者,多采取手术治疗。切开复位时,根据骨折部位、类型及移位情况选择钢板、螺钉或克氏针进行固定。

(六)护理

1.保持有效的护理

横形"8"字绷带或锁骨带固定者,宜睡硬板床,采取平卧或半卧位,使两肩外展、后伸。同时要观察皮肤的颜色,如皮肤苍白或发紫、温度降低、感觉麻木,提示绷带固定较紧。要尽量使双肩后伸、外展,并双手叉腰,症状一般能缓解,若不缓解,可调整绷带。

2.健康指导

(1)功能锻炼。骨折复位 2～3 日可开始做掌指关节、腕肘关节的旋转、舒缩等主动活动。受伤 4 周后,外固定被解除,此期功能锻炼的常用方法有关节牵伸活动,肩的内外摆动,手握小杠铃做肩部的前上举、侧后举和体后上举。

(2)出院指导。告知患者有效固定的重要意义,横形"8"字绷带或锁骨带固定后,经常做挺胸、提肩、双手叉腰动作,以缓解对腋下神经、血管的压迫。强调坚持功能锻炼的重要性,循序渐进地进行肩关节锻炼,定期复查、监测骨折愈合情况。

三、肱骨干骨折

肱骨外科颈下 1～2 cm 至肱骨髁上 2 cm 段内的骨折称为肱骨干骨折,常见于青年和中年人。

(一)病因与发病机制

肱骨干骨折可由直接暴力或间接暴力所致。直接暴力指暴力从外侧肱骨干中段打击,致横形骨折或粉碎性骨折,多为开放性骨折。间接暴力多见于手或肘部着地,向上传导的力加上身体倾倒时产生的剪式应力,可致肱骨中下 1/3 的斜形骨折或螺旋形骨折。骨折后是否移位取决于外力作用的大小、方向、骨折的部位和肌肉牵拉方向等,可引起骨折端分离或旋转畸形,大多数有成角、短缩及旋转畸形。

(二)临床表现

骨折后,出现上臂疼痛、肿胀、畸形、皮下瘀斑和功能障碍。肱骨干可有假关节活动、骨摩擦感、骨传导音减弱或消失和患肢缩短。合并桡神经损伤时,可出现垂腕、拇指不能外展、手指掌指关节不能背伸、前臂不能旋后、手背桡侧皮肤感觉障碍等。

(三)实验室及其他检查

正、侧位 X 线可确定骨折类型、移位方向,应包括骨折的近端及肩关节,或远端及肘关节。

(四)诊断

根据伤后患者的症状和体征,以及 X 线正、侧位片可明确骨折的类型和移位方向。

(五)治疗

1.手法复位外固定

在局部麻醉或臂丛神经阻滞麻醉的基础上,沿肱骨干纵轴持续牵引,按骨折移位的相反方向行手法复位,X 线确认复位成功后,减小牵引力,小夹板或石膏固定以维持复位。成人固定6～8 周,儿童固定4～6 周。

2.切开复位内固定

手术可以在臂丛阻滞麻醉或高位硬膜外麻醉下进行。在直视下达到解剖对位后,用加压钢板螺钉内固定,也可用带锁髓内针或 Ender 针固定。

3.康复治疗

复位后均应早期进行功能锻炼。术后抬高患肢,进行手指主动屈伸活动,2～3 周,即可做腕、肘、肩关节的主动活动。

(六)护理

1.固定的护理

患者可平卧,要保持固定不移位,悬垂石膏固定患者取坐位或半卧位,以保证下垂牵引作用。内固定术后宜取半卧位,患肢下垫枕,以减轻肿胀。伴有桡神经损伤者,注意观察神经恢复情况。石膏或夹板固定者,密切观察患肢血运。术后观察伤口渗血情况。

2.功能锻炼

骨折 1 周内,做患侧上臂肌肉的主动舒缩活动,握拳、伸曲腕关节、小幅度的耸肩运动。伴桡神经损伤者,可被动进行手指的屈曲活动,2～3 周可做肩关节内收、外展活动,4 周后可做肩部外展、外旋、内旋、后伸、手爬墙等运动以恢复患肢功能。

3.健康指导

向患者解释肱骨干骨折复位后可遗留 20°以内向前成角,30°以内向外成角,不影响功能。伴桡神经损伤者伸指伸腕功能障碍,要鼓励坚持功能锻炼。嘱其分别在术后第 1、第 3、第 6 个月复查 X 线,伴桡神经损伤者,应定期复查肌电图。

四、肱骨髁上骨折

肱骨髁上骨折指在肱骨干与肱骨髁交界处发生的骨折,多发生于 10 岁以下儿童。易损伤神经和血管,导致前臂缺血性肌挛缩,引起爪形手畸形。

(一)病因与发病机制

1.伸直型骨折

肘关节处于过伸位跌倒时,手掌着地,暴力经前臂向上,加上身体前倾,向下产生剪式应力,尺骨鹰嘴向前的杠杆力,使肱骨干与肱骨髁交界处发生骨折。骨折远端向后上移位,近折端向前下移位,尺神经、桡神经可因肱骨髁上骨折的侧方移位受伤。

2.屈曲型骨折

此型较少见,由间接暴力引起。跌倒时,肘关节屈曲,肘后方着地,暴力向上传导至肱骨下端,导致髁上屈曲型骨折。较少合并血管和神经损伤。

(二)临床表现

肘部明显疼痛、肿胀、皮下瘀斑和功能障碍,伸直型骨折肘部向后突出,近折端向前移,并处于半屈位。局部明显压痛,有骨摩擦音及假关节活动,与肘关节脱位相比较,肘后三角关系正常。如果合并有正中神经、尺神经、桡神经、肱动脉损伤,则出现前臂和手相应的神经支配区的感觉减弱或消失,以及相应的功能障碍。如复位不当,可致肘内翻畸形。

(三)实验室及其他检查

肘部正、侧位X线可以明确骨折部位、类型、移位方向,为选择治疗方法提供依据。

(四)诊断

根据X线和受伤病史可以明确诊断。

(五)治疗

1.手法复位外固定

若受伤时间短,血液循环良好,局部肿胀不明显者,可行手法复位后外固定。给予局部麻醉或臂丛神经阻滞麻醉,在持续牵引下行手法复位,使患肢肘关节屈曲 60°～90°,给予后侧石膏托固定 4～5 周,X线证实骨折愈合良好,即可拆除石膏。

2.持续牵引

对于手法复位不成功,受伤时间较长,肢体肿胀明显者,可行尺骨鹰嘴牵引,牵引重量 1～2 kg,牵引时间控制在 4～6 周。

3.手术复位

对于骨折移位严重,手法复位失败,有神经、血管损伤者,采取手术复位。复位方法有经皮穿针内固定、切开复位内固定。

(六)护理

1.保持有效的固定

观察固定的屈曲角度,离床活动时要用三角巾悬吊患肢于胸前。发现固定体位改变时,要及时给予纠正。

2.严密观察

重点观察患肢的血液循环、感觉、活动情况,以利于及时发现外伤后肱动脉、正中神经、尺神经、桡神经的损伤。

3.康复锻炼

复位固定后当日可做握拳、屈伸手指练习,1周后可做肩部主动活动,并逐渐加大运动幅度。3周后去除外固定,可做腕、肘、肩部的屈伸练习。伸直型骨折注意恢复屈曲活动,屈曲型骨折注意增加伸展活动。

五、尺桡骨干双骨折

尺、桡骨干骨折可由直接暴力、间接暴力、扭转暴力引起,青少年多见,占各类骨折的6%。

(一)病因与发病机制

1.直接暴力

重物打击、机器或车轮的直接碾压,导致同一平面的横形骨折或粉碎性骨折。

2.间接暴力

跌倒时手掌着地,暴力通过腕关节向上传导,暴力作用首先使桡骨骨折。若暴力较强,则通过骨间膜向内下方传导,可引起低位尺骨斜形骨折。

3.扭转暴力

跌倒时前臂旋转、手掌着地或手遭受机器扭转暴力,导致不同平面的尺、桡骨螺旋形骨折或斜形骨折,可并发软组织撕裂,神经、血管损伤或合并他处骨折。

(二)临床表现

伤侧前臂出现疼痛、肿胀、成角畸形及功能障碍,主要不能进行旋转活动。局部明显压痛,严重者出现剧痛、患肢肿胀、手指屈曲。可扪及骨折端、骨摩擦感及假关节活动。听诊骨传导音减弱或消失。严重者可发生骨筋膜室综合征。

(三)实验室及其他检查

正位及侧位X线可见骨折的部位、类型及移位方向,以及是否合并有桡骨头脱位或尺骨小头脱位。

(四)诊断

可依据临床检查、X线正位和侧位片确诊。

(五)治疗

1.手法复位外固定

可在局部麻醉或臂丛神经阻滞麻醉下进行,重点是矫正旋转移位,恢复骨膜紧张度,紧张的骨间膜牵动骨折端复位。复位成功后,用小夹板或石膏托固定。

2.切开复位内固定

不稳定骨折或手法复位失败者倾向于切开复位,螺钉钢板或髓内针内固定术治疗。

(六)护理

1.保持有效的固定

注意观察石膏或夹板是否有松动和移位。

2.维持患肢良好血液循环

术后抬高患肢,观察患肢皮肤的颜色、温度、有无肿胀及桡动脉搏动情况。如出现剧痛,手部皮肤苍白、发凉、麻木,被动伸指疼痛,桡动脉搏动减弱或消失等表现,提示骨筋膜室综合征的发生。如有缺血表现,立即通知医师处理。

3.康复锻炼

术后2周开始练习手指屈伸活动和腕关节活动。4周开始练习肘、肩关节活动。8～10周X线检查证实骨折愈合后,可进行前臂旋转活动。

六、桡骨远端骨折

桡骨远端骨折(Colles骨折)指距桡骨远端关节面3 cm内的骨折,占全身骨折的6.7%～11.0%,多见于有骨质疏松的中、老年人。

(一)病因与发病机制

多由间接暴力引起,通常跌倒时腕关节处于背伸位、手掌着地、前臂旋前,应力由手掌传导到桡骨下端发生骨折。骨折远端向背侧及桡侧移位。

(二)临床表现

骨折部疼痛、肿胀,可出现典型畸形,由于骨折远端向背侧移位,侧面看呈"银叉"畸形,骨折远端向桡侧移位,并有缩短桡骨茎突上移畸形,正面看呈"枪刺刀样"畸形(图12-1)。检查局部压痛明显,腕关节活动障碍,皮下出现瘀斑。

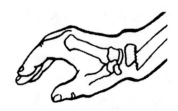

图12-1　骨折后典型移位

(三)实验室及其他检查

X线检查可见骨折端移位表现:桡骨远骨折端向背侧移位,远端向桡侧移位,骨折端向掌侧成角。可同时有下尺桡关节脱位及尺骨茎突撕脱骨折。

(四)诊断

根据X线检查结果和受伤史可明确诊断。

(五)治疗

1.手法复位外固定

局部麻醉下手法复位后,用超过腕关节的小夹板固定或石膏夹板在屈腕、尺偏位固定2周,消肿后,腕关节中立位继续用小夹板或改用前臂管型石膏固定。

2.切开复位内固定

严重粉碎性骨折有明显移位者,桡骨下端关节面破坏;手法复位失败或复位后不能维持固定者,应切开复位,用松质骨螺钉或钢针固定。

(六)护理

1.保持有效的固定

骨折复位固定后不可随意移动位置,注意维持骨折远端旋前、掌曲、尺偏位。避免腕关节旋后或旋前。肿胀消除后要及时调整石膏或夹板的松紧度。

2.密切观察患肢血液循环情况

如有无腕部肿胀、疼痛、颜色异常、皮温降低等。

3.康复锻炼

复位当日或手术后次日可做肩部的前后摆动练习，术后 2～3 日可做肩肘部的主动活动。术后2～3 周可进行手和腕部的抗阻力练习。后期做腕部的主动屈伸练习和前臂的旋前、旋后牵引练习。

七、股骨颈骨折

股骨颈骨折指由股骨头下到股骨颈基底的骨折，多见于中、老年人，女性多于男性。由于局部血供特点，骨折治疗中易发生骨折不愈合，并且常出现股骨头坏死，老年易发生严重的全身并发症。

（一）病因与发病机制

股骨颈骨折是在站立或行走时跌倒发生，属于间接暴力、低能损伤，老年人多有骨质疏松，轻微扭转暴力即可造成骨折。青壮年在受到高能暴力时可发生股骨颈骨折。

1.按骨折线走行和部位分类

可分为股骨头下骨折、股骨颈骨折、股骨颈基底骨折。

2.按骨折线的倾斜角分类

可分为外展型骨折、中间型骨折、内收型骨折。

3.按骨折移位程度分类

可分为不完全骨折和完全骨折。不完全骨折是指骨的完整性有部分中断，股骨颈部分出现裂纹。完全骨折是指骨折线贯穿股骨颈，骨结构完全破坏，包括无移位的完全骨折、部分移位的完全骨折、完全移位的完全骨折，最后一型的关节囊和滑膜破坏严重。

（二）临床表现

患侧髋部疼痛，内收型疼痛更明显，不能站立。患肢成典型的外展、外旋、缩短畸形，大转子明显突出。嵌插骨折患者，有时仍能行走或骑自行车，易漏诊。

（三）实验室及其他检查

1.X 线检查

髋部正、侧位 X 线显示骨折的部位、类型和方向。

2.CT 或 MRI 检查

骨折线不清楚或隐匿时进行 CT 或 MRI 检查，或卧床休息 2 周后再行 X 线检查。

（四）诊断

有移位的股骨颈骨折诊断不难。外伤史不明显，仅有局部微痛或不适，而且髋关节可屈伸，甚至可以步行，X 线检查不易发现骨折线，应进一步进行 CT 或 MRI 检查，以明确诊断。

（五）治疗

1.非手术治疗

非手术治疗适用于年老体弱或外展、嵌插稳定型骨折。①持续皮牵引、骨牵引或石膏固定患肢于轻度外展位，牵引治疗后卧硬板床 6～8 周。②手法复位。

2.手术治疗

对于内收型骨折和有移位的骨折在给予皮牵引或骨牵引复位后,采取经皮多枚骨圆针或加压螺纹钉内固定术。内收型有移位的骨折,手法、牵引难以复位的,应采取切开复位内固定治疗。青少年股骨颈骨折应尽量达到解剖复位,采用切开复位内固定治疗。

3.人工股骨头或全髋关节置换术

此方法适用于 60 岁以上老年人,全身情况较好,有明显移位、股骨头旋转、陈旧性骨折或股骨头缺血坏死者。

(六)护理

1.维持正确的体位

正确的体位是治疗股骨颈骨折的重要措施,应解释清楚,取得配合。平卧硬板床,保持患肢外展 30°中立位,并用牵引维持,防止外旋、内收,尽量避免搬动髋部。

2.保持确实有效的牵引

患肢做皮牵引或骨牵引时,应保持患肢和牵引力在同一轴线上,不能随意加减重量。牵引时间一般为 8～12 周。

3.密切观察病情变化

股骨头骨折患者多为老年人,要密切观察病情变化。

4.预防并发症

股骨头骨折患者行非手术治疗时需长期卧床,易发生坠积性肺炎、泌尿系统感染、压疮等。因而要鼓励患者深呼吸、有效咳嗽、多喝水,骨隆突处垫软垫。

5.功能锻炼

非手术者早期可在床上做股四头肌的静力收缩,去掉牵引后,可做直腿抬高运动。3 个月后可依靠拐杖行走,6 个月后可不依靠拐杖行走。对于术后内固定者,2 日后可扶患者床上坐起,3～4 周可扶拐行走,3 个月后可稍负重行走,6 个月后可负重行走。

八、股骨干骨折

股骨干骨折是指由小转子下至股骨髁上部位骨干的骨折。

(一)病因与发病机制

股骨干骨折由强大的直接暴力或间接暴力所致,多见于 30 岁以下的男性。直接暴力可引起横形骨折或粉碎性骨折,间接暴力多为坠落伤,可引起斜形骨折或螺旋形骨折。

(二)临床表现

股骨干骨折后出血多,当高能损伤时,软组织破坏,出血和液体外渗,肢体明显肿胀,常导致低血容量性休克。患侧肢体短缩、成角、旋转和功能障碍,可有骨擦感。如果损伤腘窝血管和神经,可出现远端肢体的血液循环、感觉、运动功能障碍。常见的并发症有低血容量性休克、脂肪栓塞综合征、深静脉血栓、创伤性关节炎等。

(三)实验室及其他检查

正、侧位 X 线应包括其近端的髋关节和远端的膝关节。骨折早期进行血气分析,可监测脂肪栓塞的发生。

（四）诊断

根据受伤史及受伤后患肢缩短、外旋畸形，X线正、侧位片可明确骨折的部位和类型。

（五）治疗

1.儿童股骨干骨折的治疗

3岁以下儿童股骨干骨折常用布莱恩氏牵引法行双下肢垂直悬吊牵引。牵引重量以臀部稍悬空为宜，牵引时间为3～4周。由于儿童骨骼愈合塑形能力强，骨折断端即使重叠1～2 cm，轻度向前、外成角是可以自行纠正的，但不能有旋转畸形。

2.成人股骨干骨折的治疗

一般采用骨牵引，持续股骨髁上或胫骨结节骨牵引，直到骨折临床愈合，一般需6～8周。牵引过程中要复查X线，了解复位情况。非手术治疗失败或合并有神经、血管损伤或伴有多发性损伤、不宜卧床过久的老年人，可采用切开复位内固定，钢板、螺钉、带锁髓内针固定。

（六）护理

1.牵引的护理

小儿垂直悬吊牵引时，经常触摸患儿足部温度、颜色及足背动脉的搏动情况，以防血液循环障碍及皮肤破损。为有效产生反牵引力，注意牵引时臀部要离开床面，两腿牵引重量要相等。成人牵引时要抬高床尾，保持牵引力方向与股骨干纵轴成直线，定期测量下肢长度和力线以保持有效牵引。骨牵引针处每日消毒，严禁去除血痂。注意检查足背伸肌功能。腓骨头处加垫软垫，以防腓总神经受损伤。防止发生压疮。

2.功能锻炼

（1）小儿骨折。炎性期卧床进行股四头肌的静力收缩。骨痂形成期，患儿从不负重行走过渡到负重行走。骨痂成熟期，由部分负重行走过渡到完全负重行走。

（2）成人骨折。除疼痛减轻后进行股四头肌等长收缩外，还要练习踝关节、足关节等小关节的活动。去除外固定后，可进行行走训练，适应下床行走后，逐渐进行负重行走。

九、胫腓骨干骨折

胫腓骨干骨折指胫骨平台以下到踝上的部分发生的骨折。在长骨骨折中最多见，双骨折、粉碎性骨折及开放性骨折居多。

（一）病因与发病机制

1.直接暴力

直接暴力是主要的致病因素，如重物撞击、直接暴力打击、车轮碾轧等，胫腓骨骨折线在同一平面，呈横形、短斜形，高能损伤有严重肢体软组织损伤，骨高度粉碎，常见开放性骨折。

2.间接暴力

间接暴力常见于弯曲和扭转暴力，如高处坠落足着地、滑倒等。局部软组织损伤轻，可发生长斜形骨折、螺旋形骨折，双骨折时腓骨的骨折线高于胫骨骨折线，也可造成开放性骨折。

3.胫骨骨折分类

胫骨骨折可分为3类。胫骨上1/3骨折，骨折远端向上移位，腘动脉分叉处受压，可造成小腿缺血或坏疽，易损伤腓总神经；胫骨中1/3骨折，可导致骨筋膜室综合征；胫骨下1/3骨折，由于血运差，软组织覆盖少，影响骨折愈合。

（二）临床表现

疼痛、肿胀、畸形和功能障碍。伴有腓总神经、胫神经损伤时，出现足下垂。如果继发有骨筋膜室综合征，远端肢体出现疼痛、肿胀、麻木、肢体苍白、感觉消失。但儿童青枝骨折及成人腓骨骨折后可负重行走。

（三）实验室及其他检查

正、侧位的 X 线检查可明确骨折的部位、类型、移位情况。

（四）诊断

根据受伤史，膝、踝关节和胫腓骨 X 线，对小腿肿胀明显者，警惕有无骨筋膜室综合征。

（五）治疗

1.非手术治疗

非手术治疗适用于稳定骨折。熟悉骨折软组织损伤情况，包括可能的重要血管、神经损伤，可按逆创伤机制实施手法复位，复位后长腿石膏外固定，利用石膏塑形维持骨折的对位、对线。对于骨折手法复位失败、软组织损伤严重、合并骨筋膜室综合征者，可行跟骨骨牵引。

2.手术治疗

切开复位内固定适于不稳定骨折，多段骨折及污染不重、受伤时间较短的开放性骨折。切开复位后，螺丝钉或加压钢板、带锁髓内钉内固定。

（六）护理

1.牵引和固定的护理

石膏固定要密切观察患肢的疼痛程度和足趾背伸、跖屈及末梢循环情况。如怀疑神经受压，应立即减压。保持有效的牵引，做好皮肤护理，预防压疮。外固定后要把小腿抬高，置于中立位。每日 2 次消毒固定针针眼周围皮肤，预防固定针感染。内固定时要观察伤口渗血、渗液，以防感染。采用螺丝钉或钢板固定后，要注意预防关节僵硬。

2.功能锻炼

早期进行股四头肌的等长收缩，足趾和髌骨的被动及主动活动。跟骨牵引者，要进行髌骨被动活动和抬臀运动，以防跟腱挛缩。内固定早期做膝关节屈曲活动。除去外固定后，逐渐负重活动。

第三节　骨盆骨折

一、基础知识

在多发性损伤中，骨盆骨折多见。除颅脑损伤外，骨盆骨折也是常见的致死原因，其病死率可高达 20％。主要致死原因是由血管损伤引起的难以控制的大出血及并发的脂肪栓塞，或由于腹内脏器、泌尿生殖道损伤和腹膜血肿继发感染所产生的严重败血症和毒血症。骨盆骨折常合并神经损伤，日后也可能影响患者的肢体、膀胱、直肠功能和性功能，故骨折脱位的早期复位、固定,辅以正确的护理,不仅有助于控制出血,减少并发症,也有利于功能康复。

(一)解剖生理

1.骨盆

骨盆是由骶骨、尾骨和两侧髋骨(髂骨、耻骨和坐骨)连接而成的坚强骨环,形如漏斗。两髂骨与骶骨构成骶髂关节,髋臼与股骨头构成髋关节,两侧耻骨借纤维软骨构成耻骨联合,三者均有坚强的韧带附着。骨盆是躯干与下肢连接的桥梁,有承上启下、保护盆腔脏器和传递重力的功能。骨盆分为前后两部分,后方有两个负重的主弓:一是在站立位时由两侧髋臼斜行向上通过髂骨增厚部分到达骶髂关节与对侧相交而成,称为骶股弓(图12-2),此弓站立时支持体重;二是由两侧坐骨结节向上经髋骨后部至骶髂关节与对侧相交而成,称为骶坐弓(图12-3),在直立位或坐位时承受体重。此二弓较坚固,不易骨折。前方上、下各有1个起约束稳定作用的副弓,称为连接弓,由双侧耻骨相连合,上束弓经耻骨体及耻骨上支,防止骶股弓分离;下束弓经耻骨下支及坐骨下支,支持骶坐弓,防止骨盆向两侧分开。副弓远不如主弓坚强有力,受外伤时副弓必先分离或骨折。当负重主弓骨折时,副弓大多同时骨折(耻骨联合分离时可无骨折)。

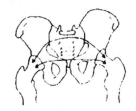

图 12-2　骶股弓

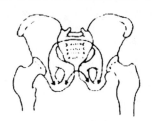

图 12-3　骶坐弓

2.骨盆外围

骨盆外围是上身与下肢诸肌的起止处,如后方有臀部肌肉附着(臀大、中、小肌);坐骨结节处有二头肌、半腱肌、半膜肌附着;缝匠肌起于髂前上棘,股直肌起于髂前下棘;在耻骨支、坐骨支及坐骨结节处有内收肌群附着。骨盆的上方,在前侧有腹直肌、腹内斜肌、腹横肌分别止于耻骨联合上缘及耻骨结节和腹股沟襞髂嵴上;在后侧有腰方肌起于髂嵴。这些肌肉的急骤收缩均可引起附着点的撕脱骨折,同时也是骨盆骨折发生移位的因素之一。

3.盆腔内

盆腔内的主要血管与骨盆的关系密切,耻骨上支前、后方各有髂外动、静脉及闭孔动、静脉经过,耻骨下支、坐骨支内缘有阴部内动、静脉经过,当耻骨、坐骨骨折或耻骨联合分离时,上述血管由于贴近骨面易受损伤;髋臼窝处有闭孔动、静脉经过,髋臼骨折或中心型脱位时可伤及此血管;骨盆后段的骶髂关节周围有髂内动、静脉及其主要分支,如臀上动、静脉经坐骨切迹到髂骨后面,骶外侧动脉走行在骶骨前面,髂腹动、静脉越过骶髂关节到髂骨前面,髂内动、静脉壁支紧靠盆壁行走,此段血管排列稠密,骨折时常引起损伤,如伴骶髂关节脱位,则髂腰动、静脉的分支最易撕裂。骨盆对盆腔内的内脏器官和组织(如膀胱、直肠、输尿管、性器、血管和神经)有保护作用,严重的骨盆骨折除影响负重功能外,常引起血管、神经的损伤,尤其是大量出血会造成休克,盆腔脏器破裂可造成腹膜炎而危及生命。

(二)病因

骨盆骨折多由强大的外力所致,也可通过骨盆环传达暴力而发生他处骨折,如车轮碾轧及碰撞、房屋倒塌、矿井塌方、机械挤压等外伤所造成。暴力的性质、大小和方向的不同常可引起各种形式的骨折或骨折脱位。

(1)前后方向的暴力主要作用于骶骨和耻骨,在外力作用下,骨盆前倾,既增加了负重弓前部的宽度,又使骶髂关节接触面更加紧密,加之其后部有非常坚强的韧带,故常造成耻骨下支双侧骨折、耻骨联合分离,并发骶髂关节脱位、骶骨骨折和髂骨骨折等,引起膀胱和尿道损伤。

(2)侧方暴力挤压骨盆,可造成耻骨单侧上、下支骨折或坐骨上、下支骨折,耻骨联合分离、骶髂关节分离、骶骨纵形骨折、髂骨翼骨折。

(3)间接传导暴力经股骨头作用于髋臼,还可引起髋臼骨折,甚至发生髋关节中心型脱位,与骶髂关节平行的剪式应力则可导致该关节的后上脱位。

(4)牵拉伤,如急剧的跑跳,肌肉强力收缩,则会引起肌肉附着点撕脱性骨折,常发生在髂前上棘和坐骨结节处。

(5)直接暴力,如由高处坠落,滑倒臀部着地,可引起尾骨骨折或脱位、骶骨横断骨折。

(三)分类

骨盆骨折的严重性取决于骨盆环的破坏程度及是否伴有盆腔内脏、血管、神经的损伤。因此,在临床上可将骨盆骨折分为两大类:稳定骨折和不稳定骨折。

1.稳定骨折

稳定骨折指骨折线走向不影响负重,骨盆整个环形结构未遭破坏,其中包括不累及骨盆环的骨折,如髂骨翼骨折,一侧耻骨支或坐骨支骨折,髂前上、下棘或坐骨结节处撕脱骨折、骶骨裂纹骨折或尾骨骨折脱位(图 12-4)。

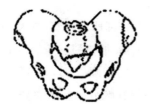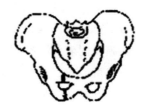

图 12-4　稳定性骨折

2.不稳定骨折与脱位

不稳定骨折与脱位指骨盆环的连接性遭到破坏,至少前、后两处骨折或骶髂关节松弛、脱位、骨折错位、骨盆变形,如耻骨或坐骨上、下支骨折伴耻骨联合分离,耻骨或坐骨上、下支骨折伴骶髂关节错位,耻骨联合分离合并骶髂关节错位等(图 12-5)。上述骨折共同的特点是不稳定性。骨折同时发生在耻骨及髂骨部,将骨盆纵向分裂为两半,半侧骨盆连同下肢向后上移位,造成畸形和肢体短缩,导致晚期活动和负重功能严重障碍,而且常伴有其他骨折或内脏损伤,尤以尿道、膀胱损伤多见;也可发生盆腔大血管或肠道损伤,产生严重后果,治疗时需要针对不同情况进行处理。

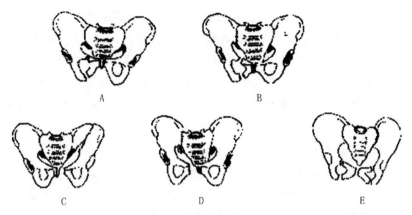

图 12-5 骨盆不稳定骨折与脱位

注 A.一侧耻骨上、下支骨折合并耻骨联合分离；B.一侧耻骨上、下支骨折合并同侧骶髂关节脱位；C.髂骨翼骨折合并耻骨联合分离；D.单侧骶髂关节脱位合并耻骨联合分离；E.双侧耻骨上下支骨折合并骶髂关节脱位。

(四)临床表现

有明显的外伤史,伤后局部疼痛、肿胀、瘀斑。骨盆骨折多由强大暴力造成,可合并有膀胱、尿道、直肠及血管、神经损伤而造成大出血。因此,常有不同程度的休克表现。单处骨折骨盆环保持完整者,除局部有压痛外,多无明显症状。其他较重的骨折,如骨盆环的完整性被破坏,患者多不能翻身、坐起或站立,下肢移动时疼痛加重。局部肿胀、皮下瘀斑及压痛明显。在骶髂关节脱位时,患侧髂后上棘较健侧明显凸起,并较健侧为高,与棘突侧间距离也较健侧缩短,从脐到内踝的长度患侧缩短。交叉量诊对比测量两侧肩峰至对侧髂前上棘之间的距离,可发现变短的一侧骶髂关节错位或耻骨联合分离,或骨折向上移位。骨盆挤压试验和分离试验时在骨折处出现疼痛。尾骨骨折或脱位可有异常活动和纵向挤压痛,直肠指诊能摸到向前移位的尾骨。X线检查可显示骨折类型和移位情况,可摄左、右45°斜位片及标准前后位片,必要时做 CT 检查。

二、治疗

(一)稳定骨折的治疗

1.单纯前环耻骨支、坐骨支骨折

不论是单侧还是双侧,除个别骨折块游离突出于会阴部皮下,需手法推挤到原位,以免影响坐骑之外,一般无须整复。卧硬板床休息,对症治疗,3~4 周即可下床活动。

2.撕脱性骨折

需改变体位,松弛牵拉骨折块的肌肉,以利于骨折块的稳定和愈合。如髂前上、下棘撕脱骨折,可在屈膝屈髋位休息 3~4 周即可下床活动;坐骨结节骨折,可在伸髋屈膝位休息 4~6 周下床锻炼。

3.尾骨骨折移位

可通过肛门内整复,如遗留疼痛或影响排便者,可行切除术。

(二)不稳定骨折的治疗

对不稳定骨折的治疗,关键在于整复骶髂关节脱位和骨盆骨折的变位,最大限度地恢复骨盆环的原状。治疗方法应根据骨折脱位的不同类型采取相应手法,配合单相或双相牵引,或用外固定架、石膏短裤、沙袋垫挤等综合措施来保证复位后的稳定和愈合。

(1)单纯耻骨联合分离,分离轻者用侧方对挤法使之复位,两侧髂骨翼外侧放置沙袋保持固定。分离宽者,用上法复位后再用布兜悬吊以维持对位,或用多头带固定。

(2)骶髂关节脱位合并骶骨骨折或髂骨翼骨折,半侧骨盆向上移位而无髂翼内、外翻者,可在牵拉下手法复位,并配合同侧髁上牵引或皮牵引,重量10～15 kg。维持牵引重量不宜过早减轻,以免错位。8周拆除牵引,下床锻炼。

(3)骶髂关节脱位并髂翼骨折外翻变位者,手法复位后给予单向下肢牵引即可。

(4)髂翼骨折外翻变位并耻骨联合分离,骶髂关节无后上脱位者,可用骨盆夹固定;耻骨上、下支或坐骨上、下支骨折伴同侧骶髂关节错位,或耻骨联合分离并一侧骶髂关节错位者,复位后多不稳定,除用多头带固定外,患肢需用皮牵引或骨牵引,床尾抬高;如错位严重行骨牵引者,健侧需用一长石膏裤做反牵引,一般牵引时间为6～8周。

(5)髋臼骨折并股骨头中心型脱位,采用牵伸板拉复位法和牵引复位法。牵引固定6～8周方可解除。

三、护理

1.护理要点

(1)骨盆骨折一般出血较多,且多伴有休克征象。急诊入院时,病情急、变化快,接诊人员首先应迅速、敏捷、沉着、冷静地配合抢救,及时测量血压、脉搏以判断病情,同时输氧、建立静脉通道,并备好手套、导尿包、穿刺针等,以便待病情稳定后配合医师检查腹部、尿道、会阴及肛门。若有膀胱、尿道、直肠、血管损伤需要紧急手术处理者,护士应迅速做好术前准备:备皮、留置尿管、配血、抗休克、补充血容量、做各种药敏试验。操作时动作要轻柔,以免加重损伤,同时要给患者以心理安慰,解除其紧张、恐惧情绪。对病情较轻者,除密切观察生命体征的变化外,还要注意腹部、排尿、排便等情况,警惕隐匿性内脏损伤发生。

(2)牵引治疗期间,要观察患者的体位、牵引重量和肢体外展角度,保证牵引效果,要将患者躯干、骨盆、患肢的体位联系起来观察。要求躯干要放直,骨盆要摆正,脊柱与骨盆要垂直。同时要注意倾听患者的主诉,如牵引针眼疼痛、牵引肢体麻木、足部背伸无力等,警惕因循环障碍而导致的缺血性痉挛,或因腓总神经受压而致的足下垂发生。

(3)预防并发症,长期卧床患者要加强基础护理,预防压疮及呼吸、泌尿系统并发症发生。尤其是年老体弱者,长期卧床,呼吸变浅,分泌物不易排出,容易引起坠积性肺炎及排尿不全,尿渣沉淀。要鼓励患者加强深呼吸,促进血液循环。病情允许者,利用牵引架向上牵拉抬起上身,有助于排净膀胱中尿液。

2.护理问题

(1)有腹胀、排便困难或便秘的可能。

(2)有发生卧床并发症的可能。

(3)活动受限,自理能力下降。

(4)有骨折再移位的可能。

(5)患者体质下降。

(6)不了解功能锻炼方法。

3.护理措施

(1)腹膜后血肿的刺激,造成肠麻痹或自主神经功能紊乱,可导致腹胀、排便困难或便秘,加之患者长期卧床,肠蠕动减弱,也可引起便秘。①鼓励患者多食富含粗纤维的蔬菜、水果,必要时遵医嘱服用缓泻剂。②在排除内出血的情况下,可行腹部热敷,并做环形按摩,以促进肠蠕动。按摩时动作要轻柔,不可用力过猛、过重。③通过暂禁食,肛管排气,必要时行胃肠减压以减轻肠胀气,逐步恢复胃肠功能。

(2)骨盆骨折后需要牵引、固定,卧床时间长,易发生压疮、肺部及泌尿系统感染等并发症,应予以积极预防。

(3)由于骨折的疼痛或牵引固定,患者活动功能明显受到限制,给生活起居带来诸多不便。①对于轻患者或有急躁情绪者,应讲明卧床制动的重要性和必要性,告知早期活动的危害,取得患者的配合。②主动关心患者,帮助患者解决饮食、生活起居所需,鼓励患者安心养病。

(4)预防骨折再移位的发生。①每日晨晚间护理时检查患者的卧位与牵引装置,及时调整患者因重力牵引而滑动的体位、外展角度,保持脊柱放直,骨盆摆正,肢体符合牵引力线。②指导并教会患者床上排便的方法,避免因抬臀坐便盆而致骨折错位。③告知患者保持正确卧位的重要性及扭动、倾斜上身的危害,取得配合。

(5)出血量多,卧床时间长,气虚食少、营养不足而致患者体质下降。①做好饮食指导,给予高热量、高营养的饮食,早期宜食清淡的牛奶、豆腐、大枣、米汤、水果和蔬菜,后期给鸡汤、排骨汤、牛羊肉、核桃、桂圆等。②每日做口腔护理2次,以增进食欲。③病情稳定后可指导患者床上活动,如扩胸、举臂等上肢活动,以促进血液运行,增强心肺功能;每日清晨醒后做叩齿、鼓漱、咽津,以刺激胃肠蠕动。

(6)指导功能锻炼。①无移位骨折。单纯耻骨支或髂骨无移位骨折又无合并伤,仅需卧床休息者,取仰卧与侧卧交替(健侧在下),早期可在床上做股四头肌舒缩和提肛训练及患侧踝关节跖屈、背伸活动。伤后1~2周可指导患者练习半坐位,做屈膝、屈髋活动。3周后可根据患者情况下床站立、行走,并逐渐加大活动量。4周后经摄片证明临床愈合者可练习正常行走及下蹲。②对耻骨上、下支骨折合并骶髂关节脱位,髂骨翼骨折或骶髂关节脱位合并耻骨联合分离者,仰卧硬板床。早期可根据情况活动上肢,忌盘腿、侧卧,以防骨盆变形。2周后可进行股四头肌等长收缩及踝关节的跖屈、背伸活动,每日2次推拿髌骨,以防关节强直。4周后可做膝、髋关节的被动伸屈活动,动作要缓慢,幅度由小到大,逐渐过渡到主动活动。6~8周去除固定后,可先试行扶拐不负重活动,经X线显示骨折愈合后,可逐渐练习扶拐行走。

4.出院指导

(1)轻症、无移位骨折回家疗养者,要告知患者卧床休息的重要性,禁止早期下床活动,防止发生移位。

(2)对耻骨联合分离而要求回家休养的患者,要教会其家属正确使用骨盆兜或掌握沙袋对挤的方法,以及皮肤护理和会阴部清洁的方法,防止压疮和感染,禁止侧卧。

(3)临床愈合后出院的患者,要继续坚持功能锻炼。

(4)加强营养,促进早日康复。

第四节　关节脱位

一、概述

关节稳态结构受到损伤,使关节面失去正常的对合关系,称为关节脱位。除骨端对合失常外,其病理表现还有相应的骨端骨折、关节周围软组织损伤、关节腔的血肿及后期关节粘连、异位骨化,丧失功能,可并发神经、血管损伤。创伤性脱位最多见,上肢脱位较下肢脱位常见。发生脱位的部位以肩关节、肘关节、髋关节多见。

(一)护理评估

1.健康史

(1)一般情况。年龄、出生时的情况、对运动的喜好等。

(2)外伤史。评估患者有无突发外伤史,受伤后的症状和疼痛的特点、受伤后的处理方法。

(3)既往史。患者以前有无类似外伤病史、有无关节脱位的习惯、既往脱位后的治疗和回复情况等。

2.身体状况

(1)局部表现。患肢疼痛程度,有无血管和神经受压的表现,皮肤有无受损。

(2)全身表现。生命体征、躯体活动能力、生活自理能力等。

(3)辅助检查。X线检查有无阳性结果发现。

3.心理—社会状况

患者的心理状态,对本次治疗有无信心。患者所具有的疾病知识和对治疗、护理的期望。

(二)常见护理诊断/问题

(1)疼痛。与关节脱位引起局部组织损伤及神经受压有关。

(2)躯体功能障碍。与关节脱位、疼痛、制动有关。

(3)有皮肤完整受损的危险。与外固定压迫局部皮肤有关。

(4)潜在并发症。血管、神经受损。

(三)护理目标

(1)患者疼痛逐渐减轻直至消失,感觉舒适。

(2)患者关节活动能力和舒适度得到改善。

(3)患者皮肤完整,未出现压疮。

(4)患者未出现血管、神经损伤,若发生,能被及时发现和处理。

(四)护理措施

1.体位

抬高患肢并保持患肢处于关节的功能位,以利于回流,减轻肿胀。

2.缓解疼痛

(1)局部冷热敷。受伤24小时内局部冷敷,达到消肿止痛目的;受伤24小时后,局部热敷,以减轻肌肉痉挛引起的疼痛。

(2)镇痛。应用心理暗示、转移注意力或放松治疗法等非药物镇痛方法缓解疼痛,必要时遵医嘱给予镇痛剂。

3.病情观察

定时观察患肢远端血运、皮肤颜色、温度、感觉和活动情况等,若发现患肢苍白、发冷、疼痛加剧、感觉麻木等,及时通知医师。

4.保持皮肤完整性

使用石膏固定或牵引的患者,避免因固定物压迫而损伤皮肤。对皮肤感觉功能障碍的肢体,防止烫伤和冻伤。

5.心理护理

关节脱位多由意外事故造成,患者常焦虑、恐惧,在生活上给予帮助,加强沟通,使其心情舒畅,从而愉快地接受并配合治疗。

(五)护理评价

(1)疼痛是否得到有效控制。

(2)关节功能是否得以恢复,满足日常活动需要。

(3)皮肤是否完整,有无压疮或感染发生。

(4)是否发生血管、神经损伤,若发生,是否能被及时发现和处理。

二、肩关节脱位

肩关节脱位最为常见,约占全身关节脱位的1/2。肩胛盂关节面小而浅,关节囊和韧带松大、薄弱,有利于肩关节活动,但缺乏稳定性,容易脱位。

(一)病因与发病机制

肩关节脱位分为前脱位、后脱位、下脱位、盂上脱位,前脱位又分为喙突下脱位、盂下脱位、锁骨下脱位(图12-6),由于肩关节前下方组织薄弱,以前脱位最为多见。

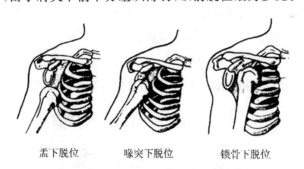

盂下脱位　　　喙突下脱位　　　锁骨下脱位

图 12-6　肩关节脱位类型

导致肩关节脱位最常见的暴力形式为间接外力。摔倒时肘或手撑着地,肩关节处于外展、外旋和后伸位,肱骨头滑出肩胛盂窝,位于喙突的下方,发生最常见的喙突下脱位。当肩关节极度外展、外旋和后伸时,以肩峰作为支点通过上肢的杠杆作用发生盂下脱位。前脱位除了前关节囊损伤,可有前缘的盂缘软骨撕脱,称为 Bankart 损伤。也可造成肩胛下肌近止点处肌腱损伤,造成关节不稳定,成为脱位复发的潜在因素,肱骨头后上骨软骨塌陷骨折称为 Hill-Saehs 损伤,肩关节脱位还常合并肱骨大结节撕脱骨折和肩袖损伤。

(二)临床表现

1.一般表现

外伤性肩关节前脱位主要表现为肩关节疼痛、周围软组织肿胀、关节活动受限。健侧手常用以扶持患肢前臂,头倾向患肩,以减少活动及肌牵拉,减轻疼痛。

2.局部特异体征

(1)弹性固定。上臂保持固定在轻度外展前屈位,任何方向上的活动都导致疼痛。

(2)搭肩试验阳性。患肢肘部贴近胸壁,患手不能触及对侧肩部,反之,患手放到对侧肩,患肘不能贴近胸壁。

(3)畸形。从前方观察患者,患肩失去正常饱满圆钝的外形,呈"方肩"畸形,患肢较健侧长,是肱骨头脱出喙突下所致。

(4)关节窝空虚。除方肩畸形外,触诊肩峰下有空虚感,可在肩关节盂外触到脱位肱骨头。

(三)诊断

结合外伤病史,如跌倒时手掌撑地,肩部出现外展外旋,或肩关节后方直接受到剧烈撞击,就诊时患者特有的体态和临床表现,以及 X 线检查可以确诊。

(四)实验室及其他检查

X 线检查不仅可以了解脱位的类型,还能明确是否合并骨折。必要时行 MRI 检查,可进一步了解关节囊、韧带及肩袖损伤。

(五)治疗

治疗要点包括急性期的复位、固定和恢复期的功能锻炼。

1.复位

(1)手法复位。新鲜脱位应尽早进行复位,以便早期解除病痛。切忌暴力强行手法复位,以免损伤神经、血管、肌肉,甚至造成骨折。经典方法如下。

1)Hippocrates 法。医师站于患者的患侧,沿患肢畸形方向缓慢持续牵引的同时,以足蹬于患侧腋窝,逐渐增加牵引力量,轻柔旋转上臂,借用足作为支点,内收上臂,完成复位(图 12-7)。

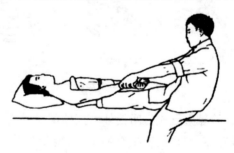

图 12-7　肩关节前脱位 Hippocrates 法复位

2)Stimson 法。患者俯卧于床,患肢垂于床旁,用布带将 2.3～4.5 kg 重物悬系患肢手腕,自然牵拉10～15 分钟,肱骨头可在持续牵引中自动复位(图 12-8)。该法安全、有效。

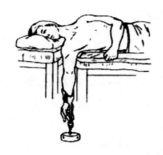

图 12-8 肩关节脱位 Stimson 法复位

(2)切开复位。如手法正确仍不能完成复位者,可采用切开复位。切开复位指征:软组织阻挡、肩胛盂骨折移位、合并大结节骨折、肱骨头移位明显,影响复位和稳定者。

2.固定

复位成功后,损伤的关节囊、韧带、肌腱、骨与软骨必须通过制动来修复。应使患肢内旋、肘关节屈曲90°于胸前,腋窝垫棉垫,以三角巾悬吊或将上肢以绷带与胸壁固定。关节囊破损明显或仍有肩关节半脱位者,将患侧手置于对侧肩上,上肢贴胸壁,腋窝垫棉垫,用绷带固定于胸壁前。40岁以下患者宜制动3~4周;40岁以上患者制动时间可相应缩短,因为年长者复发性肩关节脱位发生率相对较低,而肩关节僵硬却常有发生。

3.功能锻炼

肩关节的活动锻炼应开始于制动解除以后,而且应循序渐进,切忌操之过急。固定期间,活动腕部和手指,症状缓解后,指导患者用健手被动外展和内收患肢。3周后,指导患者锻炼患肢。方法:弯腰90°,患肢自然下垂,以肩为顶点做圆锥环转,范围逐渐增大。4周后,指导患者手指爬墙外展、举手摸头顶、借力臂上举等,使肩关节功能恢复。

(六)护理

1.心理护理

给予患者生活上的照顾,及时解决困难,予以精神安慰,缓解紧张心理。

2.病情观察

移位的骨端可压迫邻近的血管和神经,引起患肢缺血及感觉、运动障碍。对皮肤感觉功能障碍的肢体要防止烫伤。定时检查患肢末端的血液循环状况,若发现患肢苍白、发冷、大动脉搏动消失,提示有大动脉损伤的可能,应及时处理。动态观察患肢的感觉和运动,以了解患肢神经损伤的程度和恢复情况。

3.复位

做好复位前的身体与心理准备。复位前给予适当的麻醉,以减轻疼痛,同时使用肌肉松弛剂,利于复位。复位成功后被动活动。

4.固定

向患者及其家属讲解复位后固定的目的、方法、意义、注意事项,使其充分了解关节脱位后复位固定的重要性。固定期间,要保持固定有效,经常观察患者肢体位置是否正确;固定时间不宜过长,固定时间过长易发生关节僵硬;固定时间过短,损伤得不到充分修复,易发生再脱位。一般固定3周左右,若合并骨折、陈旧性脱位、习惯性脱位,应适当延长固定的时间。由于肩关节脱位患肢固定于胸壁,注意腋窝下要垫棉垫,以保护腋窝、胸壁皮肤。40岁以上患者可适当缩短制动时间,注意肩关节僵硬的发生。

5.缓解疼痛

早期正确复位固定可使疼痛缓解或消失。移动患者时,帮患者托扶固定患肢,动作轻柔,避免因活动患肢加重疼痛。指导患者及其家属应用心理暗示、松弛疗法等转移注意力而缓解疼痛。遵医嘱应用镇痛剂,促进患者舒适与睡眠。

6.健康指导

向患者及其家属讲解关节脱位治疗和康复知识,讲述功能锻炼的重要性和必要性,指导并使患者能自觉地按计划进行正确的功能锻炼,减少盲目性。

三、肘关节脱位

全身大关节中,肘关节脱位的发生率相对低,约占总发病数的1/5。脱位后如不及时复位,容易导致前臂缺血性痉挛。

(一)病因与发病机制

肘关节脱位可有后脱位、外侧方脱位、内侧方脱位和前脱位,其中后脱位最常见(图12-9),多为间接暴力所致。摔倒时前臂旋后位手掌撑地,由于肱骨滑车横轴线向外倾斜,所传达的暴力达到肘部时转成肘外翻及前臂旋后过伸的应力,尺骨鹰嘴突在鹰嘴窝内呈杠杆作用,导致尺、桡骨近端同时被推向后外侧,产生后脱位。肘前关节囊及肱前肌撕裂,后关节囊及内侧副韧带损伤,可合并肱骨内上髁骨折、正中神经和尺神经损伤。晚期可发生骨化性肌炎。

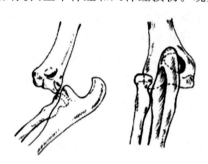

图 12-9　肘关节后脱位

(二)临床表现

1.一般表现

伤后局部疼痛、肿胀、功能和活动受限。

2.特异体征

(1)畸形。肘后突,前臂短缩,肘后三角相互关系改变,鹰嘴突出内外髁,肘前皮下可触及肱骨下端。

(2)弹性固定。肘处于半屈、近于伸直位,屈伸活动有阻力。

(3)关节窝空虚。肘后侧可触及鹰嘴的半月切迹。

3.并发症

脱位后,由于肿胀而压迫周围神经、血管。后脱位时可伤及正中神经、尺神经、肱动脉。

(1)正中神经损伤。呈"猿手"畸形,拇指、示指、中指感觉迟钝或消失,不能屈曲,拇指不能外展和对掌。

(2)尺神经损伤。呈"爪状手"畸形,表现为手部尺侧皮肤感觉消失,小鱼际及骨间肌萎缩,掌指关节过伸,拇指不能内收,其他四指不能外展及内收。

(3)动脉受压。患肢血液循环障碍,表现为患肢苍白、发冷、大动脉搏动减弱或消失。

(三)实验室及其他检查

X线检查用以证实脱位及发现合并的骨折。

(四)诊断

有外伤史,以跌倒手掌撑地最常见,根据临床表现和X线检查可明确诊断。

(五)治疗

1.复位

一般均能通过闭合方法完成复位。助手沿畸形关节方向对前臂和上臂做牵引和反牵引,术者从肘后用双手握住肘关节,以指推压尺骨鹰嘴向前下,同时矫正侧方移位,助手在复位过程中配合维持牵引并逐渐屈肘,出现弹跳感则表示复位成功。

2.固定

用长臂石膏或超关节夹板固定肘关节于功能位,3周后去除固定。

3.功能锻炼

要求主动渐进活动关节,避免超限和被动牵拉关节。固定期间,可主动伸掌、握拳、屈伸手指等,去除固定后练习肘关节屈伸、旋转,以利功能恢复。

(六)护理

1.固定

注意观察固定的正确有效,固定期间保持肘关节的功能位,不可随意放松。

2.保持清洁、平整

肘关节周围皮肤保持清洁,石膏夹板内衬物保持平整。

3.指导活动

指导患者活动患侧掌指,按摩患肢,防止肌肉萎缩。

四、桡骨头半脱位

桡骨头半脱位是小儿多见的日常损伤,俗称牵拉肘,多发生在5岁以内,以2～3岁最常见。

(一)发病机制与病理

患儿肘关节处于伸直位,前臂旋前时突然受到牵拉致伤。前臂旋前时,桡骨头容易从环状韧带的撕裂处脱出,使环状韧带嵌于肱桡关节间隙内。一般环状韧带滑脱不到桡骨头周径的一半,所以屈肘和前臂旋后容易复位。5岁以后,环状韧带增厚,附着力渐强,不易发生半脱位。

(二)临床表现

患儿被牵拉受伤后,因疼痛哭闹,不让触动患部,不肯使用患肢,特别是不愿举起前臂。检查发现前臂多呈旋前位,半屈;桡骨头处可有压痛,但无肿胀和畸形;肘关节活动受限。

(三)辅助检查与诊断

X线检查无阳性发现。诊断主要依靠牵拉病史、症状和体征。

(四)治疗

1.复位

闭合复位多能成功。方法是一手握住患儿的前臂和腕部,另一手握住肘关节,拇指压住桡骨头,使前臂旋后,多能获得复位。

2.固定

复位后无须特殊固定,用三角巾或布带悬吊患肢于功能位1周即可。

(五)护理

嘱患儿家属勿强力牵拉患儿手臂,复位后症状不能立即消除者,要密切观察一段时间来明确复位是否成功。

五、髋关节脱位

髋关节是身体最大的杵臼关节,结构稳固,周围有强大韧带和肌肉附着,只有高能暴力才能导致脱位,如车祸中高速暴力撞击。按股骨头的移位方向,髋关节脱位分为前脱位、后脱位和中心脱位,其中后脱位最多见,占85%～90%。以髋关节后脱位为例详细阐述。

(一)病因、发病机制与分类

1.病因与发病机制

髋关节后脱位一般发生于交通事故时,患者处于髋关节屈曲内收和屈膝体位,强力使大腿急剧内收、内旋时,迫使股骨颈前缘抵于髋臼前缘形成支点,因杠杆作用股骨头冲破后关节囊,滑向髋臼后方,形成后脱位。如暴力自前方作用于屈曲的膝,沿股骨纵轴传达到髋,也可使股骨头向后方脱位。

2.分类

临床上按有无合并骨折分型。①Ⅰ型:无骨折伴发,复位后无临床不稳定。②Ⅱ型:闭合手法不可复位,无股骨头或髋臼骨折。③Ⅲ型:不稳定,合并关节面、软骨或骨碎片骨折。④Ⅳ型:脱位合并髋臼骨折,需重建,以恢复稳定和外形。⑤Ⅴ型:合并股骨头或股骨颈骨折。

(二)临床表现

脱位后出现髋部疼痛,髋关节活动受限。患肢呈屈曲、内收、内旋及短缩畸形,臀部可触及向后上突出、移位的股骨头。可合并坐骨神经损伤,表现为大腿后侧、小腿后侧及外侧和足部全部感觉消失,膝关节屈曲,小腿和足部全部肌瘫痪,足部出现神经营养性瘫痪。

(三)实验室及其他检查

X线检查的正位、侧位和斜位像可明确诊断。应注意是否合并骨折,特别是容易漏诊的股骨干骨折。CT可清楚显示髋臼后缘及关节内骨折情况。

(四)诊断

根据明显暴力外伤史,临床表现有疼痛、髋关节不能活动等确定诊断。

(五)治疗

对于Ⅰ型损伤可采取24小时内闭合复位治疗。对于Ⅱ～Ⅴ型损伤,多主张早期切开复位和对并发的骨折进行内固定。

1.闭合复位方法

充分麻醉,使肌肉松弛。

(1)Allis法(图12-10)。患者仰卧于地面垫上,助手双手向下按压两侧髂前上棘以固定骨盆。术者一手握住患肢踝部,另一前臂置于患者小腿上端近腘窝处,使髋、膝关节屈曲90°,再向上用力提拉,持续牵引。待肌松弛后,再缓慢内旋、外旋,当听到或感到弹响,表示股骨头滑入髋臼,然后伸直患肢。若局部畸形消失、关节活动恢复,表示复位成功。

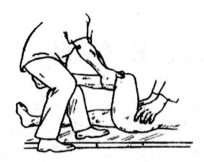

图 12-10 Allis 法复位

（2）Stimson 法（图 12-11）。患者俯卧于检查床上,患侧下肢悬空,髋及膝各屈曲 90°。助手固定骨盆,术者一手握住患者的踝部,另一手置于患者小腿近侧,靠近腘窝部,沿股骨纵轴向下牵拉,即可复位。

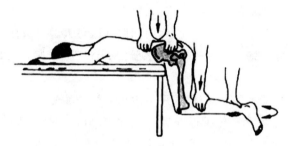

图 12-11 Stimson 法复位

2.切开复位术

当有梨状肌阻挡、关节囊嵌闭或骨软骨碎片卷入关节时,手法复位多失败。合并髋臼骨折片较大、影响关节稳定时,应手术切开复位,同时将骨折复位内固定。

3.固定

复位后患肢皮牵引 3 周,4 周后可持腋杖下地活动,3 个月后可负重活动。

4.功能锻炼

固定期间进行股四头肌收缩训练,活动未固定的关节。3 周后,活动关节。4 周后,皮牵引去除,指导患者拄双拐下地活动。3 个月内患肢不负重,以防股骨头缺血、坏死及受压变形。3 个月后,经 X 线证实股骨头血供良好者,尝试去拐步行。

（六）护理

1.指导活动

髋关节脱位后常需皮牵引,牵引期间指导患者行股四头肌收缩训练,防止肌肉萎缩。

2.预防压疮

需长期卧床者注意做好皮肤护理,预防压疮。

3.饮食护理

注意合理膳食,保持排便规律,预防便秘。

参考文献

[1]李乐之,路潜.外科护理学[M].5版.北京:人民卫生出版社,2014.

[2]陈孝平,汪建平.外科学[M].8版.北京:人民卫生出版社,2013.

[3]尤黎明,吴瑛.内科护理学[M].5版.北京:人民卫生出版社,2014.

[4]葛均波,徐永健.内科学[M].8版.北京:人民卫生出版社,2013.

[5]陈灏珠,林果为,王吉耀.实用内科学[M].14版.北京:人民卫生出版社,2013.

[6]胡品津,谢灿茂.内科疾病鉴别诊断学[M].6版.北京:人民卫生出版社,2014.

[7]刘华平,梁涛.内外科护理学[M].北京:中国协和医科大学出版社,2011.

[8]朱元珏,陈文彬.呼吸病学[M].北京:人民卫生出版社,2006.

[9]蔡柏蔷,李龙芸.呼吸病学[M].北京:中国协和医科大学出版社,2011.

[10](美)卡本尼托·莫耶特.护理诊断手册[M].11版.景曜,译.北京:世界图书出版公司,2008.

[11]何国平.实用护理学[M].北京:人民卫生出版社,2006.

[12]郝玉玲,方秀新.实用整体护理查房[M].北京:科技文献出版社,2008.

[13]郝伟,于欣.精神病学[M].7版.北京:人民卫生出版社,2013.

[14]王金爱.临床实用精神科护理学[M].长沙:湖南科学技术出版社,2010.

[15]唐维新.实用临床护理"三基"[M].南京:东南大学出版社,2004.

[16]秦桂玺.急危重症病与急救[M].北京:人民卫生出版社,2005.

[17]叶文琴.急救护理[M].北京:人民卫生出版社,2012.

[18]王可富,王春亭.现代重症抢救技术[M].北京:人民卫生出版社,2007.

[19]刘峰.临床护理实践指南[M].北京:军事医学科学出版社,2011.